何建成 ◎ 主编

中医诊断学习题与解析

修订版

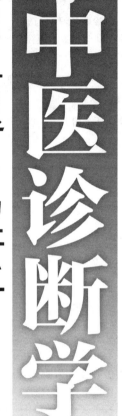

化学工业出版社

·北京·

图书在版编目（CIP）数据

中医诊断学习题与解析/何建成主编．—修订版．
北京：化学工业出版社，2017.9
ISBN 978-7-122-30224-3

Ⅰ.①中… Ⅱ.①何… Ⅲ.①中医诊断学-中医学院-
题解 Ⅳ.①R241-44

中国版本图书馆CIP数据核字（2017）第163748号

责任编辑：贾维娜 杨骏翼
责任校对：王 静　　　　　装帧设计：史利平

出版发行：化学工业出版社（北京市东城区青年湖南街13号 邮政编码100011）
印　　刷：北京永鑫印刷有限责任公司
装　　订：三河市宇新装订厂
850mm×1168mm 1/32 印张10½ 字数295千字
2017年9月北京第1版第1次印刷

购书咨询：010-64518888（传真：010-64519686） 售后服务：010-64518899
网　　址：http://www.cip.com.cn
凡购买本书，如有缺损质量问题，本社销售中心负责调换。

定　　价：38.00元　　　　　　　　　　　版权所有　违者必究

编写人员名单

主　编　何建成
副主编　龚其淼　燕海霞
编　委（以姓氏笔画为序）
　　　　丁　杰　冉　秋　付晶晶　何建成
　　　　龚其淼　崔　骥　燕海霞

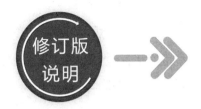

  中医诊断学是中医学专业的主干课程之一，是中医学基础和临床间的桥梁学科。《中医诊断学习题与解析》的编写目的是帮助学习中医药的学生更好地理解、掌握中医诊断学课程的内容，培养科学分析问题的能力。

  《中医诊断学习题与解析》于2007年1月出版，期间多次印刷、多次售罄，受到了学生们的广泛好评和老师们的赞誉。随着社会的进步，中医药事业正呈快速发展趋势，为适应社会需求，培养中医药各层次人才，我们紧密围绕教育部和国家卫计委"卓越人才培养计划"，根据出版社的要求，以现行国家普通高等教育"十三五"规划教材《中医诊断学》为蓝本，紧扣教学大纲内容，以中医诊断学的基本理论和知识为切入点，对相关章节进行了重新整理、补充和完善，使中医诊断学的学习更具有针对性。本书内容可以帮助学生快速记忆，加深理解，启发思考，提高应试能力。

  本书内容按章节划分，题型分为选择题、填空题、名词解释、简答题、问答题、病案分析题，其中选择题包括A型题、B型题、C型题、X型题，并附参考答案，以便学生理解和掌握中医诊断学的基本理论和基本知识，提高分析能力和应试技巧。书后附有5套模拟试卷（及参考答案），供参考之用。

  在编写本书过程中，考虑到不同层次、不同专业的学生，故习题有易、中、难之分。同时也考虑到研究生入学考试和执业医师资格考试，故书中的少部分内容难度较大，以满足这一部分学生复习参考要求。

为了能给学生提供一本质量较高、全面准确、实用性强的参考书，在本书的编写过程中，我们尽量精斟细酌，力求尽善尽美，但难免挂一漏万，恳请批评指正。

编 者

2017 年 5 月

目录 Contents

绪论 1
  一、选择题 1
    (一) A 型题 1
    (二) B 型题 1
    (三) C 型题 2
    (四) X 型题 2
  二、填空题 3
  三、名词解释 3
  四、简答题 3
  五、问答题 3
  附：参考答案 3

第一章 望诊 6
  一、选择题 6
    (一) A 型题 6
    (二) B 型题 14
    (三) C 型题 16
    (四) X 型题 18
  二、填空题 22
  三、名词解释 24
  四、简答题 24
  五、问答题 24
  附：参考答案 25

第二章 望舌　37

- 一、选择题 …… 37
  - (一) A 型题 …… 37
  - (二) B 型题 …… 40
  - (三) C 型题 …… 41
  - (四) X 型题 …… 42
- 二、填空题 …… 43
- 三、名词解释 …… 44
- 四、简答题 …… 44
- 五、问答题 …… 44
- 附：参考答案 …… 44

第三章 闻诊　50

- 一、选择题 …… 50
  - (一) A 型题 …… 50
  - (二) B 型题 …… 52
  - (三) C 型题 …… 53
  - (四) X 型题 …… 53
- 二、填空题 …… 54
- 三、名词解释 …… 54
- 四、简答题 …… 54
- 五、问答题 …… 54
- 附：参考答案 …… 55

第四章 问诊　58

- 一、选择题 …… 58
  - (一) A 型题 …… 58
  - (二) B 型题 …… 65
  - (三) C 型题 …… 69
  - (四) X 型题 …… 71

二、填空题 …………………………………… 77
　　三、名词解释 …………………………………… 78
　　四、简答题 ……………………………………… 78
　　五、问答题 ……………………………………… 79
　　附：参考答案 …………………………………… 79

第五章 脉诊 …………………………………… 91

　　一、选择题 ……………………………………… 91
　　（一）A 型题 …………………………………… 91
　　（二）B 型题 …………………………………… 94
　　（三）C 型题 …………………………………… 95
　　（四）X 型题 …………………………………… 97
　　二、填空题 ……………………………………… 99
　　三、名词解释 …………………………………… 100
　　四、简答题 ……………………………………… 100
　　五、问答题 ……………………………………… 100
　　附：参考答案 …………………………………… 101

第六章 按诊 …………………………………… 107

　　一、选择题 ……………………………………… 107
　　（一）A 型题 …………………………………… 107
　　（二）B 型题 …………………………………… 108
　　（三）C 型题 …………………………………… 110
　　（四）X 型题 …………………………………… 110
　　二、填空题 ……………………………………… 111
　　三、名词解释 …………………………………… 113
　　四、简答题 ……………………………………… 113
　　五、问答题 ……………………………………… 113
　　附：参考答案 …………………………………… 113

第七章 八纲辨证 ……………………………… 119

　　一、选择题 ……………………………………… 119

（一）A 型题 ·········· 119
　　（二）B 型题 ·········· 122
　　（三）C 型题 ·········· 123
　　（四）X 型题 ·········· 124
　二、填空题 ·········· 126
　三、名词解释 ·········· 127
　四、简答题 ·········· 127
　五、问答题 ·········· 127
　六、病案分析题 ·········· 127
　附：参考答案 ·········· 129

第八章 病因辨证 ·········· 138
　一、选择题 ·········· 138
　　（一）A 型题 ·········· 138
　　（二）B 型题 ·········· 139
　　（三）C 型题 ·········· 140
　　（四）X 型题 ·········· 141
　二、填空题 ·········· 142
　三、名词解释 ·········· 142
　四、简答题 ·········· 142
　五、问答题 ·········· 143
　六、病案分析题 ·········· 143
　附：参考答案 ·········· 143

第九章 病性辨证（气血津液辨证） ·········· 147
　一、选择题 ·········· 147
　　（一）A 型题 ·········· 147
　　（二）B 型题 ·········· 149
　　（三）C 型题 ·········· 151
　　（四）X 型题 ·········· 152
　二、填空题 ·········· 153
　三、名词解释 ·········· 153
　四、简答题 ·········· 154
　五、问答题 ·········· 154

六、病案分析题 ································ 154
　　附：参考答案 ································ 155

第十章 脏腑辨证 ································ 163
　　一、选择题 ···································· 163
　　　（一）A 型题 ······························ 163
　　　（二）B 型题 ······························ 179
　　　（三）C 型题 ······························ 186
　　　（四）X 型题 ······························ 190
　　二、填空题 ···································· 196
　　三、名词解释 ································ 198
　　四、简答题 ···································· 199
　　五、问答题 ···································· 199
　　六、病案分析题 ································ 200
　　附：参考答案 ································ 216

第十一章 其他辨证方法概要 ···················· 258
　　一、选择题 ···································· 258
　　　（一）A 型题 ······························ 258
　　　（二）B 型题 ······························ 260
　　　（三）C 型题 ······························ 261
　　　（四）X 型题 ······························ 262
　　二、填空题 ···································· 263
　　三、名词解释 ································ 263
　　四、简答题 ···································· 263
　　五、问答题 ···································· 263
　　附：参考答案 ································ 264

第十二章 诊断思路与方法 ······················ 267
　　一、选择题 ···································· 267
　　　（一）A 型题 ······························ 267
　　　（二）B 型题 ······························ 268
　　　（三）C 型题 ······························ 269
　　　（四）X 型题 ······························ 269

二、填空题 ………………………………… 270
三、名词解释 ……………………………… 271
四、简答题 ………………………………… 271
五、问答题 ………………………………… 271
附：参考答案 ……………………………… 271

第十三章 病历书写与要求 …………………… 276

一、选择题 ………………………………… 276
 （一）A 型题 …………………………… 276
 （二）B 型题 …………………………… 277
 （三）C 型题 …………………………… 277
 （四）X 型题 …………………………… 278
二、填空题 ………………………………… 278
三、名词解释 ……………………………… 279
四、简答题 ………………………………… 279
五、问答题 ………………………………… 279
附：参考答案 ……………………………… 279

第十四章 模拟试卷 …………………………… 282

模拟试卷一 ………………………………… 282
附：参考答案 ……………………………… 287
模拟试卷二 ………………………………… 290
附：参考答案 ……………………………… 295
模拟试卷三 ………………………………… 298
附：参考答案 ……………………………… 303
模拟试卷四 ………………………………… 305
附：参考答案 ……………………………… 310
模拟试卷五 ………………………………… 313
附：参考答案 ……………………………… 318

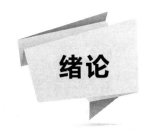

绪论

一、选择题

（一）A型题（每题由1个以肯定或否定形式表述的题干和5个备选答案组成，这5个备选答案中只有1个是最佳的或最恰当的答案，其他4个均为干扰答案）

1. 将问诊首先归纳为"十问"的是（　　）
A.《黄帝内经》　B.《丹溪心法》　C.《诊家枢要》
D.《景岳全书》　E.《医学心悟》

2. 下列各项中属于"证"的概念的是（　　）
A. 恶心呕吐　　B. 头晕目眩　　C. 肝郁气滞
D. 咳嗽　　　　E. 胃痛

3. "诊籍"的创立者是（　　）
A. 淳于意　　　B. 华佗　　　　C. 张机
D. 扁鹊　　　　E. 葛洪

4. 下列说法中不正确的是（　　）
A. 只有四诊合参，才能全面获取临床资料
B. 诊病总是按照望闻问切的固定顺序进行
C. 临床诊病要广泛而详细地占有临床资料
D. 要对病情资料进行全面分析、综合判断
E. 临床四诊运用时，往往难以截然分开

（二）B型题〔每题由1组备选答案（5个）和1组题干（2~5个）组成。先列出5个备选答案，然后提出多个问题。要求应试者为每个问题从备选答案中选择1个最佳答案。每个备选答案可选1次或1次以上，也可不

选]

A.《脉经》　　　B.《濒湖脉学》　C.《诊家枢要》
D.《金镜录》　　E.《诸病源候论》
1. 我国现存最早的脉学专著是（　　）
2. 论舌的第一部专著是（　　）
3. 我国第一部论述病源与证候诊断的专著是（　　）

A.《黄帝内经》　B.《难经》　　　C.《景岳全书》
D.《伤寒杂病论》E.《诸病源候论》
4. 首倡"独取寸口"之说的专著是（　　）
5. 以上确立了辨证论治理论体系的专著是（　　）

（三）C型题（每题均由4个备选答案和1组题干组成。先列出4个备选答案，其中第3个备选答案为"两者均是"，第4个备选答案为"两者均否"；然后提出2～4个问题。要求应试者从4个答案中选择）

A.《世医得效方》　　　　B.《脉经》
C. 两者均是　　　　　　D. 两者均否
1. 论述危重疾病"十怪脉"的著作是（　　）
2. 分述三部九候、寸口、二十四脉等脉法的著作是（　　）

A. 胸痛　　　　　　　　B. 心悸
C. 两者均是　　　　　　D. 两者均否
3. 上述属于"症状"的是（　　）
4. 上述属于"体征"的是（　　）

（四）X型题（每题均由1个题干和5个备选答案组成。5个备选答案中有2个或2个以上的正确答案。要求应试者将正确答案全部选出，多选或少选均为错误）。

1. 中医诊断学的主要内容包括（　　）
A. 诊法　　　B. 辨证　　　C. 诊病
D. 医案　　　E. 处方
2. 下列各项属于"症状"的是（　　）
A. 舌淡红　　B. 胸闷　　　C. 呕吐
D. 头痛　　　E. 腹胀

3. 证概括了疾病过程中的（　　）
A. 病位　　　B. 病因　　　C. 病性
D. 病势　　　E. 病种
4. 下列关于中医诊断学学习方法中正确的是（　　）
A. 要有精湛的中医理论基础
B. 掌握好书本知识，无需临床实践
C. 注意培养科学思维能力
D. 争取多接触病人，反复练习
E. 要锻炼四诊、辨证分析和病案书写的基本技能

二、填空题

1. 李时珍所著《_____》摘取诸家脉学精华，详分_____脉。
2. 中医诊断的基本原则是_____、_____、病证结合。

三、名词解释

辨证

四、简答题

1. 简述望诊、闻诊、问诊、切诊的主要内容。
2. 举例说明"见微知著"的临床指导意义。

五、问答题

试论述"诊法合参"的含义。

附：参考答案

一、选择题

（一）A 型题
1. D　　2. C　　3. A　　4. B

(二) B 型题
1. A　　2. D　　3. E　　4. B　　5. D

(三) C 型题
1. A　　2. B　　3. C　　4. D

(四) X 型题
1. ABCD　　2. BCDE　　3. ABCD　　4. ACDE

二、填空题
1. 濒湖脉学　　27
2. 整体审察　　诊法合参

三、名词解释
辨证是在中医学理论的指导下,对望、闻、问、切所收集的各种临床资料进行分析、综合,从而对疾病现阶段的病因、病位、病性及邪正斗争等情况作出判断,并概括出完整证名的思维过程。

四、简答题
1. "望诊"是医生运用视觉察看病人的神、色、形、态、舌象、头面、五官、四肢、二阴、皮肤以及排出物等,以发现异常表现,了解病情的诊察方法。"闻诊"是医生运用听觉诊察病人的语言、呼吸、咳嗽、呕吐、嗳气、肠鸣等声音,以及运用嗅觉嗅病人发出的异常气味、排出物的气味,以了解病情的诊察方法。"问诊"是询问病人有关疾病的情况,病人的自觉症状,既往病史、生活习惯等,从而了解患者的各种病态感觉以及疾病的发生发展、诊疗等情况的诊察方法。"切诊"是医生用手触按病人的动脉脉搏和触按病人的肌肤、手足、胸腹、腧穴等部位,测知脉象变化及有关异常征象,从而了解病变情况的诊察方法。

2. 见微知著,是指机体的某些局部常包含着整体的生理、病理信息,通过微小的变化,可以测知整体的情况。如《难经·一难》强调"独取寸口,以决五脏六腑死生吉凶之法",即详细审察寸口脉的三部九候,以推断全身疾病的方法;耳为宗脉之所聚,耳郭的不同部位能反映全身各部的变化;舌为心之苗,又为脾胃的外候,舌与其他脏腑也有密切联系,故舌的变化可以反映脏腑气血的盛衰及邪气的性质;五脏六腑之精气皆上注于目,故目可反映人体的神气，并可察全身及脏腑的病变等。临床实践证明，某些局部的改变，确实有诊断全身疾病的意义。

五、问答题

"诊法合参"，是指四诊并重，诸法参用，综合收集病情资料。由于疾病是一个复杂的过程，其临床表现可体现于多个方面，必须诊法合参，才能全面、详尽地获取诊断所需的临床资料；再者，望、闻、问、切四诊是从不同的角度检查病情和收集临床资料，各有其独特的方法与意义，不能互相取代，故中医学强调诊法合参，正如《医门法律》所说："望闻问切，医之不可缺一。"《四诊抉微》也说："然诊有四，在昔神圣相传，莫不并重。"

第一章 望诊

一、选择题

（一）A 型题（每题由 1 个以肯定或否定形式表述的题干和 5 个备选答案组成，这 5 个备选答案中只有 1 个是最佳的或最恰当的答案，其他 4 个均为干扰答案）

1. 两目乏神，面色少华，精神不振，少气懒言，纳谷不馨为（　　）
   A. 得神　　　　B. 少神　　　　C. 失神
   D. 假神　　　　E. 神乱

2. 患者目光晦暗，精神萎靡，面色晦暗无华，呼吸微弱，反应迟钝，可判断为（　　）
   A. 得神　　　　B. 少神　　　　C. 失神
   D. 假神　　　　E. 神乱

3. 假神的病机为（　　）
   A. 阳气亏虚　　B. 阴液亏虚　　C. 真热假寒
   D. 虚阳外越　　E. 寒热错杂

4. 病人时时恐惧，焦虑不安，心悸气促，不敢独处一室，可见于（　　）
   A. 脏躁　　　　B. 癫病　　　　C. 狂病
   D. 痫病　　　　E. 中风

5. 患者狂躁妄动，胡言乱语，打人毁物，不避亲疏，为（　　）
   A. 癫病　　　　B. 狂病　　　　C. 痫病
   D. 失神　　　　E. 脏躁

6. 患者猝然昏倒，不省人事，口吐涎沫，四肢抽搐，醒后如常者，多为（　　）
A. 厥证　　　　B. 中风　　　　C. 痫病
D. 癫病　　　　E. 脏躁

7. 下列关于常色的说法中，不正确的是（　　）
A. 常色的特点是明润、含蓄
B. 由于种族、禀赋的原因，常色会有差异
C. 常因外界因素的不同而微有相应变化
D. 可以没有光泽
E. 可因情绪影响发生变化

8. 满面通红多见于（　　）
A. 实热证　　B. 阴虚证　　C. 亡阴证
D. 戴阳证　　E. 气虚发热证

9. 久病重病面色苍白，却时而泛红如妆、游移不定者，属（　　）
A. 邪热亢盛，血行加速　　B. 阴虚阳亢，虚火炎上
C. 阴盛格阳，虚阳上越　　D. 气血亏虚，面部不荣
E. 气虚发热证

10. 面色黄而虚浮多见于（　　）
A. 脾虚湿蕴　　B. 气血暴脱　　C. 脾胃虚弱
D. 气滞血瘀　　E. 脾阳亏虚

11. 黄疸患者，色黄鲜明如橘皮者，多属（　　）
A. 外感风热　　B. 湿热内蕴　　C. 寒湿内阻
D. 肝胆火旺　　E. 脾虚湿阻

12. 面色萎黄多见于（　　）
A. 脾虚湿阻　　　　B. 脾胃虚弱，气血不足
C. 寒湿中阻　　　　D. 湿热内蕴
E. 邪犯少阳

13. 面色青灰，口唇青紫，伴心胸剧痛、肢凉脉微，多为（　　）
A. 心阳暴脱　　B. 阴寒内盛　　C. 脾胃虚弱
D. 寒凝肝脉　　E. 脾阳虚衰

14. 小儿眉间、鼻柱、唇周色青者,多为（ ）
    A. 惊风先兆   B. 寒湿中阻   C. 脾胃虚弱
    D. 气滞血瘀   E. 剧痛
15. 面黑而暗淡者,多属（ ）
    A. 肾阳虚衰   B. 脉络拘急   C. 肾阴虚
    D. 寒湿带下   E. 瘀血日久
16. 眼眶周围色黑者,多为（ ）
    A. 血瘀久停   B. 肾虚水饮   C. 里实寒证
    D. 急性痛证   E. 脾胃虚弱
17. "望色十法"中"清浊"是判断病情的（ ）
    A. 表里   B. 阴阳   C. 新久
    D. 虚实   E. 轻重
18. 体胖食少,多属（ ）
    A. 形气有余   B. 形盛气虚   C. 阴盛阳虚
    D. 阳盛阴虚   E. 中焦有火
19. 除下列哪项外,均为阴脏人的特点（ ）
    A. 偏于矮胖   B. 头圆颈粗   C. 肩宽胸厚
    D. 喜凉恶热   E. 喜静少动
20. 坐而仰首,咳喘痰多,多属（ ）
    A. 痰饮停肺   B. 体弱气虚   C. 肝阳化风
    D. 气血俱虚   E. 精神衰败
21. 关节拘挛,屈伸不利,属（ ）
    A. 痉病   B. 痹病   C. 痿病
    D. 厥病   E. 中风
22. 四肢抽搐,项背强直,角弓反张,属于（ ）
    A. 狂病   B. 痉病   C. 中风
    D. 痿病   E. 痹病
23. 小儿囟门高突,多见于（ ）
    A. 实热证   B. 吐泻伤津   C. 气血不足
    D. 肾精不足   E. 脾胃虚弱
24. 小儿头颅狭小,头顶尖圆,颅缝早合,智力低下者,多因（ ）

A. 肾精不足　　B. 脾胃虚弱　　C. 肝风内动
D. 气血虚衰　　E. 吐泻伤津

25. 小儿发结如穗，枯黄无泽，多因（　　）
A. 精血不足　　B. 脾胃虚弱　　C. 疳积
D. 劳神伤血　　E. 血虚受风

26. 突然大片脱发，脱落处显露出圆形或椭圆形的光亮头皮，属（　　）
A. 精血不足　　B. 血虚受风　　C. 血热化燥
D. 劳神伤血　　E. 疳积

27. 青少年白发，伴见耳鸣腰酸者，多属（　　）
A. 精血亏虚　　B. 血虚受风　　C. 血热化燥
D. 肾精亏虚　　E. 先天禀赋

28. 一侧或两侧腮部以耳垂为中心肿起，边缘不清，按之有柔韧感及压痛者，多因（　　）
A. 外感温毒之邪　B. 阳明热毒上攻　C. 外感风邪
D. 血行瘀阻　　E. 肝郁气滞

29. 目部五脏分属中的风轮是指（　　）
A. 目眦　　B. 白睛　　C. 黑睛
D. 眼胞　　E. 瞳仁

30. 两眦赤痛，多属（　　）
A. 肺火　　B. 外感风热　　C. 心火上炎
D. 脾有湿热　　E. 肝经风热上攻

31. 全目赤肿，多为（　　）
A. 肺火　　B. 肝经风热　　C. 心火
D. 脾胃湿热　　E. 胃火

32. 眼窝凹陷，多因（　　）
A. 水肿病　　B. 肝胆火炽　　C. 津伤液耗
D. 痰浊阻肺　　E. 肝经湿热

33. 耳轮淡白，多属（　　）
A. 气血亏虚　　B. 热毒上攻　　C. 阴寒内盛
D. 先天亏损　　E. 肾精耗竭

34. 耳道局部红肿疼痛，多因（　　）

A. 肝胆湿热　　　B. 麻疹先兆　　　C. 肾阴不足
D. 邪热搏结　　　E. 气滞血瘀

35. 耳轮焦黑干枯，耳郭瘦薄，多属（　　）
A. 肝胆火旺　　　B. 肾阴亏虚　　　C. 心火亢盛
D. 脾胃虚衰　　　E. 肝血亏虚

36. 鼻端生红色粉刺，多因（　　）
A. 肝火　　　　　B. 血热　　　　　C. 肺胃蕴热
D. 脾胃湿热　　　E. 气滞血瘀

37. 口开而不闭，状如鱼口，张口气直，但出不入，属（　　）
A. 肺气将绝　　　B. 筋脉拘急　　　C. 风邪中络
D. 阳衰寒盛　　　E. 邪正剧争

38. 口唇颜色深红者，多属（　　）
A. 热盛　　　　　B. 寒盛　　　　　C. 煤气中毒
D. 湿盛　　　　　E. 血瘀

39. 口唇生疮，红肿疼痛，为（　　）
A. 脾胃湿热　　　B. 脾气将绝　　　C. 血络瘀阻
D. 燥热伤津　　　E. 心脾积热

40. 牙龈红肿疼痛，多为（　　）
A. 心脾积热　　　B. 胃火亢盛　　　C. 血络瘀阻
D. 燥热伤津　　　E. 阴虚火旺

41. 乳蛾多因（　　）
A. 心肾不交　　　B. 虚火上炎　　　C. 肺胃热毒壅盛
D. 脾胃湿热　　　E. 肝郁气滞痰凝

42. 颈前结喉处，有肿物如瘤，或大或小，或一侧或两侧，可随吞咽移动，为（　　）
A. 瘿瘤　　　　　B. 瘰疬　　　　　C. 乳蛾
D. 伪膜　　　　　E. 痄腮

43. 项部拘急牵引不舒，兼有恶寒、发热，多属（　　）
A. 风寒侵袭，经气不利　　　B. 火邪上攻，筋脉拘急
C. 津血亏虚，筋脉失濡　　　D. 阴虚阳亢，经气不利
E. 肝阳上亢，筋脉失濡

44. 腹部膨胀，伴青筋暴露，皮色苍黄，四肢消瘦者，多属（ ）
   A. 肝气郁滞，湿阻血瘀　　B. 水湿内聚，泛溢肌肤
   C. 腹内癥积，血瘀阻滞　　D. 脾胃虚弱，气血不足
   E. 吐泻太过，津液大伤

45. 膝部红肿热痛，屈伸不利，为（ ）
   A. 跌仆损伤　　B. 寒湿久留　　C. 气血亏虚
   D. 风湿热瘀　　E. 热蕴血瘀

46. 膝部肿大而股胫消瘦，形如鹤膝，多因（ ）
   A. 寒湿久留，气血亏虚　　B. 寒邪凝滞，经气不利
   C. 气血亏虚，筋脉失养　　D. 肝风内动，筋脉拘急
   E. 内热亢盛，血行不畅

47. 手指关节呈梭状畸形，活动受限者，多因（ ）
   A. 血液亏虚，血不养筋　　B. 风湿久蕴，痰瘀结聚
   C. 脾气亏虚，血瘀痰阻　　D. 寒湿之邪，阻滞脉络
   E. 风湿化热，痰瘀交阻

48. 指甲中央凹陷，边缘翘起，形如勺者，多属（ ）
   A. 虚热内生　　B. 气分有热　　C. 热邪伤津
   D. 瘀血阻滞　　E. 肝血不足

49. 皮肤干枯粗糙，状若鱼鳞，多因（ ）
   A. 阴津已伤　　B. 营血亏虚　　C. 外邪侵袭
   D. 气血滞涩　　E. 血瘀日久

50. 下列哪项属斑的表现（ ）
   A. 红色或紫红色　　B. 点小如粟　　C. 压之褪色
   D. 抚之不碍手　　E. 高出皮肤

51. 阳斑多因（ ）
   A. 湿热内蕴　　　　　　B. 脾不统血
   C. 肺胃热盛　　　　　　D. 外感热邪，内迫营血
   E. 阴虚火旺

52. 下列除哪项外，均为斑疹的顺证（ ）
   A. 颜色淡红　　　　　　B. 身热渐减
   C. 先见于胸腹，后延及四肢　D. 布点稠密成团

E. 神志渐清

53. 下列除哪项外，均为水痘的表现（　　）
A. 一齐出现　　B. 顶满无脐　　C. 晶莹明亮
D. 皮薄易破　　E. 大小不等

54. 患部红肿高大，根盘紧束，焮热疼痛，多为（　　）
A. 火毒蕴结，气血壅滞　　B. 气血亏虚，阴寒凝滞
C. 感染疫毒，壅滞气血　　D. 外感毒邪，气滞血阻
E. 风湿久郁，热蕴血瘀

55. 患部形小如粟，根深如钉，漫肿灼热，麻木疼痛，为（　　）
A. 痈　　B. 疽　　C. 疔
D. 疖　　E. 丹毒

56. 患部形小而圆，红肿热痛不甚，根浅、脓出即愈，为（　　）
A. 痈　　B. 疽　　C. 疔
D. 疖　　E. 丹毒

57. 痰黄稠有块者，多属（　　）
A. 寒邪阻肺，津凝不化　　B. 脾阳不足，湿聚为痰
C. 邪热犯肺，煎津为痰　　D. 燥邪犯肺，耗伤肺津
E. 肺虚津亏，清肃失职

58. 痰白滑量多，易于咯出者，多属（　　）
A. 寒痰　　B. 热痰　　C. 燥痰
D. 湿痰　　E. 风痰

59. 痰中带血，色鲜红，并伴有潮热、盗汗者，多由于（　　）
A. 肺气亏虚　　B. 肺热壅盛　　C. 肺阴亏虚
D. 风热犯肺　　E. 痰湿阻肺

60. 阵发性清涕量多如注，伴喷嚏频作者，多属（　　）
A. 外感风寒表证　　B. 外感风热表证　　C. 鼻鼽
D. 鼻渊　　E. 鼻痔

61. 口流清涎量多者，多属（　　）
A. 脾胃虚寒　　B. 脾胃湿热　　C. 痰热内蕴

D. 胃热虫积　　　E. 宿食内停

62. 鼻塞流清鼻涕，多因（　　）
A. 痰湿阻肺　　B. 肺气亏虚　　C. 外感风寒
D. 外感风热　　E. 湿热蕴肺

63. 呕吐物秽浊有酸臭味，多因（　　）
A. 胃阳不足　　B. 寒邪犯胃　　C. 邪热犯胃
D. 食积内停　　E. 肝胆郁热

64. 呕吐不消化、气味酸腐的食物，多属（　　）
A. 胃阳不足　　B. 寒邪犯胃　　C. 邪热犯胃
D. 食积不化　　E. 肝胆郁热

65. 病人口中吐涎黏稠，并伴口腔黏腻、口臭者，多属（　　）
A. 脾胃湿热　　B. 肺热　　　　C. 肝火
D. 心火　　　　E. 下焦虚火

66. 大便灰白呈陶土色，多见于（　　）
A. 湿热或暑湿伤及胃肠
B. 黄疸　　　　C. 热盛伤津
D. 外感寒湿　　E. 饮食生冷

67. 小便短黄，多因（　　）
A. 湿热证　　　B. 脾肾不固　　C. 结石损伤
D. 热盛伤津　　E. 阴虚火旺

68. 脾肾亏虚，清浊不分所致的小便异常的特点是（　　）
A. 小便清长　　　　　B. 小便短黄
C. 尿中带血　　　　　D. 小便浑浊如脂膏
E. 尿中有砂石

69. 肥胖儿食指络脉的特点是（　　）
A. 显露而较长　　B. 不显而略短　　C. 较深而不显
D. 较显而易见　　E. 较显而略短

70. 小儿食指络脉达于气关，提示（　　）
A. 正常络脉　　　　　B. 邪气入络，邪浅病轻
C. 邪气入经，邪深病重　　D. 邪入脏腑，病情严重
E. 病情凶险，预后不良

71. 小儿食指络脉紫红，属（　　）
A. 外感表证　　B. 里热证　　C. 寒证
D. 疼痛　　E. 惊风
72. 小儿食指络脉紫黑，为（　　）
A. 脾虚　　B. 外感表证　　C. 疳积
D. 血络郁闭　　E. 惊风
73. 小儿食指络脉浅淡而纤细者，多属（　　）
A. 气血不足，脉络不充　　B. 外感表证
C. 邪正相争，气血壅滞　　D. 里热炽盛，气血壅滞
E. 肝风内动，脉络郁滞

（二）B型题 [每题由1组备选答案（5个）和1组题干（2～5个）组成。先列出5个备选答案，然后接着提出多个问题。要求应试者为每个问题从备选答案中选择1个最佳答案。每个备选答案可选1次或1次以上，也可不选]

A. 客色　　B. 主色　　C. 恶色
D. 善色　　E. 常色
1. 人之种族皮肤的正常色泽，称为（　　）
2. 健康人面部皮肤的色泽，称为（　　）
3. 病人面色虽有异常，但仍有光泽，称为（　　）

A. 肾阳虚　　B. 肾阴虚　　C. 寒湿带下
D. 肾虚水饮　　E. 瘀血久停
4. 面色黧黑伴肌肤甲错者多属（　　）
5. 面色黑而黯淡多为（　　）
6. 面色黑而焦干多为（　　）

A. 浮沉　　B. 清浊　　C. 微甚
D. 散抟　　E. 泽夭
7. "望色十法"中判断病情之表里的纲领是（　　）
8. "望色十法"中判断病情之虚实的纲领是（　　）
9. "望色十法"中判断病情之轻重的纲领是（　　）

A. 阳虚水泛　　B. 营血亏虚　　C. 阳气暴脱
D. 脾胃气虚　　E. 虚阳上越
10. 面色淡白而唇色淡多为（　　）

11. 面色淡白而虚浮多为（　　）
12. 面色苍白伴四肢厥冷、冷汗淋漓、神识昏迷，多为（　　）
A. 饮停胸腹　　B. 肺实气逆　　C. 肝阳化风
D. 湿热蕴脾　　E. 肺虚少气
13. 坐而仰首，伴痰多咳喘，多见于（　　）
14. 坐而喜俯，伴少气懒言，咳喘无力，多属（　　）
15. 但坐不得卧，卧则气逆，多为（　　）
A. 肺火　　B. 外感风热　　C. 心火上炎
D. 脾有湿热　　E. 肝经风热
16. 睑缘赤烂，多属（　　）
17. 白睛色赤，多属（　　）
A. 精血不足　　B. 脾胃虚弱　　C. 血热化燥
D. 劳神伤血　　E. 血虚受风
18. 脱发伴头皮瘙痒多屑者，为（　　）
19. 发黄干枯，稀疏易落，多属（　　）
A. 肝胆湿热　　B. 气血亏虚　　C. 肾精亏耗
D. 先天不足　　E. 血瘀日久
20. 耳轮红肿，多属（　　）
21. 耳轮皮肤干枯粗糙，状如鱼鳞，多属（　　）
A. 血少失充　　B. 脾气虚弱　　C. 胃火上炎
D. 肾阴不足　　E. 脾胃湿热
22. 牙龈萎缩，牙根外露，牙齿松动，多为（　　）
23. 牙龈红肿疼痛，多为（　　）
A. 痈　　B. 疽　　C. 疔
D. 疖　　E. 丹毒
24. 红肿高大，根盘紧束，伴焮热疼痛，为（　　）
25. 形小而圆，红肿热痛不甚，容易化脓，为（　　）
A. 寒痰　　B. 热痰　　C. 燥痰
D. 湿痰　　E. 风痰
26. 痰白清稀者，多属（　　）
27. 痰少而黏，难于咯出者，多属（　　）

28. 痰白滑量多，易于咯出者，多属（ ）
   A. 胃阳不足   B. 寒邪犯胃   C. 邪热犯胃
   D. 食积内停   E. 肝胆郁热
29. 呕吐物秽浊有酸臭味，多因（ ）
30. 呕吐黄绿苦水，多属（ ）
   A. 正常络脉   B. 邪气入络，邪浅病轻
   C. 邪气入经，邪深病重   D. 邪入脏腑，病情严重
   E. 病情凶险，预后不良
31. 小儿食指络脉显于风关，提示（ ）
32. 小儿食指络脉达于命关，提示（ ）
33. 小儿食指络脉直达指端，提示（ ）
   A. 里热证   B. 外感表证   C. 疳积
   D. 血络郁闭   E. 惊风
34. 小儿食指络脉偏红，属（ ）
35. 小儿食指络脉淡白，属（ ）
36. 小儿食指络脉色青，属（ ）
   A. 寒湿   B. 湿热   C. 脾肾阳虚
   D. 肠燥津亏   E. 肝郁乘脾
37. 大便溏薄，夹有不消化的食物残渣，多因（ ）
38. 大便干燥如羊粪状，多因（ ）
39. 大便色黄如糜，气味臭秽，泻下不爽，多因（ ）
40. 大便清稀，伴腹冷痛、肠鸣，多因（ ）

（三）C 型题（每题均由 4 个备选答案和 1 组题干组成。先列出 4 个备选答案，其中第 3 个备选答案为"两者均是"，第 4 个备选答案为"两者均否"；然后提出 2～4 个问题。要求应试者从 4 个答案中选择）

   A. 心虚怔忡   B. 腹痛病人
   C. 两者均是   D. 两者均否
1. 站立时常以手扪心，闭目不语，多见于（ ）
2. 站立不稳，其态如醉，多属（ ）
   A. 寒证   B. 痛证
   C. 两者均是   D. 两者均否

3. 青色主病可有（　　）
4. 白色主病可为（　　）
A. 中焦有火　　　　　　B. 中气虚弱
C. 两者均是　　　　　　D. 两者均否
5. 形瘦食多，多为（　　）
6. 形瘦食少，多为（　　）
A. 实证　　　　　　　　B. 热证
C. 两者均是　　　　　　D. 两者均否
7. 卧时面常向外，躁动不安，多属（　　）
8. 蜷卧缩足，多属（　　）
A. 痹病　　　　　　　　B. 痿病
C. 两者均是　　　　　　D. 两者均否
9. 肢体软弱，行动不便，多属（　　）
10. 口眼㖞斜，半身不遂者，属（　　）
A. 面黑　　　　　　　　B. 面青
C. 两者均是　　　　　　D. 两者均否
11. 惊风者可见（　　）
12. 寒盛者可见（　　）
A. 肾精不足　　　　　　B. 气血不足
C. 两者均是　　　　　　D. 两者均否
13. 小儿解颅的病机是（　　）
14. 小儿囟门凹陷的病机是（　　）
A. 血虚　　　　　　　　B. 肾虚
C. 两者均是　　　　　　D. 两者均否
15. 目眦淡白，多属（　　）
16. 目胞色黑晦暗，多属（　　）
A. 外感风寒　　　　　　B. 阴寒内盛
C. 两者均是　　　　　　D. 两者均否
17. 鼻流清涕者，多属（　　）
18. 鼻腔出血者，多因（　　）
A. 外感湿热之邪　　　　B. 肺胃蕴热
C. 两者均是　　　　　　D. 两者均否

19. 小儿水痘的病机（　　）
20. 缠腰火丹的病机（　　）
   A. 外感风寒　　　　　　B. 外感风热
   C. 两者均是　　　　　　D. 两者均否
21. 新病鼻塞流清涕，是（　　）
22. 久流浊涕，质稠、量多、气腥臭者，多为（　　）
   A. 脾胃虚寒　　　　　　B. 脾胃湿热
   C. 两者均是　　　　　　D. 两者均否
23. 口流清涎量多清稀者，多属（　　）
24. 口中时吐黏涎者，多属（　　）
   A. 外感表证　　　　　　B. 内伤里证
   C. 两者均是　　　　　　D. 两者均否
25. 小儿食指络脉浮而显露，属（　　）
26. 小儿食指络脉沉隐不显，属（　　）
   A. 实证　　　　　　　　B. 虚证
   C. 两者均是　　　　　　D. 两者均否
27. 小儿络脉色深暗者，多属（　　）
28. 小儿络脉浅淡而纤细者，多属（　　）

（四）X 型题（每题均由 1 个题干和 5 个备选答案组成。5 个备选答案中有 2 个或 2 个以上的正确答案。要求应试者将正确答案全部选出，多选或少选均为错误）

1. 神气不足的临床表现有（　　）
   A. 精神不振　　B. 形体羸瘦　　C. 面色无华
   D. 目光乏神　　E. 动作迟缓
2. 下列属于假神的临床表现有（　　）
   A. 目光晦暗突然转亮，浮光外露
   B. 神志昏迷突然清醒，躁动不安
   C. 面色晦暗突然颧赤如妆
   D. 不欲食突然食欲增强
   E. 不能言语突然言语不休
3. 寒证可见到的面色是（　　）
   A. 面青　　　　B. 面赤　　　　C. 面黄

D. 面白　　　　　E. 面黑

4. 面色青出现的机制有（　　）

A. 寒凝气滞　　B. 血行不畅　　　C. 经脉拘急

D. 疼痛剧烈　　E. 热盛引动肝风

5. 疼痛之人可见到的面色有（　　）

A. 面青　　　　B. 面赤　　　　　C. 面黄

D. 面白　　　　E. 面黑

6. 消瘦的病因有（　　）

A. 中焦有火　　B. 气机不畅　　　C. 气血亏虚

D. 痰湿积聚　　E. 脏腑精气衰竭

7. 阳脏人的表现有（　　）

A. 身体瘦长　　B. 头呈圆形　　　C. 颈部细长

D. 肩宽胸厚　　E. 体多前屈

8. 卧时面常向里，喜静懒动，身重不能转侧，为（　　）

A. 阴证　　　　B. 阳证　　　　　C. 寒证

D. 热证　　　　E. 实证

9. 中风病人的临床表现有（　　）

A. 猝然跌倒　　B. 口眼㖞斜　　　C. 四肢抽搐

D. 角弓反张　　E. 半身不遂

10. 下列哪些是病色的表现（　　）

A. 某色独见　　B. 不应时应位　　C. 鲜明暴露

D. 含蓄隐隐　　E. 晦暗枯槁

11. 小儿囟门凹陷，可见于（　　）

A. 吐泻伤津　　B. 气血不足　　　C. 先天肾精亏虚

D. 温病火邪上攻　E. 颅内水液停聚

12. 目眶周围色黑，常见于（　　）

A. 气血不足　　B. 肾虚水泛　　　C. 阴虚火旺

D. 寒湿下注　　E. 肝经火炽

13. 胞睑无力张开而上睑下垂者，多属（　　）

A. 津液大伤　　　　　　B. 先天不足，脾肾亏虚

C. 脾气虚衰　　　　　　D. 外伤

E. 肝风内动

14. 耳轮红肿，多为（　　）
   A. 肝胆湿热　　B. 少阳相火上攻　C. 阴寒内盛
   D. 剧痛　　　　E. 肾精亏虚
15. 唇色青黑，可见于（　　）
   A. 寒极　　　　B. 气滞　　　　　C. 痛极
   D. 热极　　　　E. 阳气衰微
16. 牙齿干燥，可见于（　　）
   A. 胃阴已伤　　　　　　B. 阳明热甚，津液大伤
   C. 风痰阻络　　　　　　D. 肾阴枯竭，精不上荣
   E. 热极动风
17. 齿衄，可因（　　）
   A. 阴寒侵袭　　B. 胃腑积热　　　C. 肝经火盛
   D. 阴虚火旺　　E. 脾气虚弱
18. 乳蛾的病机有（　　）
   A. 外感风寒　　B. 肺胃热盛
   C. 虚火上炎　　D. 痰湿凝聚
   E. 痰气郁结
19. 望鼻主要可诊察哪些脏腑的病变？（　　）
   A. 胃　　　　　B. 肺　　　　　　C. 脾
   D. 肝　　　　　E. 肾
20. 项部拘紧或强硬，多因（　　）
   A. 风寒侵袭太阳经脉　　B. 温病火邪上攻
   C. 肺胃蕴热　　　　　　D. 先天肾精不足
   E. 落枕
21. 下列与先天禀赋不足有关的是（　　）
   A. 小儿囟门迟闭　　　　B. 桶状胸
   C. 鸡胸　　　　　　　　D. 胸廓两侧不对称
   E. 肋骨串珠
22. 斑与疹的鉴别要点有（　　）
   A. 按压是否褪色　B. 是否高出皮肤　C. 抚之是否碍手
   D. 形态大小　　　E. 色泽的明暗
23. 与先天不足，肾气不充有关的肢体病变有（　　）

A. 鹤膝风 B. 四肢萎缩 C. 膝内翻
D. 足外翻 E. 膝外翻

24. 皮肤干燥，多因（　　）
A. 阴津已伤 B. 营血亏虚 C. 燥邪侵袭
D. 瘀血日久 E. 湿热内蕴

25. 皮肤发斑的病机有（　　）
A. 外感温热邪毒 B. 脾虚血失统摄 C. 阳衰寒凝气血
D. 肝风内动 E. 外伤

26. 外感病中斑或疹的逆证可见（　　）
A. 颜色淡红 B. 身热渐退 C. 布点稠密成团
D. 先见于四肢，后延及胸腹
E. 壮热不退，神识不清

27. 疽的临床表现有（　　）
A. 漫肿无头 B. 皮色不变 C. 难以消散
D. 容易溃破 E. 难以收口

28. 痈的临床表现有（　　）
A. 患部红肿高大 B. 根盘紧束 C. 焮热疼痛
D. 能形成脓疡 E. 根深如钉

29. 肺阴虚津亏，可见（　　）
A. 寒痰 B. 热痰 C. 燥痰
D. 湿痰 E. 痰中带血

30. 口流涎水，多为（　　）
A. 脾胃虚寒 B. 湿热内蕴 C. 脾虚不能摄津
D. 胃中有热 E. 宿食内停

31. 吐血色暗红或紫暗有块，夹有食物残渣者，属（　　）
A. 胃有积热 B. 胃腑血瘀 C. 寒邪犯胃
D. 肝火犯胃 E. 宿食内停

32. 小儿食指络脉的颜色变化，主要有（　　）
A. 红 B. 紫 C. 青
D. 黑 E. 白

33. 小儿食指络脉青色，属（　　）
A. 脾胃气虚 B. 疼痛 C. 惊风

D. 里热证　　　　E. 疳积

34. 以下哪些小儿食指络脉的异常改变可见于实证（　　）
A. 食指络脉色深暗　　　　B. 食指络脉色浅淡
C. 食指络脉纤细　　　　　D. 食指络脉增粗
E. 食指络脉分支显见

二、填空题

1. "神"具体表现于人体的____、____、____和____。
2. 常色的特点是____、____；病色的特点是____、____。
3. 面色黑主____、____、____、____。
4. 病人面目一身俱黄，色黄____属阳黄；色黄____属阴黄。
5. 面色赤主____，亦见于____。
6. 体胖能食，为____；体胖食少，为____；体瘦食多，为____；体瘦食少，是____。
7. 肢体软弱，行动不便，多属____；关节拘挛，屈伸不利，多属____。
8. 鼻塞流清涕者，多属____；鼻塞流浊涕者，多属____；鼻塞流脓涕腥臭者，多属____。
9. 小儿囟门凹陷，称为____，多属____；小儿囟门高突，称为____，多属____。
10. 发白伴有耳鸣、腰酸等症者，属____；伴有失眠健忘等症者，为____所致。
11. 白睛色赤，为____或____；两眦赤痛，为____；睑缘赤烂，为____；全目赤肿，为____。
12. 双睑下垂者，多为____、____；单睑下垂者，多为____或由____所致。
13. 耳轮淡白，多属____；耳轮红肿，多为____或____。
14. 《望诊遵经》将口唇的异常动态归纳为"口形六态"，分别是____、____、____、____、____、____。
15. 唇色淡白，多为____。唇色深红，多为____。
16. 牙龈淡白，多属____或____；牙龈红肿疼痛，多为____。

17. 咽部深红，肿痛明显者，属____，多由____所致；若咽部嫩红、肿痛不显者，属____，多由____所致。

18. 瘿瘤多因____所致，或与____有关。

19. 腰部疼痛，活动受限，转侧不利。多由____、____或____、____所致。

20. 若膝部肿大而股胫消瘦，形如鹤膝，称为____，多因____、____所致。

21. 肢体肌肉萎缩，筋脉弛缓，痿废不用。多见于____，常因____或____，筋脉失养所致。

22. 指甲色淡白，多属____；指甲色红，多为____，甲色青紫灰暗，多为____。

23. 皮肤突然鲜红成片，色如涂丹，边缘清楚，灼热肿胀者，为____。发于头面者，名____，发于小腿足部者，名____，发于全身、游走不定者，名____。

24. 皮肤干枯粗糙，状若鱼鳞，称为____，多由____所致。

25. 斑的特点是深红色或青紫色片状斑块，____，____，____。

26. 疹具有____、____、____、____的特点。

27. 咯吐脓血痰，气腥臭者，为____，由____、____所致。

28. 小儿口角流涎，涎渍颐下，病名曰____，多由____所致，亦可见于____。

29. 排出物凡色白、清稀者，多属____，____；凡色黄、黏稠者，多属____，____。

30. 呕吐物清稀无酸臭味，多为____，呕吐物秽浊有酸臭味，呕吐物为胃消化、气味酸腐的食物，多属____、____。

31. 大便清稀如水样，多属____，大便黄褐如糜而臭，多属____，大便溏薄，完谷不化，多属____，或____，大便燥结如羊粪状，多属____。

32. 小便清长量多，多属____，小便短黄，多属____。

33. 小儿病理食指络脉的辨别要领为：____，____，____，____。

34. 小儿食指络脉透过三关，直达指端，称为＿＿＿＿，提示＿＿＿，＿＿＿。

35. 指纹色深暗者，多属＿＿＿，是＿＿＿；纹色浅淡者，多属＿＿＿，是＿＿＿。

三、名词解释

1. 假神　　2. 常色　　3. 病色　　4. 客色　　5. 善色
6. 戴阳证　　7. 望色十法　　8. 解颅　　9. 囟填
10. 斑秃　　11. 面脱　　12. 酒渣鼻　　13. 鼻渊
14. 牙宣　　15. 乳蛾　　16. 瘿瘤　　17. 瘰疬
18. 缠腰火丹　19. 鹤膝风　　20. 丹毒　　21. 肌肤甲错
22. 疹　　23. 痈　　24. 疽　　25. 疔　　26. 疖
27. 鼻鼽　　28. 尿浊　　29. 小儿食指络脉
30. 风关　　31. 气关　　32. 命关　　33. 透关射甲

四、简答题

1. 何谓假神？临床表现及其意义如何？
2. 试述假神与病情好转的区别？
3. 什么是黄疸？常见有哪两种类型？各有何临床意义？
4. 请简述"形气有余""形盛气虚"的表现及临床意义。
5. 简述"口形六态"的临床意义。
6. 简述常见口唇色泽变化及其临床意义。
7. 腹部的外形异常有哪几种？各有何临床意义？
8. 临床斑和疹如何鉴别？外感病中斑疹的顺证和逆证如何区分？
9. 试述痈、疽、疔、疖的临床表现及临床意义。
10. 通过观察大便如何区别湿热泻、寒湿泻和痢疾？
11. 简述观察小儿病理食指络脉的内容及要点。
12. 临床如何根据食指络脉的浮沉来分表里？

五、问答题

1. 试述神在临床上的具体体现。

2. 试述面部色诊的临床意义。
3. 试结合临床阐述"五轮学说"在望目色中的具体应用。
4. 试述临床如何通过望耳诊察脏腑病变。
5. 试述如何根据望痰的色、质、量来判断脏腑的病变和病邪的性质。
6. 通过观察呕吐物的变化,如何判断病邪的性质?
7. 望排出物变化总的规律是什么?试以望小便性状举例具体说明。
8. 观察小儿食指络脉应注意哪些方面的变化?试举例说明其辨别要领。

附:参考答案

一、选择题

(一) A 型题

1. B	2. C	3. D	4. A	5. B
6. C	7. D	8. A	9. C	10. A
11. B	12. B	13. A	14. A	15. A
16. B	17. B	18. B	19. D	20. A
21. B	22. B	23. A	24. A	25. C
26. B	27. D	28. A	29. C	30. C
31. B	32. C	33. A	34. A	35. B
36. C	37. A	38. A	39. E	40. B
41. C	42. A	43. A	44. A	45. D
46. A	47. B	48. E	49. E	50. D
51. D	52. D	53. A	54. A	55. C
56. D	57. C	58. D	59. C	60. C
61. A	62. C	63. C	64. D	65. A
66. B	67. D	68. D	69. C	70. C
71. B	72. D	73. A		

(二) B 型题

1. B　　2. E　　3. D　　4. E　　5. A

6. B	7. A	8. C	9. E	10. B
11. A	12. C	13. B	14. A	15. E
16. D	17. A	18. C	19. A	20. A
21. E	22. D	23. C	24. A	25. D
26. A	27. C	28. D	29. C	30. E
31. B	32. D	33. E	34. B	35. C
36. E	37. C	38. D	39. B	40. A

（三）C 型题

1. A	2. D	3. C	4. A	5. A
6. B	7. C	8. D	9. B	10. D
11. B	12. C	13. A	14. C	15. A
16. B	17. A	18. D	19. A	20. D
21. A	22. D	23. A	24. B	25. A
26. B	27. A	28. B		

（四）X 型题

1. ADE	2. ABCDE	3. ADE	4. ABCDE
5. AE	6. ACE	7. ACE	8. AC
9. ABE	10. ABCE	11. ABC	12. BD
13. BCD	14. AB	15. AC	16. ABD
17. BCDE	18. BC	19. ABC	20. ABE
21. ACE	22. ABCD	23. ABCE	24. CDE
25. ABCE	26. CDE	27. ABCE	28. ABCD
29. CE	30. ABCDE	31. ABD	32. ABCDE
33. BC	34. ADE		

二、填空题

1. 眼神　色泽　神情　体态
2. 明润　含蓄　晦暗　暴露
3. 寒证　痛证　血瘀证　肾虚证　水饮
4. 鲜明如橘色　晦暗如烟熏
5. 热证　戴阳证
6. 形气有余　形盛气虚　中焦有火　中气虚弱
7. 瘘病　痹病

8. 外感风寒　外感风热　鼻渊
9. 囟陷　虚证　囟填　实证
10. 肾虚　血虚
11. 肺火　外感风热　心火上炎　脾有湿热　肝经风热上攻
12. 先天不足　脾肾亏虚　脾气虚衰　外伤
13. 气血亏虚　肝胆湿热　热毒上攻
14. 口张　口噤　口撮　口喎　口振　口动
15. 血虚　热盛
16. 血虚　失血　胃火亢盛
17. 实热证　肺胃热毒壅盛　阴虚证　肾阴亏虚、虚火上炎
18. 肝郁气滞痰凝　地方水土
19. 寒湿内侵　腰部脉络拘急　跌仆闪挫　局部气滞血瘀
20. 鹤膝风　寒湿久留　气血亏虚
21. 痿病　精津亏虚　湿热浸淫
22. 气血亏虚　里热炽盛　瘀血阻滞
23. 丹毒　抱头火丹　流火　赤游丹
24. 肌肤甲错　血瘀日久
25. 平铺于皮肤　抚之不碍手　压之不褪色
26. 未脓难消　已脓难溃　脓汁稀薄　疮口难敛
27. 肺痈　热毒蕴肺　化腐成脓
28. 滞颐　脾虚不能摄津　胃热虫积
29. 虚证　寒证　实证　热证
30. 寒呕　热呕　伤食
31. 寒湿泄泻　湿热泄泻　脾虚泄泻　肾虚泄泻　肠燥津亏
32. 寒证　热证
33. 三关测轻重　浮沉分表里　红紫辨寒热　淡滞定虚实
34. 透关射甲　病情凶险　预后不佳
35. 实证　邪气有余　虚证　正气不足

三、名词解释

1. 久病、重危患者本已失神而突然出现精神暂时"好转"的假象，为临终前的预兆。

2. 常色指健康人的面部色泽，其特征为明润、含蓄。

3. 人体在疾病状态时面部显示的色泽，称为病色。病色的特点是晦暗、暴露。

4. 因外界因素（如季节、昼夜、阴晴气候等）的不同，或生活条件的差别，而微有相应变化的正常肤色（特别是面色），谓之客色。

5. 善色指病人面色虽有异常，但仍光明润泽。这说明病变尚轻，脏腑精气未衰，胃气尚能上荣于面，多见于新病、轻病、阳证，其病易治，预后较好，故称善色。

6. 久病重病面色苍白，却时而泛红如妆、游移不定者，属戴阳证。是由久病肾阳虚衰，阴寒内盛，阴盛格阳，虚阳上越所致，属病重。

7. 望色十法，是根据面部皮肤色泽的浮、沉、清、浊、微、甚、散、抟、泽、夭等十类变化，以分析病变性质、部位及其转归的方法。

8. 解颅即囟门迟闭，是肾气不足，发育不良的表现，多见于佝偻病患儿，常兼有"五软"（头软、项软、手足软、肌肉软、口软）、"五迟"（立迟、行迟、发迟、齿迟、语迟）等症状。

9. 囟门高突，属实证。

10. 片状脱发，显露圆形或椭圆形光亮头皮，称为斑秃，多由血虚受风所致。

11. 面脱即面削颧耸，指面部肌肉消瘦，两颧高耸，眼窝、颊部凹陷。

12. 鼻端生红色粉刺，称为酒渣鼻，多因肺胃蕴热，使血瘀成齄所致。

13. 鼻流腥臭脓涕者多为鼻渊，为外邪侵袭或胆经蕴热上攻于鼻所致。

14. 龈肉萎缩，牙根暴露，牙齿松动，称为牙宣，多属肾虚或胃阴不足，虚火燔灼，龈肉失养所致。

15. 一侧或两侧喉核红肿肥大，形如乳头或乳蛾，表面或有脓点，咽痛不适者，为乳蛾，属肺胃热盛，邪客喉核，或虚火上炎，气血瘀滞所致。

16. 瘿瘤指颈部结喉处有肿块突起，或大或小，或单侧或双侧，可随吞咽而上下移动。多因肝郁气结痰凝所致，或因水土失调，痰气搏结所致。

17. 瘰疬指颈侧颌下有肿块如豆，累累如串珠。多由肺肾阴虚，虚火内灼，炼液为痰，结于颈部，或因外感风火时毒，夹痰结于颈部所致。

18. 腰部皮肤鲜红成片，有水疱簇生如带状，灼热肿胀者，称缠腰火丹，由外感火毒与血热搏结，或湿热浸淫，蕴阻肌肤，不得外泄所致。

19. 膝部肿大而股胫消瘦，形如鹤膝，称为"鹤膝风"，多因寒湿久留、气血亏虚所致。

20. 皮肤突然鲜红成片，色如涂丹，边缘清楚，灼热肿胀者，为丹毒。发于上部者多由风热化火所致，发于下部者多因湿热化火而成，亦有因外伤染毒而引起者。

21. 肌肤甲错指皮肤干枯粗糙，状若鱼鳞的症状，多属血瘀日久、肌肤失养。

22. 疹指皮肤出现红色或紫红色、粟粒状疹点，高出皮肤，抚之碍手，压之褪色的症状。常见于麻疹、风疹、瘾疹等病，亦可见于温热病中。多因外感风热时邪或过敏，或热入营血所致。

23. 痈指患部红肿高大，根盘紧束，焮热疼痛，并能形成脓疡的疾病。具有未脓易消，已脓易溃，疮口易敛的特点，属阳证，多为湿热火毒蕴结，气血壅滞所致。

24. 疽指患部漫肿无头，皮色不变，疼痛不已的疾病。具有难消、难溃、难敛，溃后易伤筋骨的特点，属阴证，多为气血亏虚，阴寒凝滞而发。

25. 疔指患部形小如粟，根深如钉，漫肿灼热，麻木疼痛的疾病，多发于颜面和手足，因竹木刺伤，或感受疫毒、疠毒、火毒等邪所致。

26. 疖指患部形小而圆，红肿热痛不甚，出脓即愈。因外感热毒，或湿热蕴结而发。

27. 阵发性清涕量多如注，伴喷嚏频作者，多属鼻鼽，是风寒束于肺卫所致。

28. 小便浑浊如米泔水，或滑腻如脂膏，称为尿浊。多因脾肾亏虚，清浊不分，或湿热下注，气化不利，不能制约脂液下流所致。

29. 小儿食指络脉是指3岁以内小儿两手食指掌侧前缘部的浅表络脉。

30. 食指第一节（掌指横纹至第二节横纹之间）为风关。

31. 第二节（第二节横纹至第三节横纹之间）为气关。

32. 第三节（第三节横纹至指端）为命关。

33. 指纹直达指端称透关射甲，提示病情凶险，预后不良。

四、简答题

1. 久病、重病之人，精气本已极度衰竭，而突然一时间出现某些神气暂时"好转"的虚假表现者是为假神。如原本目光晦滞，突然目似有光，但却浮光外露；本为面色晦暗，一时面似有华，但为两颧泛红如妆；本已神昏或精神极度萎靡，突然神识似清，想见亲人，言语不休，但精神烦躁不安；原本身体沉重难移，忽思起床活动，但并不能自己转动；本来毫无食欲，久不能食，突然索食，且食量大增等。

假神的出现，是因为脏腑精气极度衰竭，正气将脱，阴不敛阳，虚阳外越，阴阳即将离决所致，古人比作"回光返照"或"残灯复明"，常是危重病人临终前的征兆。

2. 一般假神见于垂危病人，病人局部症状的突然"好转"，与整体病情的恶化不相符合，且为时短暂，病情很快恶化。重病好转时，其精神好转是逐渐的，并与整体状况好转相一致，如饮食渐增，面色渐润，身体功能渐复等。

3. 病人一身面目俱黄，小便色黄者称"黄疸"。其中颜色鲜明如橘皮者，为阳黄，属湿热，多因湿热熏蒸、胆汁外溢所致；颜色晦暗如烟熏者，称阴黄，属寒湿，多因寒湿内困、胆汁外溢所致。

4. 体胖能食，肌肉坚实，神旺有力者，多属形气有余，是精气充足、身体健康的表现。体胖食少，肌肉松弛，神疲乏力者，为形盛气虚，多因脾虚不能运化水湿，聚湿生痰，痰湿充斥形体所致。故有"胖人多气虚""肥人湿多""肥人多痰"之说，由于痰湿内阻，影响气血的周流，故肥胖之人易于罹患中风、胸痹等病证。

5.《望诊遵经》将口唇的异常动态归纳为"口形六态":①口张——口开而不闭,属虚证。若状如鱼口,张口气直,但出不入,则为肺气将绝,属病危。②口噤——口闭而难开,牙关紧急,属实证。多因筋脉拘急所致,可见于中风、痫病、惊风、破伤风、马钱子中毒等。③口撮——上下口唇紧聚,为邪正交争所致,可见于新生儿脐风,表现为撮口不能吮乳;若兼见角弓反张者,多为破伤风病人。④口喎——口角向一侧歪斜,可见于口僻,属风邪中络;或见于中风,为风痰阻络。⑤口振——战栗鼓颌,口唇振摇,多为阳衰寒盛或邪正剧争所致,可见于外感寒邪、温病、伤寒欲作战汗,或疟疾发作。⑥口动——口频繁开合,不能自禁,是胃气虚弱之象;若口角掣动不止,则为热极生风或脾虚生风之象。

6.正常人唇色红润,是胃气充足,气血调匀的表现。唇色淡白,多为血虚或失血。唇色深红,多为热盛。嘴唇红肿而干者,多属热极伤津。唇色呈樱桃红色者,多见于煤气中毒。唇色紫暗或暗黑,多为瘀血。唇色青黑,多属寒盛、痛极。

7.腹部的外形异常主要包括:腹部膨隆、腹部凹陷、腹壁青筋暴露和腹壁突起。①腹部膨隆即仰卧时前腹壁明显高于胸耻连线。若仅腹部膨胀,四肢消瘦者,多属臌胀,为肝气郁滞,湿阻血瘀所致;若腹部胀大,周身俱肿者,多属水肿病,为肺脾肾三脏功能失调,水湿泛溢肌肤所致;腹局部膨隆,多见于腹内有癥积的病人。②腹部凹陷即仰卧时前腹壁明显低于胸耻连线。若腹部凹陷,形体消瘦,多属脾胃虚弱,气血不足,可见于久病脾胃气虚,机体失养,或新病吐泻太过、津液大伤的病人;若腹皮甲错,深凹着脊,可见于长期卧床不起,肉消着骨的病人,为精气耗竭,属病危。③腹壁青筋暴露即病人腹大坚满,腹壁青筋怒张。多因肝郁气滞,脾虚湿阻日久,导致血行不畅,脉络瘀阻所致,可见于臌胀重证。④腹壁突起:腹壁有半球状物突起,多发于脐孔、腹正中线、腹股沟等处,每于直立或用力后发生者,多属疝气。

8.斑指皮肤黏膜出现深红色或青紫色片状斑块,平铺于皮肤，抚之不碍手，压之不褪色的症状。疹指皮肤出现红色或紫红色、粟粒状疹点，高出皮肤，抚之碍手，压之褪色的症状。斑和疹的临床鉴别可根据颜色、大小、是否高出皮肤、压之是否褪色等四个方面进行鉴别。

不论斑或疹，在外感病中见之，若色红身热，先见于胸腹，后延及四肢，斑疹发后热退神清者，是邪去正安，为顺；若布点稠密成团，色深红或紫暗，先见于四肢，后延及胸腹，壮热不退，神识不清者，是邪气内陷，为逆。

9. 痈、疽、疔、疖都是发于皮肉筋骨之间的疮疡类疾病。①痈指患部红肿高大，根盘紧束，焮热疼痛，并能形成脓疡的疾病。具有未脓易消，已脓易溃，疮口易敛的特点，属阳证，多为湿热火毒蕴结，气血壅滞所致。②疽指患部漫肿无头，皮色不变，疼痛不已的疾病，具有难消、难溃、难敛，溃后易伤筋骨的特点，一般指无头疽，属阴证，多为气血亏虚，阴寒凝滞而发。③疔指患部形小如粟，根深如钉，漫肿灼热，麻木疼痛的疾病，多发于颜面和手足，多因竹木刺伤，或感受疫毒、疠毒、火毒等邪所致。④疖指患部形小而圆，红肿热痛不甚，根浅、脓出即愈的疾病，因外感火热毒邪或湿热蕴结所致。

10. 寒湿所致的泻泄其大便清稀水样；湿热所致的泻泄其大便黄褐如糜而臭；痢疾则表现为大便夹有黏冻、脓血。

11. 对小儿病理食指络脉的观察，应注意长度、浮沉、色泽、形状四个方面的变化，其辨别要领为：三关测轻重，浮沉分表里，色泽辨病性，淡滞定虚实。

12. 络脉的浮沉变化，反映病位的深浅。络脉浮显易见，为邪在表，病位较浅，多见于外感表证。络脉沉隐不显，为病邪在里，病位较深，多见于外感病传变入里，或内伤里证。

五、问答题

1. 中医学理论强调"神形合一"，有形才显神，形健则神旺。神是人体生命活动的总体体现，具体表现于人体的目光、色泽、神情、体态诸方面，而诊察眼神的变化是望神的重点。

两目因目系通于脑，目的活动直接受心神支配，故眼神是心神的外在反映，故有"神藏于心，外候在目"的说法。一般而言，凡两目神光充沛，精彩内含，运动灵活，视物清晰者为有神，是脏腑精气充足之象；凡两目浮光外露，目无精彩，运动不灵，视物模糊者为无神，是脏腑精气虚衰之征。

色泽是指人体周身皮肤（以面部为主）的色泽。皮肤的色泽荣润或枯槁，是脏腑精气盛衰的重要表现。

神情指人的精神意识和面部表情，是心神和脏腑精气盛衰的外在表现。心神为人体的主宰，在人体生命活动中具有重要的作用。

体态指人的形体动态。形体丰满还是消瘦，动作自如还是艰难，也是机体功能强弱的外征，是反映神之好坏的主要标志。

临床望神时除重点观察上述几方面外，还要结合神在其他方面的表现，如语言、呼吸、舌象、脉象等，进行综合判断。

2. 面部色诊的临床意义如下。

（1）判断气血盛衰：望色包括颜色与光泽两个方面。颜色为血色之外露，可以反映血液的盈亏和运行状况。若血液充足，则面色红润；血液亏虚，则面色淡白；血行瘀阻，则面色青紫。光泽是脏气之光华，可以反映精气的盛衰。气盛则有泽，气衰则无华。因此，医者望色时必须将颜色与光泽结合起来，才能作出正确的判断。

（2）辨别病邪性质：病邪不同，面部色泽也会有所不同。一般来说面部色赤多属热邪，色白多为寒邪，色青紫多为瘀血，色黄为湿邪为患。

（3）确定病变部位：面色之浮沉可以分辨病位之表里，如色浮主病位在表，色沉主病位在里；面部五色之变化可以区分脏腑病位所在，如面青而晦暗多为肝病，面赤多为心病，面白无华多为肺病，面黄而晦暗多为脾病，面黑而无华多为肾病。此外观察面部不同部位色泽的变化，可以诊察相应脏腑的病变。

（4）预测疾病转归：面部光泽的有无、含蓄与否可以反映疾病的轻重缓急及预后转归。凡面色明亮润泽，含蓄不露者为顺，是气血充足，胃气上荣的表现，提示病情轻，预后好；若面色晦暗枯槁，或鲜明暴露者为逆，表明气血亏虚，胃气衰败，不能上荣于面，提示病情重，预后差。

3. "五轮学说"，即瞳仁属肾，称为水轮；黑睛属肝，称为风轮；两眦血络属心，称为血轮；白睛属肺，称为气轮；眼睑属脾，称为肉轮。

临床上目色的异常改变主要有：目赤肿痛，多属实热证。如白睛发红，为肺火或外感风热；两眦赤痛，为心火上炎；睑缘赤烂，为脾有湿热；全目赤肿，为肝经风热上攻。白睛发黄，为黄疸的主要标志，多由湿热或寒湿内蕴，肝胆疏泄失常，胆汁外溢所致。目眦淡白，属血虚、失血，是血少不能上荣于目所致。目胞色黑晦暗，多属肾虚；目眶周围色黑，常见于肾虚水泛，或寒湿下注。黑睛灰白混浊，称为目生翳。多因邪毒侵袭，或肝胆实火上攻，或湿热熏蒸，或阴虚火炎等，使黑睛受伤而成。目生翳是黑睛疾病的主要病变形式和必有症状，眼外伤及某些全身疾病、小儿疳积等亦可见目生翳。

4. 肾开窍于耳，心寄窍于耳，手足少阳经脉布于耳，手足太阳经和足阳明经也分布于耳或耳周围。此外，在耳郭上有全身脏器和肢体的反应点。所以耳与全身均有联系，而尤与肾、胆关系密切，所以望耳可以诊察肾、胆和全身的病变。

正常人耳郭色泽红润，耳郭厚大，是气血充足，肾气充足的表现。耳轮淡白，多属气血亏虚；耳轮红肿，多为肝胆湿热或热毒上攻；耳轮青黑，多见于阴寒内盛或有剧痛的病人；耳轮干枯焦黑，多属肾精亏虚，精不上荣，为病重，可见于温病晚期耗伤肾阴及下消等病人；小儿耳背有红络，耳根发凉，多为出麻疹的先兆。

耳郭瘦小而薄，是先天亏损，肾气不足；耳郭肿大，是邪气充盛之象。耳轮干枯萎缩，多为肾精耗竭，属病危；耳轮皮肤甲错，可见于血瘀日久的病人。耳内流脓水，称为脓耳，多由肝胆湿热，蕴结日久所致；脓耳后期转虚，则多属肾阴不足，虚火上炎。耳道之内赘生小肉团，称为耳痔，因湿热痰火上逆，气血瘀滞耳道而成。耳道局部红肿疼痛，为耳疖，多因邪热搏结耳窍所致。

5. ①痰白清稀者，多属寒痰。因寒邪阻肺，津凝不化，聚而为痰，或脾阳不足，湿聚为痰，上犯于肺所致。②痰黄稠有块者，多属热痰。因邪热犯肺，煎津为痰，痰聚于肺所致。③痰少而黏，难于咯出者，多属燥痰。因燥邪犯肺，耗伤肺津，或肺阴虚津亏，清肃失职所致。④痰白滑量多，易于咯出者，多属湿痰。因脾失健运，水湿内停，湿聚为痰，上犯于肺所致。⑤痰中带血，色鲜红者，称为咯血。常见于肺痨、肺癌等病人。多因肺阴亏虚和肝火犯肺，火热灼伤肺络，或痰热、邪毒壅肺，肺络受损所致。⑥咯吐脓血痰，气腥臭者，为肺痈，多由热毒蕴肺，化腐成脓所致。

6. 外感、内伤皆可引起呕吐。①呕吐物清稀无酸臭味，或呕吐清水痰涎，多因胃阳不足，腐熟无力，或寒邪犯胃，损伤胃阳，导致水饮内停于胃，胃失和降所致。②呕吐物秽浊有酸臭味，多因邪热犯胃，胃失和降，邪热蒸腐胃中饮食，则吐物酸臭。③吐不消化、味酸腐的食物，多属伤食，因暴饮暴食，损伤脾胃，食积不化，胃气上逆，推邪外出所致。④呕吐黄绿苦水，多属肝胆郁热或湿热。⑤吐血色暗红或紫暗有块，夹有食物残渣者，属胃有积热，或肝火犯胃，或胃腑血瘀所致。

7. 望排出物诊断病情的总规律是：凡色白、清稀者，多属虚证、寒证；凡色黄、黏稠者，多属实证、热证。

小便清长量多，多属虚寒证，因阳虚则气不化津，水津下趋膀胱，故小便清长量多。

小便短黄，多属实热证，因热盛伤津，或汗、吐、下、利等伤津所致。

尿中带血，见于尿血、血淋，多因热伤血络，或阴虚火旺，或湿热蕴结膀胱，或脾肾不固，或结石损伤血络所致。

尿中有砂石，见于石淋，多因湿热蕴结下焦，煎熬尿中杂质，久而结为砂石。

小便浑浊如米泔水，或滑腻如脂膏，见于尿浊、膏淋，多因脾肾亏虚，清浊不分，或湿热下注，气化不利，不能制约脂液下流所致。

8. 对小儿病理食指络脉的诊察，应注意长短、浮沉、色泽、形状四个方面的变化，其辨别要领为：三关测轻重，浮沉分表里，色泽辨病性，淡滞定虚实。

（1）三关测轻重：通过诊察络脉在食指三关出现的部位，可测邪气的浅深、病情的轻重。络脉越长，邪气越深，病情越重。络脉显于风关，是邪气入络，邪浅病轻，可见于外感初起。络脉达于气关，是邪气入经，邪气渐深，病情渐见加重。络脉达于命关，是邪入脏腑，邪气入里，病情严重。络脉透过三关直达指端，称为透关射甲，多病情凶险，预后不佳。

（2）浮沉分表里：络脉的浮沉变化，反映着病位的深浅。络脉浮显易见，为病邪在表，病位较浅，多见于外感表证。络脉沉隐不显，为病邪在里，病位较深，多见于外感病传变入里，或内伤里证。

（3）色泽辨病性：络脉色泽的变化，主要有红、紫、青、白、黑等，反映着病邪的性质。络脉色鲜红，多为外感表证。络脉色紫红，多为里热证。络脉色青，主疼痛、惊风。络脉色淡白，多为脾虚，气血亏虚。络脉紫黑，主血络郁闭，为病情危重之象。一般来说，食指络脉色淡不泽者，虚证居多，属正气不足之候；其色深暗者，实证居多，属邪气有余之征。

（4）淡滞定虚实：络脉浅淡纤细，分支不显者，多属虚证、寒证，因气血不足，脉络不充所致。络脉深滞粗大，分支显见者，多属实证、热证，因邪正相争，气血壅滞所致。

第二章 望舌

一、选择题

（一）A 型题（每题由 1 个以肯定或否定形式表述的题干和 5 个备选答案组成，这 5 个备选答案中只有 1 个是最佳的或最恰当的答案，其他 4 个均为干扰答案）

1. 根据舌面不同部位与脏腑的分属关系，舌中部属（　　）
A. 心肺　　　　　B. 脾胃　　　　　C. 肝胆
D. 肾　　　　　　E. 三焦

2. 舌尖红赤或破溃，多为（　　）
A. 心火上炎　　　B. 外感风热表证　C. 肝经有热
D. 阴虚火旺　　　E. 湿热下注

3. 饮食及药物可使舌象发生变化，下列说法不正确的是（　　）
A. 进食之后舌苔由厚变薄
B. 饮水后干燥舌苔变为湿润
C. 刚进辛热食物，舌色可由淡红变为红色
D. 过食肥甘之品及服大量镇静剂后舌苔少或无
E. 长期服用某些抗生素可产生黑腻苔

4. 舌色稍红，或仅舌边尖略红，多属（　　）
A. 外感风热表证　B. 肝经有热　　　C. 心阴亏虚
D. 热入营血　　　E. 里热亢盛

5. 紫舌主（　　）
A. 外感风热表证　B. 血行不畅　　　C. 阴虚火旺
D. 气血不足　　　E. 里热亢盛

6. 气血两虚证的舌色为（　　）
A. 舌淡红　　B. 舌淡白　　C. 舌红
D. 舌绛　　　E. 舌紫

7. 枯白舌主（　　）
A. 气血两虚　B. 阳虚　　　C. 脱血夺气
D. 阴寒内盛　E. 阴液亏乏

8. 舌体小，舌鲜红少苔，或有裂纹，或红光无苔，为（　　）
A. 里热亢盛　B. 阴虚火旺　C. 气血不足
D. 热入营血　E. 肝郁血瘀

9. 外感热病，邪热深入营血，多见（　　）
A. 淡红舌　　B. 红舌　　　C. 绛舌
D. 青舌　　　E. 紫舌

10. 下列哪项不属舌形改变（　　）
A. 老嫩　　　B. 胖瘦　　　C. 裂纹
D. 齿痕　　　E. 歪斜

11. 舌淡胖大，多为（　　）
A. 脾肾阳虚，水湿内停
B. 脾胃湿热　C. 痰热内蕴
D. 心脾热盛　E. 血络郁闭

12. 舌体瘦薄而色淡者，多是（　　）
A. 阴津亏虚　B. 热盛伤津　C. 气血两虚
D. 阳气亏虚　E. 寒湿内蕴

13. 舌点刺色鲜红，多为（　　）
A. 气分热盛　B. 血热内盛　C. 气血壅滞
D. 脾虚血失统摄　E. 津液大伤

14. 根据点刺所在部位推测邪热所在脏腑，如舌边有点刺，多为（　　）
A. 心火亢盛　B. 胃肠热盛　C. 肝胆火盛
D. 气血壅滞　E. 肺热炽盛

15. 下列哪项舌象特征可见于正常人（　　）
A. 裂纹舌　　B. 红绛舌　　C. 歪斜舌

D. 瘦薄舌　　　　E. 胖大舌

16. 舌红而肿胀满口，舌有齿痕者，为（　　）
A. 寒湿壅盛　　B. 脾虚　　　　C. 湿热痰浊壅滞
D. 气虚　　　　E. 阳虚水湿内停

17. 齿痕舌常与下列哪种舌象并见（　　）
A. 胖大舌　　　B. 瘦薄舌　　　C. 裂纹舌
D. 芒刺舌　　　E. 歪斜舌

18. 下列哪项不属于舌态的变化（　　）
A. 痿软　　　　B. 强硬　　　　C. 震颤
D. 歪斜　　　　E. 胖大

19. 舌痿软而淡白无华者，多属（　　）
A. 热极伤阴　　B. 气血俱虚　　C. 阴虚火旺
D. 肝肾阴亏　　E. 风痰阻滞

20. 多见于中风或中风先兆的舌象是（　　）
A. 痿软舌　　　B. 短缩舌　　　C. 歪斜舌
D. 颤动舌　　　E. 吐弄舌

21. 下列哪项不属于苔质的变化（　　）
A. 厚薄　　　　B. 裂纹　　　　C. 润燥
D. 腻腐　　　　E. 剥落

22. 舌苔干结粗糙，津液全无，多见于（　　）
A. 痰饮　　　　B. 瘀血内阻
C. 寒湿内侵　　D. 热盛伤津之重证
E. 秽浊之邪盘踞中焦

23. 舌苔黏腻而厚，口中发甜，多因（　　）
A. 食积　　　　B. 脾虚湿困　　C. 痰浊内阻
D. 脾胃湿热　　E. 胃气衰败

24. 镜面舌，色红绛者，为（　　）
A. 阴虚　　　　B. 血虚　　　　C. 气血两虚
D. 胃阴枯竭　　E. 营血大虚

25. 苔白厚而干，多为（　　）
A. 阳虚内寒　　B. 外感寒湿　　C. 痰热内蕴
D. 外感风热　　E. 食积内停

26. 黄糙苔主（　　）
   A. 里热炽盛，化燥伤津　　B. 风寒入里，化热伤津
   C. 邪热伤津，燥结腑实　　D. 气血亏虚，复感湿热
   E. 痰热内蕴，食积化腐
27. 舌边尖见黄腻苔，舌中为灰黑苔，多为（　　）
   A. 热极津枯，津伤不布　　B. 湿热内蕴，日久不化
   C. 痰饮内停，郁久化热　　D. 湿浊内停，积久化热
   E. 宿食内积，日久化腐
28. 舌质红绛而有裂纹，舌苔焦黄干燥，多主（　　）
   A. 痰热内蕴　　B. 热极津伤　　C. 阴虚内热
   D. 湿浊化热　　E. 痰湿内停
29. 舌质红绛，舌苔白滑腻，多属（　　）
   A. 营分有热，气分有湿　　B. 邪热充斥，气营两燔
   C. 热入营血，气阴俱伤　　D. 气阴两虚，痰湿内蕴
   E. 痰食停滞，郁久化热
30. 苔薄白而润，一般不会见于（　　）
   A. 正常舌象　　B. 表证初起　　C. 里证病轻
   D. 阳虚内寒　　E. 阴虚火旺

（二）B型题［每题由1组备选答案（5个）和1组题干（2～5个）组成。先列出5个备选答案，然后接着提出多个问题。要求应试者为每个问题从备选答案中选择1个最佳答案。每个备选答案可选1次或1次以上，也可不选］

   A. 淡红舌　　B. 淡白舌　　C. 红舌
   D. 绛舌　　　E. 紫舌

1. 阳虚水湿内停者可见（　　）
2. 气血两虚者可见（　　）
3. 血行瘀滞者可见（　　）

   A. 舌淡胖大　　B. 舌红胖大　　C. 舌肿胀色红绛
   D. 舌体瘦薄色淡　E. 舌体瘦薄色红

4. 脾肾阳虚，津液输布障碍，水湿之邪停滞于体内者可见（　　）
5. 嗜酒太过，湿热酒毒上泛可见（　　）

6. 阴虚火旺，津液耗伤可见（　　）
A. 心火亢盛　　B. 胃肠热盛　　C. 肝胆火盛
D. 气血壅滞　　E. 相火旺盛
7. 舌尖生点刺，多为（　　）
8. 舌边有点刺，多属（　　）
A. 痿软舌　　B. 强硬舌　　C. 歪斜舌
D. 颤动舌　　E. 吐弄舌
9. 气血俱虚者可见（　　）
10. 外感热病，邪入心包，扰乱心神者，可见（　　）
11. 心脾有热者，可见（　　）
A. 邪气渐盛　　B. 正气胜邪
C. 邪气极盛，迅速入里
D. 表邪入里　　E. 胃气暴绝
12. 舌苔骤然消退，舌上无新生舌苔，为（　　）
13. 舌苔由厚渐化，舌上复生薄白新苔，提示（　　）
14. 薄苔突然增厚，提示（　　）
A. 阴虚　　B. 血虚　　C. 气血两虚
D. 胃阴枯竭，胃乏生气
E. 营血大虚，阳气虚衰
15. 镜面舌，色红绛者，为（　　）
16. 舌红苔剥，多为（　　）
17. 舌色㿠白如镜，甚则毫无血色者，主（　　）
A. 黄滑苔　　B. 黄糙苔　　C. 黄瓣苔
D. 焦黄苔　　E. 黄腻苔
18. 苔淡黄而润滑多津者，称（　　）
19. 苔黄而干涩，中有裂纹如花瓣状，称（　　）
20. 黄苔而质腻者，称（　　）

（三）C型题（每题均由4个备选答案和1组题干组成。先列出4个备选答案，其中第3个备选答案为"两者均是"，第4个备选答案为"两者均否"；然后提出2~4个问题。要求应试者从4个答案中选择）

A. 淡白舌　　　　B. 紫舌

C. 两者均是　　　　　　D. 两者均否
1. 气血两虚者可见（　　）
2. 阴虚火旺者可见（　　）
A. 胖大舌　　　　　　　B. 齿痕舌
C. 两者均是　　　　　　D. 两者均否
3. 阳虚水湿内停者可见（　　）
4. 脾胃湿热者可见（　　）
A. 痿软舌　　　　　　　B. 歪斜舌
C. 两者均是　　　　　　D. 两者均否
5. 中风先兆者可见（　　）
6. 热极伤阴者可见（　　）
A. 滑苔　　　　　　　　B. 燥苔
C. 两者均是　　　　　　D. 两者均否
7. 内有痰饮者可见（　　）
8. 津液已伤者可见（　　）
A. 白苔　　　　　　　　B. 黄苔
C. 二者均是　　　　　　D. 两者均否
9. 脾肾阳虚，水湿内停者可见（　　）
10. 邪热伤津，燥结腑实者可见（　　）

（四）X型题（每题均由1个题干和5个备选答案组成。5个备选答案中有2个或2个以上的正确答案。要求应试者将正确答案全部选出，多选或少选均为错误）

1. 淡白舌可见于（　　）
A. 气血亏虚　　B. 阳虚水湿内停　　C. 脱血夺气
D. 外感风热表证　E. 气血运行不畅
2. 红绛舌的形成机制主要有（　　）
A. 邪热亢盛　　B. 气血两虚　　　　C. 热耗营阴
D. 湿热内蕴　　E. 阴虚水涸
3. 紫舌可见于（　　）
A. 阴寒内盛　　B. 阳气虚衰　　　　C. 气血亏虚
D. 肝郁血瘀　　E. 阴虚火旺
4. 气血两虚可见到下列哪些舌象（　　）

A. 胖大舌 　　B. 瘦薄舌 　　C. 淡白舌
D. 芒刺舌 　　E. 齿痕舌
5. 舌体胖大，可见于（　　）
A. 水湿上泛 　　B. 脾胃湿热 　　C. 痰热内蕴
D. 气血亏虚 　　E. 阴虚火旺
6. 裂纹舌可见于（　　）
A. 邪热炽盛 　　B. 阴液亏虚 　　C. 血虚不润
D. 脾虚湿侵 　　E. 气滞血瘀
7. 舌淡胖大而润，舌边有齿痕者，多属（　　）
A. 寒湿壅盛 　　B. 脾气亏虚 　　C. 阳虚水湿内停
D. 痰浊壅滞 　　E. 脾胃湿热
8. 剥苔的病机有（　　）
A. 胃气不足 　　B. 胃阴枯竭 　　C. 痰饮内停
D. 湿热内蕴 　　E. 气血两虚
9. 通过观察舌苔有无、消长及剥落情况，可以了解（　　）
A. 邪正盛衰 　　B. 病情预后 　　C. 病性寒热
D. 胃气存亡 　　E. 胃阴盈亏
10. 灰黑苔可见于（　　）
A. 阴寒内盛 　　B. 痰饮内停 　　C. 湿热久蕴
D. 里热炽盛 　　E. 湿食积久化热

二、填空题

1. 淡白舌主_____、_____；枯白舌主_____。
2. 舌苔的润燥，可以反映体内_____和_____的情况。
3. 舌苔薄黄提示邪热未甚，多见于_____，或_____。
4. 舌绛有苔，多属_____，或_____。
5. 老舌多见于_____；嫩舌多见于_____。
6. 舌体瘦薄而色淡者，多是_____；舌体瘦薄而色红绛干燥者，多见于_____，_____。
7. 舌红绛而有裂纹，多属_____。

8. 舌质淡红而舌边有齿痕者，多为_____或_____。
9. 舌苔薄腻，或腻而不板滞者，多为_____，或____，阻滞气机。
10. 剥苔一般主_____、_____或_____，亦是全身虚弱的一种征象。

三、名词解释

1. 舌下络脉　　2. 腻苔　　3. 腐苔　　4. 花剥苔
5. 镜面舌　　6. 地图舌　　7. 类剥苔　　8. 黄糙苔

四、简答题

1. 观察舌质老嫩有何临床意义？
2. 临床如何区分舌苔的厚薄？
3. 试述临床舌苔厚薄变化的临床意义。
4. 临床剥苔有哪几种？
5. 腻苔、腐苔的舌象特征是什么？各有何临床意义？
6. 何谓灰黑苔？如何辨别灰黑苔的寒热属性？

五、问答题

1. 简述舌诊的原理。
2. 试述正常舌象的生理变异因素。
3. 临床出现黄苔的临床意义有哪些？
4. 举例说明临床舌质和舌苔变化不一致时如何分析。
5. 举例说明舌诊的临床意义。

附：参考答案

一、选择题

（一）A 型题

1. B　　2. A　　3. D　　4. A　　5. B
6. B　　7. C　　8. B　　9. C　　10. E
11. A　　12. C　　13. B　　14. C　　15. A

16. C	17. A	18. E	19. B	20. C
21. B	22. D	23. D	24. D	25. C
26. C	27. B	28. B	29. A	30. E

(二) B 型题

1. B	2. B	3. E	4. A	5. B
6. E	7. A	8. C	9. A	10. B
11. E	12. E	13. B	14. C	15. D
16. A	17. E	18. A	19. C	20. E

(三) C 型题

| 1. A | 2. D | 3. C | 4. A | 5. B |
| 6. A | 7. C | 8. B | 9. A | 10. B |

(四) X 型题

1. ABC	2. ACE	3. AD	4. BCE
5. ABC	6. ABCD	7. AC	8. ABE
9. ABDE	10. ABCDE		

二、填空题

1. 气血两虚 阳虚 脱血夺气
2. 津液盈亏 输布
3. 风热表证 风寒化热入里
4. 温热病热入营血 脏腑内热炽盛
5. 实证 虚证
6. 气血两虚 阴虚火旺 津液耗伤
7. 热盛伤津
8. 脾虚 气虚
9. 食积 脾虚湿困
10. 胃气不足 胃阴枯竭 气血两虚

三、名词解释

1. 正常人舌下位于舌系带两侧各有一条纵行的大络脉，称为舌下络脉。

2. 苔质致密，颗粒细小，融合成片，如涂有油腻之状，中间厚边周薄，紧贴舌面，揩之不去，刮之不脱，称为腻苔。

3. 苔质疏松，颗粒粗大，形如豆腐渣堆积舌面，边中皆厚，揩之易去，称为腐苔。

4. 舌苔多处剥脱，舌面仅斑驳残存少量舌苔者，称花剥苔。

5. 舌苔全部剥脱，舌面光洁如镜者，称为镜面舌。

6. 舌苔不规则地剥脱，边缘凸起，界限清楚，形似地图，部位时有转移者，称为地图舌。

7. 舌苔剥脱处，舌面不光滑，仍有新生苔质颗粒，或舌乳头可见者，称为类剥苔。

8. 苔黄而干燥，甚至苔干而硬，颗粒粗大，扪之糙手者，称黄糙苔。

四、简答题

1. 舌质老嫩是舌色和舌形的综合表现。舌质老和嫩是辨别疾病虚实的重要指标之一，正如《辨舌指南》所说："凡舌质坚敛苍老，不论苔色黄、白、灰、黑，病多属实；舌质浮胖娇嫩，不拘苔色灰、黑、黄、白，病多属虚。"实邪亢盛，充斥体内，而正气未衰，邪正交争，邪气壅滞于上，故舌质苍老。气血不足，舌体脉络不充，或阳气亏虚，运血无力，寒湿内生，以致舌嫩色淡白。

2. 透过舌苔能隐隐见到舌体的苔称为薄苔，又称见底苔；不能透过舌苔见到舌质之苔则称厚苔，又称不见底苔。所以，舌苔的薄厚以"见底""不见底"作为衡量标准。

3. 舌苔由薄转厚，提示邪气渐盛，或表邪入里，为病进；舌苔由厚转薄，或舌上复生薄白新苔，提示正气胜邪，或内邪消散外达，为病退的征象。舌苔的厚薄转化，一般是渐变的过程，如薄苔突然增厚，提示邪气极盛，迅速入里；苔骤然消退，舌上无新生舌苔，为正不胜邪，或胃气暴绝。

4. 根据舌苔剥脱的部位和范围大小不同，可分为以下几种：舌前半部苔剥脱者，称前剥苔；舌中部苔剥脱者，称中剥苔；舌根部苔剥脱者，称根剥苔。舌苔多处剥脱，舌面仅斑驳残存少量舌苔者，称花剥苔；舌苔周围剥脱，仅留中心一小块者，称为鸡心苔；舌苔全部剥脱，舌面光洁如镜者，称为镜面舌。舌苔不规则地剥脱，边缘凸起，界限清楚，形似地图，部位时有转移者，称为地图舌。舌苔剥脱处，舌面不光滑，仍有新生苔质颗粒，或舌乳头可见者，称为类剥苔。

5. 腻苔是指苔质致密，颗粒细小，融合成片，中间厚边周薄，紧贴舌面，揩之不去，刮之不易脱落者。腐苔是指苔质疏松，颗粒粗大，如豆腐渣堆铺舌面，边中皆厚，揩之易去者。

临床上观察舌苔的腐腻可知阳气与湿浊的消长。腻苔多由湿浊内蕴，阳气被遏所致，主湿浊、痰饮、食积。腐苔多由于阳热有余，蒸腾胃中秽浊之邪上泛所致，主食积胃肠，痰浊内蕴。若腐苔脱落，不能续生新苔，为胃气衰败之象，属于无根苔。

6. 苔色浅黑，称为灰苔；苔色深灰，称为黑苔。两者只是颜色之浅深差别，故常并称为灰黑苔。临床主阴寒内盛，或里热炽盛等。

由于灰黑苔常是由白苔或黄苔转化而成，主病有寒热之分，故临床上可根据苔质的润燥以及白黄苔的兼夹来辨别灰黑苔的寒热属性。如在白苔的基础上显现灰黑苔，苔质湿润多津者，多主寒证；如在黄苔的基础上显现灰黑苔，苔质干燥乏津者，多主热证。

五、问答题

1. 舌与脏腑有密切的关系。①舌为心之苗。手少阴心经之别系舌本。因心主血脉，而舌的脉络丰富，心血上荣于舌，故人体气血运行情况，可反映在舌质的颜色上；心主神明，舌体的运动又受心神的支配，因而舌体运动是否灵活自如，语言是否清晰，与神志密切相关。故舌与心、神的关系极为密切，可以反映心、神的病变。②舌为脾之外候。足太阴脾经连舌本、散舌下，舌居口中司味觉，故曰脾开窍于口。中医学认为，舌苔是由胃气蒸发谷气上承于舌面而成，与脾胃运化功能相应。舌体赖气血充养，所以舌象能反映气血的盛衰，而与脾主运化、化生气血的功能直接相关。③肝藏血、主筋，足厥阴肝经络舌本；肾藏精，足少阴肾经循喉咙，夹舌本；足太阳膀胱经经筋结于舌本；肺系上达咽喉，与舌根相连。其他脏腑组织，由经络沟通，也直接或间接与舌产生联系，因而其他脏腑一旦发生病变，舌象也会出现相应的变化。所以观察舌象的变化，可以测知内在脏腑的病变。

2. 正常的舌象受内外环境影响，可以产生生理性变异。

①年龄、性别因素。年龄是舌象生理变异的重要因素之一。如老年人精气渐衰，气血常常偏虚，脏腑功能减退，气血运行迟缓，舌色多暗红；儿童阴阳稚弱，脾胃功能尚薄，生长发育很快，往往处于代谢旺盛而营养相对不足的状态，故舌多淡嫩，舌苔偏少易剥。舌象一般与性别无明显关系，但女性受月经周期的生理影响，在经期可以出现舌蕈状乳头充血而舌质偏红，或舌尖边部点刺增大，月经过后恢复正常。②体质禀赋因素。由于先天禀赋的差异，每个人的体质不尽相同，舌象可以出现一些差异。临床常见肥胖之人舌多见胖大且质淡，消瘦之人舌体略瘦而舌色偏红。裂纹舌、齿痕舌、地图舌等，均有属于先天性者，除有相应病理表现外，一般情况下多无临床意义。③气候、环境因素。季节与地域的差别会产生气候环境的变化，引起舌象相应改变。在季节方面，夏季暑湿盛时，舌苔多厚，多见淡黄色；秋季燥气当令，苔多偏薄偏干；冬季严寒，舌常湿润。在地域方面，我国东南地区偏湿偏热，西北及东北地区偏寒冷干燥，均会使舌象发生一定的差异。

3. 黄苔主热证、里证。邪热熏灼于舌，故苔呈黄色。苔色愈黄，说明热邪愈甚，淡黄苔为热轻，深黄苔为热甚，焦黄苔为热极。舌苔由白转黄，或呈黄白相间，为外感表证处于化热入里，表里相兼阶段。①薄黄苔提示热势轻浅，多见于风热表证，或风寒化热入里。②苔淡黄而润滑多津者，称为黄滑苔，多为阳虚寒湿之体，痰饮聚久化热；或为气血亏虚，复感湿热之邪所致。③苔黄而干燥，甚至苔干而硬，颗粒粗大，扪之糙手者，称黄糙苔；苔黄而干涩，中有裂纹如花瓣状，称黄瓣苔；黄黑相兼，如烧焦的锅巴，称焦黄苔。均主邪热伤津，燥结腑实之证。④黄苔而质腻者，称黄腻苔，主湿热或痰热内蕴，或为食积化腐。

4. 舌质与舌苔不一致，甚至相反的变化，多提示病因病机比较复杂，此时应对二者的病因病机以及相互关系进行综合分析。如淡白舌黄腻苔，舌色淡白主虚寒，而苔黄腻又主湿热，舌色与舌苔反映的病性相反，但舌质主要反映正气，舌苔主要反映病邪，所以，若平素脾胃虚寒者，再复感湿热之邪便可见上述舌象，此为寒热夹杂，本虚标实。又如舌质红绛，舌苔白滑腻，舌质红绛，本属内热，而苔白腻，又常见于寒湿内郁，苔与舌反映出寒、热二种病性，其成因可由外感热病，营分有热，故舌质红绛，但气分有湿，则苔白滑腻；或平素为阴虚火旺之体，复感寒湿之邪，痰食停积，故舌苔白而滑腻；或外感湿温病，因体内有热可见舌红绛，但又因为内有湿邪困阻，阳气不能外达，亦可见苔白腻。所以，当舌质舌苔所反映的病性不一致时，往往提示体内存在两种或两种以上的病理变化，舌象的辨证意义亦是二者的结合，临床应注意分析病变的标本缓急。

5. 望舌可以判断邪正盛衰，区别病邪性质，分辨病位浅深及判断病势与预后。

①判断邪正盛衰。如气血充盛则舌体红润；气血不足则舌色淡白。津液充足则舌质舌苔滋润；津液不足则舌干苔燥。胃气旺盛则舌苔有根；胃气衰败则舌苔无根，或光剥无苔。气血运行正常则色红活鲜明；气滞血瘀则舌色青紫或舌下络脉怒张。②区别病邪性质。如外感风寒，苔多薄白；寒湿为病，苔多白腻；痰饮、湿浊、食滞，或外感秽浊之气，均可见舌苔厚腻；燥热为病，则舌红苔燥；瘀血内阻，舌紫暗或有斑点等。③分辨病位浅深。如外感温热病中，邪在卫分，可见舌尖红，苔薄黄；邪入气分，则见舌红苔黄；邪入营分，可见舌绛少苔；邪入血分，可见舌绛紫，舌枯少苔或无苔。④判断病势与预后。如舌苔由白转黄，由黄转焦黑色，苔质由润转燥，均提示热邪加甚，津液被耗，病情加重；苔由黄转白，由燥变润，为邪热渐退，津液复生，病情减轻。若满舌厚腻苔突然剥落，舌光滑无苔，是邪盛正衰，胃气、胃阴暴绝的征象；舌苔突然增厚，是病邪急剧入里的表现，两者均为恶候。又如从舌体观察，舌色由淡红转为红、绛，甚至绛紫，或舌上起芒刺，是邪热深入营血，有伤阴、血瘀之势；舌色由淡红转为淡白、淡青紫，或舌胖嫩湿润，则为阳气受伤，阴寒渐盛。舌荣有神，舌面薄苔，舌态正常者为邪气未盛，正气未伤之象，预后较好。舌质枯晦，舌苔无根，舌态异常者为正气亏损，胃气衰败，病情多凶险。

第三章 闻诊

一、选择题

(一) A 型题（每题由1个以肯定或否定形式表述的题干和5个备选答案组成,这5个备选答案中只有1个是最佳的或最恰当的答案,其他4个均为干扰答案）

1. 神识不清,语无伦次,声高有力,舌红,脉弦数者称为（　）
   A. 谵语　　　　B. 郑声　　　　C. 独语
   D. 错语　　　　E. 狂言

2. 顿咳的表现为（　）
   A. 咳声重浊　　B. 咳声低微　　C. 咳声如犬吠
   D. 咳声气喘中有痰鸣音　E. 以上均不是

3. 下述除哪项外,都是形成口气臭秽的原因（　）
   A. 消化不良　　B. 口腔不洁　　C. 胃热
   D. 牙疳　　　　E. 胃寒

4. 尿中散发烂苹果样气味,多见于（　）
   A. 水肿病晚期　B. 消渴病危重期　C. 失血证
   D. 脏腑败坏　　E. 瘟疫病

5. 咳声不扬,痰稠色黄难以咯出属于（　）
   A. 顿咳　　　　B. 热咳　　　　C. 湿咳
   D. 燥咳　　　　E. 寒咳

6. 咳嗽连声不绝,连续剧咳后,喉间出现"回气声"如鹭鸶叫,为（　）
   A. 白喉　　　　B. 百日咳　　　C. 燥咳

D. 乳蛾　　　　E. 喉痈

7. 下述何症不属于胃气上逆（　　）
A. 呕吐　　　B. 吞酸　　　C. 太息
D. 嗳气　　　E. 呃逆

8. 古名"噫"即指（　　）
A. 呕吐　　　B. 呃逆　　　C. 太息
D. 嗳气　　　E. 恶心

9. 嗳气声低，无酸腐气味，食欲减退，多属（　　）
A. 食积胃脘　B. 热邪犯胃　C. 脾胃气虚
D. 肝气犯胃　E. 寒邪犯胃

10. 吐势较猛，声音壮厉，呕吐出黏稠黄水，或酸或苦者，多因（　　）
A. 脾胃阳虚　B. 邪热犯胃　C. 热扰神明
D. 头颅外伤　E. 暴饮暴食

11. 以下哪一脏为发声的动力（　　）
A. 肝　　　　B. 心　　　　C. 脾
D. 肺　　　　E. 肾

12. 声音重浊，多为（　　）
A. 热邪炽盛　B. 内有虚寒　C. 外邪侵袭
D. 肺肾阴虚　E. 肝风夹痰

13. 下列哪项属于郑声的病机（　　）
A. 痰湿阻遏　B. 热扰心神　C. 心气不足
D. 瘀血阻遏　E. 气滞阻遏

14. 表现为神志清楚，但吐字含混不清或困难的是（　　）
A. 狂言　　　B. 错语　　　C. 郑声
D. 言謇　　　E. 谵语

15. 与虚喘发作关系最紧密的脏腑是（　　）
A. 心肺　　　B. 肺肾　　　C. 肝肺
D. 脾肺　　　E. 脾肾

16. 以下表述不正确的是（　　）
A. 实喘多因外邪袭肺所致
B. 虚喘多为久病及肾

C. 哮多因宿痰内伏引发
D. 喘与哮均为呼吸困难的表现
E. 喘必兼哮，哮不兼喘

17. 妊娠后期出现音哑或失音者，称为（　　）
A. 金实不鸣　　B. 金破不鸣　　C. 子瘖
D. 夺气　　　　E. 恶阻

18. 太息的发病机制是（　　）
A. 肝气虚弱　　B. 肝郁气滞　　C. 肝阳上亢
D. 肝风内动　　E. 肝郁脾虚

19. 古称谓"哕"者即（　　）
A. 呃逆　　　　B. 呕吐　　　　C. 嗳气
D. 恶心　　　　E. 鼻鼾

（二）B型题 [每题由1组备选答案（5个）和1组题干(2～5个)组成。先列出5个备选答案，然后接着提出多个问题。要求应试者为每个问题从备选答案中选择1个最佳答案。每个备选答案可选1次或1次以上，也可不选]

A. 实喘　　　　B. 虚喘　　　　C. 哮
D. 短气　　　　E. 少气

1. 发作急骤，呼吸深长，息粗声高，唯以呼出为快者，为（　　）
2. 自觉呼吸短促而不相接续，气短不足以息，为（　　）
3. 呼吸急促似喘，喉间有哮鸣音，为（　　）

A. 肺气虚损　　B. 热邪犯肺　　C. 痰湿蕴肺
D. 燥邪犯肺　　E. 寒痰阻肺

4. 咳声不扬，痰稠色黄，不易咯出，多因（　　）
5. 干咳无痰或少痰，多属（　　）
6. 咳有痰声，痰多易咯，多属（　　）

A. 脾胃阳虚　　B. 热伤胃津　　C. 热扰神明
D. 头颅外伤　　E. 食滞内停

7. 吐势徐缓，声音微弱，呕吐物清稀者，多属（　　）
8. 呕吐酸腐味的食糜，多因（　　）

A. 宿食内停　　B. 肝气犯胃　　C. 寒邪犯胃
D. 脾阳亏虚　　E. 胃虚气逆

9. 嗳气酸腐，兼脘腹胀满者，多因（　　）
10. 嗳声低沉断续，无酸腐气味，兼见纳呆食少者，为（　　）

（三）C 型题（每题均由 4 个备选答案和 1 组题干组成。先列出 4 个备选答案，其中第 3 个备选答案为"两者均是"，第 4 个备选答案为"两者均否"；然后提出 2～4 个问题。要求应试者从 4 个答案中选择）

A. 胃气上逆　　　　　　B. 肝郁气滞
C. 两者均是　　　　　　D. 两者均否

1. 太息多见于（　　）
2. 呃逆多见于（　　）

A. 食积胃肠　　　　　　B. 牙疳
C. 两者均是　　　　　　D. 两者均否

3. 口气酸臭，并伴食欲缺乏，脘腹胀满者，多属（　　）
4. 口气臭秽难闻，牙龈腐烂者，为（　　）

A. 风寒犯肺　　　　　　B. 邪热犯肺
C. 两者均是　　　　　　D. 两者均不是

5. 咳声重浊，痰多色白易咳，多为（　　）
6. 咳声不扬，痰黄稠不易咳出，多为（　　）

（四）X 型题（每题均由 1 个题干和 5 个备选答案组成。5 个备选答案中有 2 个或 2 个以上的正确答案。要求应试者将正确答案全部选出，多选或少选均为错误）

1. 音哑的主要病机是（　　）
A. 肺肾阴虚　　B. 水停于肺　　C. 风寒袭肺
D. 痰湿蕴肺　　E. 风热犯肺

2. 口气臭秽是由于（　　）
A. 食积停滞　　B. 胃中有热　　C. 口腔不洁
D. 久痢脱肛　　E. 龋齿

3. 实热证的特点是（　　）
A. 语声高亢连续　　B. 大便臭秽　　C. 善太息

D. 带下有腥臭味　E. 吐势较猛，声音壮厉

4. 胃气上逆可表现为（　　）
   A. 恶心　　　　　B. 呕吐　　　　　C. 嗳气
   D. 呃逆　　　　　E. 太息

5. 嗳气频作，兼脘腹冷痛，得温症减者，多为（　　）
   A. 宿食内停　　　B. 肝气犯胃　　　C. 寒邪犯胃
   D. 胃阳亏虚　　　E. 胃虚气逆

6. 语声低弱，断续者，多属（　　）
   A. 阴证　　　　　B. 阳证　　　　　C. 虚证
   D. 实证　　　　　E. 寒证

7. 狂言可见于（　　）
   A. 郁病　　　　　B. 狂病　　　　　C. 癫病
   D. 伤寒蓄血证　　E. 伤寒蓄水证

8. 金实不鸣多由于（　　）
   A. 外感风寒　　　B. 外感风热　　　C. 痰湿内蕴
   D. 肺肾气虚　　　E. 脏躁

二、填空题

1. 呻吟高亢有力，多为＿＿＿＿、＿＿＿＿。
2. 喘以＿＿＿＿、＿＿＿＿为表现；哮以＿＿＿＿为特征。
3. 气味酸腐臭秽者，多属＿＿＿＿；无味或微有腥臭者，多属＿＿＿＿。

三、名词解释

1. 金破不鸣　　2. 郑声　　3. 呃逆

四、简答题

1. 试述实喘和虚喘在临床表现有何异同。
2. 鼻鼾有何临床意义？
3. 呻吟、惊呼、太息各有何临床意义？
4. 喷嚏有何临床意义？

五、问答题

1. 谵语、郑声、独语、错语四症有何区别？

2. 哮与喘有何区别与联系？
3. 如何根据咳嗽的声音分辨病证之寒热虚实？

附：参考答案

一、选择题

（一）A 型题

1. A	2. E	3. E	4. B	5. B
6. A	7. C	8. D	9. E	10. B
11. D	12. C	13. C	14. D	15. B
16. E	17. C	18. B	19. A	

（二）B 型题

| 1. A | 2. D | 3. C | 4. B | 5. D |
| 6. C | 7. A | 8. E | 9. A | 10. E |

（三）C 型题

| 1. B | 2. A | 3. A | 4. B | 5. D |
| 6. B | | | | |

（四）X 型题

| 1. ACE | 2. ABCE | 3. ABCE | 4. ABDE |
| 5. CD | 6. ACE | 7. BD | 8. ABC |

二、填空题

1. 实证　热证
2. 气息急迫　呼吸困难　喉间有哮鸣声
3. 实热　虚寒

三、名词解释

1. 金破不鸣指久病重病音哑或失音，属虚证。
2. 郑声指神识不清，语多重复，时断时续，声音细微等，多提示心气大伤，精神散乱之虚证。
3. 呃逆，指胃气上逆，通过咽喉所发出的不由自主的冲击声，声短而频。俗称"打呃"。

四、简答题

1. 喘是指呼吸困难，短促急迫的表现。甚则张口抬肩，鼻翼扇动，难以平卧。气喘有虚实之分。实喘者发病急骤，呼吸气粗，声高息涌，仰首目突，唯以呼出为快，一般形体较壮实，脉实有力。虚喘者发病徐缓，病程较长，喘声低微，息短不续，动则加剧，但以引长一息为快，形体虚弱，动则气喘汗出，脉虚无力。

2. 鼻鼾是指熟睡或昏迷时，喉中鼻随呼吸发出的一种声响，提示气道不畅。熟睡后有鼻鼾声，而无其他症状者，多因鼻病，或因睡眠姿势不当所致，肥胖、中老年人也较常见。昏迷不醒而鼾声不绝，多见于高热神昏或中风入脏之重症。

3. 呻吟指病痛难忍所发出的痛苦哼哼声。新病呻吟，声音高亢有力，多为实证、剧痛；久病呻吟，声音低微无力，多为虚证。临床可结合姿势变化，判断病痛的部位，如呻吟护腹者，多为腹痛。

惊呼指病人突然发出的惊叫声。其声尖锐，表情惊恐者，多为剧痛或惊恐所致。小儿阵发惊呼，多为受惊。成人发出惊呼，为惊恐、剧痛、或精神失常者。

太息又名叹息，指情志抑郁，胸闷不舒时发出的长叹短呼声。多属于肝气郁结之象。

4. 喷嚏是由肺气上冲于鼻而发出的声音。外感邪气，或鼻腔受特殊气体刺激，均可见此症状。新病喷嚏，并见恶寒发热，鼻塞流涕者，多因外感邪气。喷嚏经常不断，反复发作，多见于卫表不固，或体质过敏者。外感病日久不愈，忽有喷嚏者，是阳气来复，邪正相争，为疾病向愈之兆。

五、问答题

1. 谵语是指神识不清，语无伦次，声高有力，烦躁多言。属热扰心神之实证。可见于温病邪入心包或阳明腑实证。郑声是指神识不清，语多重复，时断时续，声音细微。属心气大伤，精神散乱之虚证。

错语是指语言表述经常出错，错后自知。多因气血不足，心神失养，或肾精亏虚，髓海空虚所致。独语表现为自言自语，喃喃不休，见人则止。可见于气血大伤，心神失养之虚证，也可见于痰浊蒙蔽心窍之癫病。

2. 喘即气喘,是指呼吸困难,短促急迫的表现,甚则张口抬肩,鼻翼扇动,不能平卧。常由肺、心病变及白喉、急喉风等导致。哮指呼吸急促似喘,喉间有哮鸣音的症状,多因宿痰内伏,复感外邪所诱发,或久居寒湿之地,或过食酸咸生冷所诱发。

哮必兼喘,喘不兼哮。喘以气息急迫、呼吸困难为主,哮以喉间哮鸣声为特征。临床上哮与喘常同时出现,所以常并称为哮喘。

3. 咳声重浊紧闷,多属实证,为寒痰湿浊阻肺所致;咳声低微,多属虚证,为久病肺气亏虚所致;咳声不扬,痰稠色黄,不易咳出,多属热证,为热邪犯肺所致;咳有痰声,痰多易咯,多属痰湿阻肺所致;干咳无痰或少痰,多属燥邪犯肺或阴虚肺燥所致;如咳嗽连声不绝,连续剧咳 10~20 次后,在深深吸气时,喉间出现"回气声"如鹭鸶叫声,名为"顿咳",又名"百日咳",多因风邪与痰热搏结所致,多见于小儿。咳声如犬吠,吸气困难,喉部肿胀,并有白色伪膜,此为白喉。

第四章 问诊

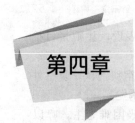

一、选择题

(一) A 型题（每题由 1 个以肯定或否定形式表述的题干和 5 个备选答案组成，这 5 个备选答案中只有 1 个是最佳的或最恰当的答案，其他 4 个均为干扰答案）。

1. 下列问诊方法中不正确的是（　　）
   A. 应该在较安静适宜的环境中进行
   B. 询问病情时要直接用医学术语
   C. 问诊时态度要严肃认真，和蔼可亲
   D. 问诊时要避免资料片面失真
   E. 要善于围绕主诉进行深入询问

2. 与所处地域密切相关的疾病是（　　）
   A. 中风　　　B. 水痘　　　C. 瘿瘤
   D. 痛经　　　E. 胸痹

3. 恶寒发热并多见于（　　）
   A. 疟疾　　　B. 湿温病　　C. 外感病表证阶段
   D. 半表半里证　E. 阳明病

4. 骨蒸发热的机制是（　　）
   A. 胃肠燥热内结　B. 阴虚火旺　C. 瘀血积久
   D. 温病热入营分　E. 气虚发热

5. 小儿于夏季气候炎热时长期发热，兼有烦渴、多尿、无汗等症，至秋凉自愈者，多属（　　）
   A. 气虚发热　　B. 血虚发热　　C. 阴虚发热
   D. 气郁发热　　E. 气阴两虚发热

6. 阳明病潮热的时间是（　　）
A. 上午 9:00～11:00　　B. 中午 11:00～下午 1:00
C. 下午 1:00～3:00　　D. 下午 3:00～5:00
E. 下午 5:00～7:00
7. 寒热往来，发无定时，其病属（　　）
A. 湿温病　　B. 疟疾病　　C. 少阳病
D. 瘟疫病　　E. 太阳病
8. 表证无汗者，多属（　　）
A. 风寒表证　　B. 风热表证　　C. 燥邪犯肺
D. 寒邪入里化热　　E. 风邪犯表
9. 醒时经常汗出，活动尤甚者，属于（　　）
A. 大汗　　B. 战汗　　C. 盗汗
D. 绝汗　　E. 自汗
10. 导致黄汗的原因，多为（　　）
A. 阳气虚　　B. 里热蒸迫　　C. 湿热交蒸
D. 阴虚内热　　E. 津血亏虚
11. 自汗与盗汗并见者，多属（　　）
A. 阳气亏虚　　B. 瘀血内阻　　C. 阴液亏虚
D. 气阴两虚　　E. 血虚
12. 冷汗淋漓如水，面色苍白，肢冷脉微，属（　　）
A. 亡阳之汗　　B. 亡阴之汗　　C. 自汗
D. 盗汗　　E. 战汗
13. 下列与头汗出无关的病机是（　　）
A. 上焦热盛　　B. 中焦湿热　　C. 虚阳上越
D. 阳气旺盛　　E. 风痰阻络
14. 手足心微汗出，多为（　　）
A. 生理现象　　B. 阴经郁热熏蒸　　C. 阳明燥热内结
D. 脾虚运化失常　　E. 心肾不交
15. 头目胀痛，多因（　　）
A. 肝火上炎　　B. 肝郁气滞　　C. 肝阴不足
D. 瘀血阻滞　　E. 肝血不足
16. 下列关于疼痛性质的说法中不正确的是（　　）

A. 湿邪困阻致痛多为重痛　　B. 寒邪阻滞致痛多为冷痛
C. 气血亏虚致痛多为空痛　　D. 气机阻滞致痛多为刺痛
E. 结石阻塞致痛多为绞痛

17. 前额连及眉棱骨痛属哪一经的病变？（　　　）
A. 太阳经　　　B. 阳明经　　　C. 少阳经
D. 太阴经　　　E. 厥阴经

18. 左胸心前区憋闷作痛，时痛时止，最可能见于（　　　）
A. 痰阻心脉　　B. 肺阴亏虚　　C. 热邪壅肺
D. 痰热阻肺　　E. 胸部外伤

19. 最不容易导致胁痛的是（　　　）
A. 饮停胸胁　　B. 肝阳上亢　　C. 肝胆火盛
D. 肝郁气滞　　E. 肝阴亏虚

20. 腰部冷痛沉重，阴雨天加重，多因（　　　）
A. 肾虚　　　　B. 寒湿　　　　C. 瘀血
D. 结石　　　　E. 带脉损伤

21. 独见足跟痛，多因（　　　）
A. 风寒湿邪侵袭　　　　B. 风湿郁而化热
C. 痰瘀阻滞　　　　　　D. 肾虚失养
E. 脾胃虚损

22. 下列除哪项外，均是引起头晕的常见原因（　　　）
A. 肝火上炎　　B. 气血亏虚　　C. 肝阴不足
D. 痰湿内阻　　E. 肾虚精亏

23. 胁胀，口苦，舌苔黄腻，多因（　　　）
A. 肝火上炎　　B. 肝胆湿热　　C. 肝阴不足
D. 饮停胸胁　　E. 肝气郁结

24. 耳内胀闷，且有堵塞感，听力减退，称为（　　　）
A. 耳鸣　　　　B. 耳聋　　　　C. 重听
D. 耳胀　　　　E. 耳闭

25. 目赤肿痛，羞明多眵者，多因（　　　）
A. 肝火上炎　　B. 肝经风热　　C. 肝血不足
D. 阴虚火旺　　E. 肝气郁结

26. 白昼视力正常，每至黄昏以后视力减退，视物不清，称

为（　　）

　A. 目昏　　　　B. 雀盲　　　　C. 歧视
　D. 目眩　　　　E. 目痒

27. 困倦嗜睡，头目昏沉，胸闷脘痞，肢体困重者，多是（　　）

　A. 痰湿困脾　　B. 脾失健运　　C. 心肾阳虚
　D. 邪闭心神　　E. 心气亏虚

28. 渴不多饮，兼身热夜甚，心烦不寐，舌红绛者，属（　　）

　A. 燥热伤津　　B. 里热炽盛　　C. 阴虚津亏
　D. 温病营分证　E. 痰饮内阻

29. 久病食欲减退，兼面色萎黄，食后腹胀，疲倦者，多因（　　）

　A. 湿邪困脾　　B. 食滞胃脘　　C. 胃失和降
　D. 脾胃虚弱　　E. 胃阴不足

30. 厌食油腻，脘闷呕恶，便溏不爽，肢体困重者，属（　　）

　A. 食滞胃脘　　B. 胃阴不足　　C. 胃火炽盛
　D. 湿热蕴脾　　E. 肝胆湿热

31. 消谷善饥，兼大便溏泻者，属（　　）

　A. 脾胃虚弱　　B. 胃阴不足　　C. 胃强脾弱
　D. 胃火炽盛　　E. 肝胆湿热

32. 饥不欲食，兼脘痞，干呕，呃逆者，多属（　　）

　A. 脾胃虚弱　　B. 胃阴不足　　C. 蛔虫内扰
　D. 胃火炽盛　　E. 胃气衰败

33. 心烦失眠，口干口苦者，多因（　　）

　A. 心火上炎　　B. 胃阴不足　　C. 肝胆火热
　D. 痰热内盛　　E. 燥热伤津

34. 大便中含有较多未消化的食物，称为（　　）

　A. 溏结不调　　B. 大便溏薄　　C. 大便失禁
　D. 完谷不化　　E. 热结旁流

35. 以下哪项不是湿热痢疾的常见症状（　　）

　A. 腹痛窘迫　　B. 肛门重坠　　C. 肛门灼热
　D. 大便夹有脓血　E. 滑泻失禁

36. 下列不属于排便感异常的是（   ）
   A. 里急后重　　B. 肛门气坠　　C. 肛门灼热
   D. 溏结不调　　E. 大便失禁
37. 腹泻不爽，大便酸腐臭秽者，多因（   ）
   A. 大肠湿热　　B. 寒湿内盛　　C. 食积化腐
   D. 脾胃虚弱　　E. 肝胃不和
38. 下列哪项不属于便质的异常（   ）
   A. 大便稀溏　　B. 里急后重　　C. 便中带血
   D. 便如羊屎　　E. 完谷不化
39. 泻下如黄糜而黏滞不爽者，多因（   ）
   A. 脾阳亏虚　　B. 胃肠气滞　　C. 大肠湿热
   D. 肝郁脾虚　　E. 食滞肠胃
40. 下列哪项不是导致便秘的常见原因（   ）
   A. 阳虚寒凝　　B. 气血亏虚　　C. 脾肾阳虚
   D. 胃肠积热　　E. 阴津亏虚
41. 肛门有下坠感觉，常于劳累或排便后加重，多因（   ）
   A. 脾阳亏虚　　B. 肾阳虚　　C. 脾气下陷
   D. 肾气不固　　E. 脾胃气虚
42. 新病小便频数，尿急、尿痛，小便短赤者，多因（   ）
   A. 膀胱湿热　　B. 肾阳亏虚　　C. 肾气不固
   D. 阴虚火旺　　E. 中气下陷
43. 下列哪项不是引起尿量减少的原因（   ）
   A. 热盛伤津　　B. 湿热蕴结　　C. 尿路结石
   D. 心阳亏虚　　E. 肾阳亏虚
44. 多尿、多饮，伴形体消瘦者，多为（   ）
   A. 阳气虚衰，气不化津　　B. 痰饮内停，津气不布
   C. 肾气不固，膀胱失约　　D. 燥热阴虚，气化失常
   E. 膀胱湿热，气化失司
45. 下列哪项不属排尿感异常（   ）
   A. 尿道涩痛　　B. 余溺不尽　　C. 小便失禁
   D. 小便频数　　E. 遗尿
46. 女子月经色紫暗，夹有血块，兼小腹冷痛，属（   ）

A. 阳盛血热　　B. 阴虚火旺　　C. 寒凝血瘀
D. 冲任失调　　E. 脾气虚弱

47. 引起女子月经先期的原因中,不正确的是（　　）
A. 脾气亏虚　　B. 肾气不固　　C. 阳盛血热
D. 寒凝血瘀　　E. 阴虚火旺

48. 非正常行经期间阴道出血,势缓而量少,淋漓不断,称（　　）
A. 崩中　　B. 漏下　　C. 月经后期
D. 月经过多　　E. 月经过少

49. 行经前后,小腹灼痛拒按,平素带下黄稠臭秽,多属（　　）
A. 阴虚火旺　　B. 湿热蕴结　　C. 瘀血阻滞
D. 气血两虚　　E. 肾精不足

50. 下列除哪项外,均可见于大肠湿热（　　）
A. 溏结不调　　B. 肛门灼热　　C. 泻下黄糜
D. 里急后重　　E. 便夹脓血

51. 以下不属于问诊内容的是（　　）
A. 了解病人的自觉症状
B. 了解既往的患病情况
C. 发现病人的异常气色
D. 得知以往诊治情况
E. 了解病人的工作性质及环境

52. 只有通过问诊才能获知的是（　　）
A. 苔黄腻　　B. 浮肿　　C. 面赤
D. 汗出　　E. 耳鸣

53. 以下不属于既往史的是（　　）
A. 居住或旅游过的地域　　B. 曾接受过何种预防接种
C. 以往患过何种其他疾病　　D. 是否接受过何种手术治疗
E. 有无药物之类的过敏史

54. 湿温潮热的特点是（　　）
A. 午后低热　　B. 热势较高,日晡为甚
C. 身热不扬,午后热甚　　D. 骨蒸发热

E. 入夜热甚

55. 阴虚证或气阴两虚证可见（　　）
A. 自汗　　　　B. 盗汗　　　　C. 战汗
D. 绝汗　　　　E. 手足心汗

56. 病变发展转折点可见的是（　　）
A. 自汗　　　　B. 盗汗　　　　C. 大汗
D. 战汗　　　　E. 绝汗

57. 半身汗出，多为（　　）
A. 阳气虚损　　B. 邪阻经络　　C. 中焦郁热
D. 阳明热盛　　E. 脾虚失运

58. 脾阳亏虚而致腹痛的疼痛性质是（　　）
A. 隐痛　　　　B. 刺痛　　　　C. 窜痛
D. 胀痛　　　　E. 绞痛

59. 有形实邪阻闭气机所致疼痛，多为（　　）
A. 隐痛　　　　B. 窜痛　　　　C. 绞痛
D. 胀痛　　　　E. 重痛

60. 四肢麻木，屈伸不利，唇舌色淡者，多为（　　）
A. 肝风内动　　B. 痰湿阻络　　C. 瘀血阻络
D. 血虚失养　　E. 气虚失煦

61. 以下哪项不是失眠的常见原因（　　）
A. 痰湿内蕴　　B. 心胆气虚　　C. 心肾不交
D. 肝郁化火　　E. 食滞内停

62. 肝胃郁热则（　　）
A. 口淡　　　　B. 口酸　　　　C. 口甜
D. 口苦　　　　E. 口黏腻

63. 口甜而黏腻，多为（　　）
A. 食滞胃脘　　B. 脾胃虚弱　　C. 肝胆湿热
D. 脾胃湿热　　E. 肝胃不和

64. 除哪项外，均可导致癃闭（　　）
A. 热结膀胱　　B. 瘀血内阻　　C. 肾气不固
D. 肾阳亏虚　　E. 结石阻塞

65. 以下哪项可导致小便后余沥不尽（　　）

A. 肾气不固　　B. 肾阳虚　　　C. 肾阴虚
D. 瘀血内阻　　E. 结石阻塞
66. 以下哪项不是引起心悸的常见原因（　　）
A. 营血亏虚　　B. 脾肾阳虚　　C. 瘀血阻滞
D. 肺肾气虚　　E. 痰饮内停

（二）B型题［每题由1组备选答案（5个）和1组题干（2～5个）组成。先列出5个备选答案，然后接着提出多个问题。要求应试者为每个问题从备选答案中选择1个最佳答案。每个备选答案可选1次或1次以上，也可不选］。

A. 主诉　　　　B. 现病史　　　C. 既往史
D. 现在症状　　E. 家族史
1. 临床上了解、分析和认识疾病的重要线索是（　　）
2. 问诊的重点是（　　）

A. 恶寒重发热轻　B. 发热重恶寒轻　C. 发热轻而恶风
D. 但寒不热　　　E. 寒热往来
3. 外感风寒表证的寒热特点是（　　）
4. 外感风热表证的寒热特点是（　　）
5. 半表半里证的寒热特点是（　　）

A. 寒热俱重　　B. 但热不寒　　　C. 寒热俱轻
D. 寒热往来　　E. 但寒不热
6. 里热证的寒热特点是（　　）
7. 里寒证的寒热特点是（　　）
8. 外感表证邪正俱盛的寒热特点是（　　）
9. 外感表证感邪轻的寒热特点是

A. 午后或夜间有低热
B. 长期微热，劳累则甚，伴疲乏，少气，自汗
C. 日晡热势较高
D. 恶寒重而发热轻
E. 恶寒与发热交替，发无定时
10. 阳明腑实证的发热特点为（　　）
11. 少阳病的发热特点为（　　）
12. 气虚发热的特点为（　　）

A. 汗热而黏如油　　　　　　B. 睡则汗出，醒则汗止
C. 冷汗淋漓如水　　　　　　D. 醒时经常汗出，活动尤甚
E. 先战栗而后汗出
13. 盗汗的特点是（　　）
14. 自汗的特点是（　　）
15. 亡阴汗出的特点是（　　）
A. 阳气亏虚，肌表失固　　　B. 阴虚阳亢，虚热内生
C. 阳气亡脱，津随气泄　　　D. 里热炽盛，迫津外泄
E. 邪正俱争，病变转折
16. 里实热证大汗出的病机是（　　）
17. 亡阳汗出的病机是（　　）
18. 战汗的病机是（　　）
A. 隐痛　　　　B. 酸痛　　　　C. 刺痛
D. 重痛　　　　E. 冷痛
19. 肝阳上亢，气血上壅所致头痛的特点是（　　）
20. 阳气精血亏虚所致头痛的特点是（　　）
21. 湿邪侵袭肌肉关节，气血运行不畅所致的疼痛特点是（　　）
A. 痰瘀互结，阻滞心脉　　　B. 肺阴亏虚，虚火灼络
C. 热邪壅肺，肺络不利　　　D. 痰热阻肺，热壅血瘀
E. 气结痰凝，经气不和
22. 左胸心前区憋闷作痛，时痛时止者，多因（　　）
23. 胸痛，咳喘气粗，壮热面赤，多因（　　）
24. 胸痛，壮热，咳吐脓血腥臭痰者，多因（　　）
A. 寒湿阻滞　　　　　　　　B. 风寒客于太阳经腧
C. 肾虚　　　　　　　　　　D. 瘀血阻络
E. 结石阻滞
25. 脊痛不可俯仰者，多因（　　）
26. 腰部刺痛，多因（　　）
27. 腰部突然疼痛，向少腹放射，多因（　　）
A. 心阳不足　　B. 痰饮停肺　　C. 热邪壅肺
D. 寒邪客肺　　E. 肺肾气虚

28. 胸闷，心悸气短者，多因（　　）
29. 胸闷，壮热，鼻翼扇动者，多因（　　）
30. 胸闷，气喘，少气不足以息，多因（　　）
A. 食积胃脘　　B. 脾胃气虚　　C. 胃阴亏虚
D. 湿邪困脾　　E. 饮邪停胃
31. 脘痞，嗳腐吞酸，腹胀拒按者，多为（　　）
32. 脘痞，食少，便溏，腹胀喜按者，多为（　　）
33. 脘痞，纳呆，呕恶，身重，苔腻者，多为（　　）
34. 脘痞，胃脘有振水声，多为（　　）
A. 肝火上炎　　B. 风热上袭　　C. 阴虚火旺
D. 痰湿上蒙　　E. 肝肾亏虚
35. 目赤肿痛，羞明多眵者，多因（　　）
36. 目微痛微赤，时痛时止而干涩者，多因（　　）
37. 视物昏暗，模糊不清，或雀目者，多因（　　）
A. 阴虚火旺，心神失养　　B. 心胆气虚，心神不安
C. 痰湿困脾，清阳不升　　D. 脾失健运，清阳不升
E. 心肾阳虚，神失温养
38. 困倦嗜睡，头目昏沉，胸闷脘痞，肢体困重，多是（　　）
39. 饭后困倦嗜睡，纳呆腹胀，少气懒言者，多因（　　）
40. 精神极度疲倦，神识朦胧，困倦易睡，肢冷脉微，多因（　　）
A. 燥邪伤津，阴津亏少　　B. 里热炽盛，津液大伤
C. 阴虚津亏，虚火内炽　　D. 温病营分证
E. 痰饮内阻，津不上承
41. 口渴咽干，鼻干唇燥，发于秋季者，多因（　　）
42. 口渴咽干，夜间尤甚，颧赤盗汗，五心烦热者，多因（　　）
43. 渴不多饮，兼身热夜甚，心烦不寐，舌红绛者，属（　　）
44. 渴喜热饮，饮量不多，或水入即吐者，多因（　　）
A. 脾胃虚弱　　B. 湿邪困脾　　C. 食滞胃脘
D. 肝胆湿热　　E. 胃阴不足
45. 纳呆少食，脘闷腹胀，头身困重，苔腻脉濡者，多因

(   )

46. 厌食,兼脘腹胀痛,嗳腐食臭,舌苔厚腻者,多因(   )
47. 厌食油腻,胁肋灼热胀痛,口苦泛恶者,为(   )
   A. 胃火炽盛   B. 胃强脾弱   C. 胃阴不足
   D. 蛔虫内扰   E. 肝胆湿热
48. 消谷善饥,兼多饮多尿,形体消瘦者,多因(   )
49. 消谷善饥,兼大便溏泻者,属(   )
50. 饥不欲食,兼脘痞,干呕,呃逆者,多属(   )
   A. 脾肾阳虚   B. 肝郁脾虚   C. 湿热内阻
   D. 食积化腐   E. 中气下陷
51. 大便中含有较多未消化的食物,多因(   )
52. 大便时干时稀,多是(   )
53. 腹泻不爽,大便酸腐臭秽者,多因(   )
   A. 膀胱湿热   B. 肾气不固   C. 燥热阴虚
   D. 脾虚气陷   E. 肝经湿热
54. 新病小便频数,尿急、尿痛、小便短赤者,多因(   )
55. 久病小便频数,色清量多,夜间明显,多因(   )
56. 多尿、多饮而形体消瘦,多因(   )
   A. 脾气亏虚   B. 阳盛血热   C. 寒凝血瘀
   D. 湿热蕴结   E. 肾精不足
57. 月经后期,经色紫暗,夹有血块,兼小腹冷痛,多因(   )
58. 月经量少,经行小腹灼热拒按,平素带下黄稠臭秽,多因(   )
   A. 脾肾阳虚   B. 阴虚火旺   C. 肝经郁热
   D. 瘀血阻滞   E. 肾精不足
59. 带下色白量多,质稀如涕,淋漓不绝而无臭味者,多因(   )
60. 白带中混有血液,赤白杂见,多因(   )
   A. 足跟胫膝酸痛 B. 四肢游走疼痛 C. 四肢困重
   D. 四肢冷痛剧烈 E. 四肢局部红肿灼痛
61. 风邪偏盛可致(   )

62. 寒邪偏盛可致（　）
63. 肾虚体衰可致（　）
A. 头晕面白，腰膝冷痛　　B. 头晕面白，神疲体倦
C. 头晕刺痛，痛处固定　　D. 头晕胀痛，头重足轻
E. 头晕且重，如物裹缠
64. 气血亏虚者可见（　）
65. 肝阳上亢者可见（　）
66. 痰湿内阻者可见（　）
A. 肝胆火盛　　B. 肝经风火　　C. 肝肾阴虚
D. 肝郁脾虚　　E. 气血亏损
67. 突发耳鸣，声大如潮，按之不减者，多属（　）
68. 渐觉耳鸣，声小如闻蝉鸣，按之减轻或暂止者，多属（　）

（三）C 型题（每题均由 4 个备选答案和 1 组题干组成。先列出 4 个备选答案，其中第 3 个备选答案为"两者均是"，第 4 个备选答案为"两者均否"；然后提出 2～4 个问题。要求应试者从 4 个答案中选择）

A. 壮热　　　　　　　　B. 微热
C. 两者均是　　　　　　D. 两者均否
1. 阳热炽盛，蒸达于外，常导致（　）
2. 阴液亏虚，不能制阳，阳气偏亢，常导致（　）
A. 阴虚火旺　　　　　　B. 瘀血积久，郁而化热
C. 两者均是　　　　　　D. 两者均否
3. 午后或夜间发热，多因（　）
4. 下午 3:00～5:00 时热势较高者，多因（　）
A. 恶寒战栗与高热交替发作，发有定时
B. 恶寒与发热交替发作，发无定时
C. 两者均是
D. 两者均否
5. 外感病邪至半表半里阶段时，正邪相争，则见（　）
6. 疟邪潜伏于半表半里膜原部位，则见（　）
A. 风寒表证　　　　　　B. 津血亏虚

C. 两者均有　　　　　　　　D. 两者均否

7. 病理性无汗的机制有（　　）
8. 病理性有汗可见于（　　）

A. 自汗　　　　　　　　　　B. 盗汗
C. 两者均是　　　　　　　　D. 两者均否

9. 气阴两虚者可见（　　）
10. 阳气亏虚者可见（　　）

A. 中风　　　　　　　　　　B. 痿证
C. 两者均有　　　　　　　　D. 两者均否

11. 半身汗出多见于（　　）
12. 但头汗出多见于（　　）

A. 胀痛　　　　　　　　　　B. 走窜痛
C. 两者均是　　　　　　　　D. 两者均否

13. 气滞作痛的特点是（　　）
14. 痹病关节疼痛的性质是（　　）

A. 隐痛　　　　　　　　　　B. 掣痛
C. 两者均是　　　　　　　　D. 两者均否

15. 气血亏虚可导致（　　）
16. 经脉阻滞不通可导致（　　）

A. 肝阳上亢　　　　　　　　B. 肾精亏虚
C. 两者均是　　　　　　　　D. 两者均否

17. 耳鸣的病机有（　　）
18. 视物旋转动荡，如坐舟车，多因（　　）

A. 痰饮内停　　　　　　　　B. 瘀血内阻
C. 两者均是　　　　　　　　D. 两者均否

19. 口干但欲漱水而不欲咽的病机为（　　）
20. 水入即吐的病机为（　　）

A. 消谷善饥　　　　　　　　B. 厌食油腻
C. 两者均是　　　　　　　　D. 两者均否

21. 胃火炽盛，腐熟太过者，可见（　　）
22. 湿热蕴脾，运化功能障碍者，可见（　　）

A. 大便时干时稀　　　　　　B. 大便先干后稀

C. 两者均是　　　　　　　　D. 两者均否

23. 肝郁脾虚，肝脾不调者，多见（　　）
24. 脾气虚弱，脾失健运者，多见（　　）

A. 小便频数　　　　　　　　B. 小便量少
C. 两者均是　　　　　　　　D. 两者均否

25. 湿热蕴结膀胱者可见（　　）
26. 肾气不固，膀胱失约者可见（　　）

A. 月经先期　　　　　　　　B. 月经后期
C. 两者均是　　　　　　　　D. 两者均否

27. 营血亏虚者可见（　　）
28. 冲任不固者可见（　　）

A. 黄带　　　　　　　　　　B. 赤白带
C. 两者均是　　　　　　　　D. 两者均否

29. 湿热下注者，可见（　　）
30. 湿毒蕴结者，可见（　　）

（四）X 型题（每题均由 1 个题干和 5 个备选答案组成。5 个备选答案中有 2 个或 2 个以上的正确答案。要求应试者将正确答案全部选出，多选或少选均为错误）

1. 寒热的产生主要取决于（　　）
A. 病邪的性质　　B. 病程的长短　　C. 机体阴阳的盛衰
D. 病情的轻重　　E. 起病的缓急

2. 病人有寒热症状时，还应仔细询问（　　）
A. 怕冷与发热是否同时发生
B. 寒热的新久、轻重程度、持续时间的长短
C. 寒热出现有无时间或部位特点
D. 寒热与体温的关系
E. 寒热兼有的症状

3. 血虚发热的临床表现有（　　）
A. 时有低热　　B. 面白　　　　C. 五心烦热
D. 头晕　　　　E. 脉细

4. 引起微热的原因有（　　）
A. 气虚　　　　B. 阴虚　　　　C. 血虚

D. 热邪内盛　　　E. 气郁

5. 询问病人汗出的异常情况，可以判断（　　）

A. 病邪的性质　B. 病程的长短　C. 机体阴阳的盛衰
D. 疾病的病位　E. 病人体质的强弱

6. 病理性无汗的机制有（　　）

A. 风寒表证　　B. 风热表证　　C. 里热炽盛
D. 津血亏虚　　E. 阳气亏虚

7. 引起自汗的原因有（　　）

A. 气虚　　　　B. 阴虚　　　　C. 阳虚
D. 实热　　　　E. 瘀血

8. 但头汗出可见于（　　）

A. 上焦热盛　　B. 中焦湿热　　C. 外感风热
D. 虚阳上越　　E. 肝气郁结

9. 半身汗出可见于（　　）

A. 中风　　　　B. 痿病　　　　C. 痹病
D. 截瘫　　　　E. 厥病

10. 心胸汗出的常见原因有（　　）

A. 中焦湿热　　B. 阳明热盛　　C. 元气将脱
D. 心脾两虚　　E. 心肾不交

11. 虚证和实证均有可能出现的疼痛有（　　）

A. 冷痛　　　　B. 灼痛　　　　C. 酸痛
D. 空痛　　　　E. 绞痛

12. 瘀血所致疼痛的特点有（　　）

A. 走窜痛　　　B. 刺痛　　　　C. 固定痛
D. 绞痛　　　　E. 酸痛

13. 精血亏虚所导致疼痛的特征有（　　）

A. 隐痛　　　　B. 空痛　　　　C. 绞痛
D. 刺痛　　　　E. 酸痛

14. 头痛的病因有（　　）

A. 外感风寒　　B. 痰浊上扰　　C. 瘀血阻滞
D. 气血亏虚　　E. 肾精亏虚

15. 下列陈述正确的是（　　）

A. 巅顶痛者,属厥阴经
B. 后脑痛连项背者,属太阳经
C. 两侧头痛者,属少阳经
D. 前额连眉棱骨痛者,属阳明经
E. 外感、内伤、虚证、实证,均可导致头痛

16. 下列哪些病机可导致胸痛(　　)
A. 肺阴亏虚,虚火灼络　　B. 热邪壅肺,肺络不利
C. 寒邪内袭,凝滞心脉　　D. 痰热蕴肺,热蕴血瘀
E. 痰瘀互结,阻滞心脉

17. 小腹疼痛,涉及的脏腑有(　　)
A. 脾　　　B. 胃　　　C. 大小肠
D. 膀胱　　E. 胞宫

18. 引起头晕的病机有(　　)
A. 肝火上炎　B. 气血亏虚　C. 痰湿内阻
D. 瘀血阻络　E. 心阳不足

19. 引起心悸的原因主要有(　　)
A. 心胆气虚　B. 胆郁痰扰　C. 心阳亏虚
D. 心血亏虚　E. 痰湿中阻

20. 耳胀、耳闭的病机多为(　　)
A. 风邪侵袭,经气闭塞　　B. 痰湿蕴结,耳窍阻塞
C. 邪毒滞留,气血瘀阻　　D. 肾精亏虚,耳失所养
E. 肝阳上亢,扰动清窍

21. 肝肾亏虚,精血不足可出现(　　)
A. 目昏　　B. 雀盲　　C. 歧视
D. 目眩　　E. 目痒

22. 风热上袭,可见(　　)
A. 目痒　　B. 目痛　　C. 目眩
D. 目昏　　E. 雀盲

23. 目眩的病机有(　　)
A. 气血两虚　B. 肝阳上亢　C. 肝火上炎
D. 痰湿上蒙　E. 阴精不足

24. 引起失眠的常见原因有(　　)

A. 痰热内扰　　　B. 瘀血阻络　　　C. 心胆气虚
D. 食积胃脘　　　E. 阴虚火旺

25. 嗜睡多因（　　）
A. 痰湿困脾，清阳不升　　B. 脾失健运，清阳不升
C. 心肾阳虚，神失温养　　D. 痰火扰心，心失所司
E. 心血不足，心神失养

26. 渴不多饮，可见于（　　）
A. 燥热伤津　　　B. 热入营血　　　C. 痰饮内阻
D. 湿热内蕴　　　E. 阴虚火旺

27. 消谷善饥的主要原因是（　　）
A. 肝胃不和　　　B. 胃火炽盛　　　C. 脾胃湿热
D. 胃阴不足　　　E. 胃强脾弱

28. 胃强脾弱的表现为（　　）
A. 多食易饥　　　B. 大便溏泄　　　C. 饥不欲食
D. 偏嗜食物　　　E. 食欲减退

29. 下列哪些口味与脾胃病有关（　　）
A. 口淡　　　　　B. 口苦　　　　　C. 口咸
D. 口甜　　　　　E. 口酸

30. 下列哪些原因可导致口酸（　　）
A. 肝胃郁热　　　B. 脾气虚弱　　　C. 食积内停
D. 心火上炎　　　E. 燥热伤津

31. 下列哪些原因可导致口苦（　　）
A. 心火上炎　　　B. 脾气虚弱　　　C. 肝胆火盛
D. 寒湿中阻　　　E. 燥热伤津

32. 病人味觉渐退，口中乏味，甚至无味，多见于（　　）
A. 脾胃虚弱　　　B. 寒湿中阻　　　C. 阴虚火旺
D. 湿热内蕴　　　E. 寒邪犯胃

33. 病人自觉口中黏腻不爽，常见于（　　）
A. 痰热内盛　　　B. 湿热中阻　　　C. 脾气虚弱
D. 寒湿困脾　　　E. 寒邪犯胃

34. 大便的正常排出，与下列哪些因素密切相关（　　）
A. 心气的推动作用　B. 肝的疏泄　　　C. 肾阳的温煦

D. 肺气的肃降　　E. 脾胃的腐熟运化

35. 大便中含有较多不消化的食物者,多属（　　）
A. 脾虚　　　　B. 脾胃湿热　　C. 肾虚
D. 胃阴虚　　　E. 食滞胃肠

36. 引起便秘的原因有（　　）
A. 胃肠积热　　B. 阳虚寒凝　　C. 气血阴津亏损
D. 湿热蕴结大肠　E. 食滞胃肠

37. 引起泄泻的原因有（　　）
A. 外感风寒之邪　B. 肝气郁滞　　C. 湿热中阻
D. 气血亏虚　　E. 脾肾阳虚

38. 下列哪些属于排便感异常（　　）
A. 肛门灼热　　B. 里急后重　　C. 溏结不调
D. 肛门气坠　　E. 滑泻失禁

39. 引起癃闭的病机有（　　）
A. 肾脏气化不利　B. 心气虚弱　　C. 湿热蕴结膀胱
D. 瘀血阻塞下焦　E. 结石阻塞下焦

40. 肾阳亏虚所致的小便异常有（　　）
A. 小便频数　　B. 癃闭　　　　C. 尿道涩痛
D. 余溺不尽　　E. 遗尿

41. 排尿时自觉尿道涩痛,小便涩滞不畅,多因（　　）
A. 湿热内蕴　　B. 阴虚火旺　　C. 寒邪凝滞
D. 中气下陷　　E. 肝郁气滞

42. 小便失禁的病因有（　　）
A. 肾气亏虚　　B. 脾虚气陷　　C. 寒邪凝滞
D. 膀胱虚寒　　E. 肝郁气滞

43. 引起崩漏的原因有（　　）
A. 脾气亏虚　　B. 肾阳虚衰　　C. 肾阴不足
D. 热伤冲任　　E. 瘀血阻滞

44. 引起月经先后不定期的原因有（　　）
A. 肝气郁滞　　B. 瘀血阻滞　　C. 脾肾虚损
D. 阴虚火旺　　E. 阳盛血热

45. 月经先期的病因有（　　）

A. 脾气虚弱　　B. 阳盛血热　　C. 寒凝血瘀
D. 气滞血瘀　　E. 阴虚火旺

46. 闭经的原因是（　　）
A. 寒凝血瘀　　B. 气滞血瘀　　C. 痰湿阻滞胞脉
D. 气血亏虚　　E. 肝肾不足

47. 引起痛经的常见原因有（　　）
A. 气滞血瘀　　B. 湿热蕴结　　C. 阳虚
D. 阴虚火旺　　E. 气血两虚

48. 气血亏虚所导致的月经的异常改变有（　　）
A. 月经先期　　B. 月经后期　　C. 月经过少
D. 闭经　　　　E. 痛经

49. 带下色黄，质黏臭秽，多因（　　）
A. 脾肾阳虚，寒湿下注　　B. 湿热下注
C. 湿毒蕴结　　　　　　　D. 肝经郁热
E. 阴虚火旺

50. 肾阳虚可出现（　　）
A. 带下色白量多　B. 带下色黄　　C. 泄泻
D. 小便失禁　　　E. 癃闭

51. 潮热多见于（　　）
A. 温热病后期　　B. 阳明腑实证　　C. 湿温病
D. 气虚证　　　　E. 阴虚证

52. 实证疼痛的特点有（　　）
A. 痛势剧烈　　　B. 痛而拒按　　C. 时痛时止
D. 痛而喜按　　　E. 持续不解

53. 下列哪些证候可出现心悸（　　）
A. 心肾不交　　　B. 心脉痹阻　　C. 脾肾阳虚
D. 心阳气虚　　　E. 虚火扰神

54. 常见的情志异常有哪几种类型（　　）
A. 情志抑郁　　　B. 情志高涨　　C. 焦虑
D. 恐惧　　　　　E. 烦躁

55. 阴茎勃起异常常见的病症有（　　）
A. 阳痿　　　　　B. 早泄　　　　C. 阳强

D. 遗精　　　　　E. 不射精
56. 易使小儿致病的原因有（　　）
A. 饮食内伤　　B. 感受六淫之邪　C. 劳倦所伤
D. 易受惊吓　　E. 情志失调

二、填空题

1. 临床上常见的寒热症状有_____、_____、_____、_____四种类型。
2. 外感表证的寒热轻重，不仅与_____有关，而且与_____和_____有着密切的关系。
3. 睡则汗出，醒则汗止，称为_____，多见于_____。
4. 由实致痛的病机为_____；由虚致痛的病机为_____。
5. 痛势剧烈，如刀绞割，称为_____，多因_____，或_____所致。
6. 胸痛，壮热，咳吐脓血腥臭痰者，多因_____、_____所致，可见于_____。
7. 胸闷，咳喘痰多，呕恶，眩晕者，多系_____所致。
8. 骤发重听，以_____居多，常因_____，或_____所致。
9. 目剧痛难忍，面红目赤者，多因_____所致。
10. 困倦嗜睡，头目昏沉，胸闷脘痞，肢体困重者，多是_____、_____所致。
11. 口不渴饮，多见于_____、_____。
12. 渴喜热饮而量不多，或水入即吐者，多因_____所致。
13. 纳呆少食，脘腹胀闷，嗳腐食臭者，多因_____、_____引起。
14. 病人味觉渐退，口中乏味，甚至无味者，称为_____，多见于_____、_____及_____。
15. 大便时干时稀多属_____；大便先干后稀多属_____。

16. 小便不畅，点滴而出为_____；小便不通，点滴不出为_____。

17. 遗尿多因禀赋不足、肾气亏虚、_____或_____引起。

18. 崩漏形成的主要原因有热伤冲任、_____、____、肾阳虚衰和_____。

19. 带下色白量多，质稀如涕，淋漓不绝而无臭味，多因_____，_____所致。

20. 久病患者见完谷不化，多为_____、_____。

21. 气滞疼痛的临床特征是_____、_____。

22. 两侧头痛者，属_____；巅顶痛者，属_____。

三、名词解释

1. 主诉　　2. 恶寒　　3. 日晡潮热　　4. 骨蒸发热
5. 自汗　　6. 刺痛　　7. 怔忡　　8. 脘痞　　9. 重听
10. 目眩　　11. 失眠　　12. 嗜睡　　13. 消谷善饥
14. 除中　　15. 完谷不化　　16. 里急后重　　17. 癃闭
18. 遗尿　　19. 崩漏　　20. 闭经

四、简答题

1. 简述问诊的意义。
2. 临床问诊的注意事项有哪些？
3. 临床上的寒热症状有哪几种？各有何临床意义？
4. 试分析病理性有汗的机制。
5. 试述亡阴之汗与亡阳之汗的特点。
6. 导致疼痛的机制有哪些？
7. 如何根据头痛的部位确定病变的经脉？
8. 腹痛应如何辨析？
9. 临床上腰痛的机制有哪些？
10. 临床上耳聋耳鸣的病机有哪些？
11. 临床上渴不多饮的病机有哪些？
12. 临床上便质的异常有哪几种？出现的机制有哪些？
13. 临床上尿量的异常有何临床意义？

14. 何为崩漏？崩漏有何临床意义？
15. 何为痛经？有何临床意义？
16. 简述主诉的含义及临床意义。
17. 何谓现病史？包括哪些内容？
18. 何谓心悸？导致心悸的原因有哪些？
19. 嗜睡与昏睡如何鉴别？
20. 临床应如何通过问诊对便血进行辨别？

五、问答题

1. 但热不寒有哪几种类型？临床如何分析？
2. 临床常见的病理性汗出有哪几种？其机制如何？
3. 临床上如何根据胸痛的具体部位、性质和兼症进行辨证？
4. 临床上食欲减退如何分析？
5. 排便感的异常有哪几种情况？各有何临床意义？
6. 问小便的要点是什么？有何临床意义？
7. 问小儿应了解哪些内容？
8. 问月经应了解哪些内容？

 附：参考答案

一、选择题

（一）A 型题

1. B	2. C	3. C	4. B	5. E
6. D	7. C	8. A	9. E	10. C
11. D	12. A	13. E	14. A	15. A
16. D	17. B	18. A	19. B	20. B
21. D	22. C	23. B	24. E	25. B
26. B	27. A	28. D	29. D	30. D
31. C	32. B	33. A	34. D	35. E
36. D	37. C	38. B	39. C	40. C
41. C	42. A	43. E	44. D	45. D

46. C	47. D	48. B	49. B	50. A
51. C	52. E	53. A	54. C	55. B
56. D	57. B	58. A	59. C	60. D
61. A	62. B	63. D	64. C	65. A
66. D				

(二) B 型题

1. A	2. D	3. A	4. B	5. E
6. B	7. E	8. A	9. C	10. C
11. E	12. B	13. B	14. D	15. A
16. D	17. C	18. E	19. D	20. A
21. B	22. A	23. C	24. D	25. A
26. D	27. E	28. A	29. C	30. E
31. A	32. B	33. D	34. E	35. B
36. C	37. E	38. C	39. D	40. E
41. A	42. C	43. D	44. E	45. B
46. C	47. D	48. A	49. B	50. C
51. A	52. B	53. D	54. A	55. B
56. C	57. C	58. D	59. A	60. C
61. B	B2. D	63. A	64. B	65. D
66. E	67. A	68. C		

(三) C 型题

1. A	2. B	3. C	4. D	5. A
6. B	7. C	8. D	9. C	10. A
11. C	12. D	13. C	14. B	15. A
16. B	17. C	18. C	19. B	20. A
21. A	22. B	23. A	24. B	25. C
26. A	27. B	28. A	29. A	30. C

(四) X 型题

1. AC	2. ABCDE	3. ABDE	4. ABCE
5. AC	6. ADE	7. AC	8. ABD
9. ABD	10. DE	11. ABC	12. BC
13. ABE	14. ABCDE	15. ABCDE	16. ABCDE

17. CDE	18. ABCD	19. ABCD	20. ABC
21. ABCD	22. AB	23. ABCDE	24. ACDE
25. ABC	26. BCD	27. BE	28. BC
29. ADE	30. AC	31. AC	32. ABE
33. ABD	34. BCDE	35. AC	36. ABC
37. ABCE	38. ABDE	39. ACDE	40. ABDE
41. ABDE	42. ABD	43. ABCDE	44. AC
45. ABE	46. ABCDE	47. ABCE	48. BCDE
49. BC	50. ACDE	51. BCE	52. ABE
53. ABCDE	54. ABCDE	55. AC	56. ABD

二、填空题

1. 恶寒发热　但寒不热　但热不寒　寒热往来
2. 感受病邪的性质　感邪的轻重　邪正的盛衰
3. 盗汗　阴虚证
4. 不通则痛　不荣则痛
5. 绞痛　有形实邪阻闭气机　寒邪凝滞气机
6. 痰热阻肺　热壅血瘀　肺痈
7. 痰饮停肺
8. 实证　痰浊上蒙　风邪上袭耳窍
9. 肝火上炎
10. 痰湿困脾　清阳不升
11. 寒证　湿证
12. 痰饮内停
13. 食滞胃脘　腐熟不及
14. 口淡　脾胃虚弱　寒湿中阻　寒邪犯胃
15. 肝脾不调　脾胃虚弱
16. 癃　闭
17. 脾虚气陷　膀胱虚寒
18. 瘀血阻滞　脾气亏虚　肾阴不足
19. 脾肾阳虚　寒湿下注
20. 脾虚　肾虚
21. 胀痛　走窜痛

22. 少阳经　厥阴经

三、名词解释

1. 主诉是病人就诊时最感痛苦的症状、体征及其持续时间。

2. 病人自觉怕冷，多加衣被或近火取暖而不能缓解者，谓之恶寒。

3. 下午 3:00～5:00（即申时）热势较高者，称为日晡潮热，常见于阳明腑实证，故亦称阳明潮热。

4. 有热自骨内向外透发的感觉，称为骨蒸发热。多由阴虚火旺所致

5. 自汗是指醒时经常汗出，活动尤甚的症状。多见于气虚证和阳虚证。

6. 刺痛指疼痛如针刺之状的症状，是瘀血致痛的特点。

7. 心跳剧烈，上至心胸，下至脐腹，悸动不安者，谓之怔忡。

8. 脘痞是指病人自觉胃脘胀闷不舒的症状。是脾胃病变的表现。

9. 重听是指病人自觉听力略有减退，听音不清的症状。

10. 目眩亦称眼花。指病人自觉视物旋转动荡，如坐舟车，或眼前如有蚊蝇飞动的症状。

11. 失眠指病人经常不易入睡，或睡而易醒，难以复睡，或时时惊醒，睡不安宁，甚至彻夜不眠的症状。又称为不寐或不得眠。

12. 嗜睡指病人精神疲倦，睡意很浓，经常不自主地入睡的症状。亦称多寐、多眠睡。

13. 消谷善饥是指病人食欲过于旺盛，进食量多，但食后不久即感饥饿的症状。亦称多食易饥。

14. 危重病人，本来毫无食欲，突然索食，食量大增，称为"除中"，是假神的表现之一，因胃气败绝所致。

15. 完谷不化指大便中含有较多未消化食物的症状。病久体弱者见之，多属脾虚、肾虚；新起者多为食滞胃肠。

16. 里急后重指便前腹痛，急迫欲便，便时窘迫不畅，肛门重坠，便意频数的症状。常见于湿热痢疾。多因湿热内阻，肠道

气滞所致。

17. 小便不畅，点滴而出为癃；小便不通，点滴不出为闭，合称癃闭。

18. 遗尿指成人或3岁以上小儿于睡眠中经常不自主地排尿的症状。

19. 崩漏指非正常行经期间阴道出血的症状。若来势迅猛，出血量多者，谓之崩（中）；势缓而量少，淋漓不断者，谓之漏（下），合称崩漏。

20. 闭经是指女子年逾18周岁，月经尚未来潮，或已行经后又中断，停经3个月以上者。而妊娠期、哺乳期或绝经期的月经停闭，属生理现象。

四、简答题

1. 问诊是了解病情，诊察疾病的重要方法，是医生分析病情，进行辨证的可靠依据。问诊在四诊中占有重要的地位。问诊还可以为其他诊法提供一个大体查病的范围，并通过问诊了解病人的思想状况，以便及时进行开导，也有助于疾病的诊断和治疗。

2. 问诊应在较安静适宜的环境中进行，以免受到干扰。医生对病人疾苦要关心体贴，视病人如亲人。医生询问病情，切忌使用病人听不懂的医学术语。医生在问诊时，既要重视主症，又要注意了解一般情况，全面地收集有关临床资料，以避免遗漏病情。医生在问诊时，应重视病人的主诉。

3. 临床上常见的寒热症状有恶寒发热、但寒不热、但热不寒、寒热往来四种类型。恶寒发热指病人恶寒与发热同时出现，是表证的特征性症状。但寒不热指病人只感寒冷而不发热的症状，是里寒证的寒热特征。但热不寒指病人只发热，而无怕冷感觉的症状，多系阳盛或阴虚所致，是里热证的寒热特征。寒热往来指病人自觉恶寒与发热交替发作的症状，是正邪相争，互为进退的病理反映，为半表半里证寒热的特征。

4. 病理性有汗有表证里证之分。表证有汗出者，多见于风邪犯表证和风热表证，由于风性开泄，热性升散，故风邪、热邪袭表，使肌腠疏松，玄府不能密闭而汗出。里证有汗出者，多见于里热证，如风热内传或寒邪入里化热，或其他原因导致里热炽盛，迫使津液外泄，则汗出量多；亦可见于里虚证，如阳气亏虚，肌表不固，或阴虚内热，蒸津外泄，均常有汗出的症状。

5. 若病势危重，冷汗淋漓如水，面色苍白，肢冷脉微者，属亡阳之汗，为阳气亡脱，津随气泄之象。若病势危重，大汗不止，汗热而黏如油，躁扰烦渴，脉细数疾者，属亡阴之汗，为内热耗津，阴津外泄，阴不内守之象。

6. 疼痛是临床上最常见的一种自觉症状。疼痛有虚实之分。实性疼痛多因感受外邪、气滞血瘀、痰浊凝滞，或食积、虫积、结石等阻滞脏腑经脉，气血运行不畅所致，即所谓"不通则痛"。虚性疼痛多因阳气亏虚，精血不足，脏腑经脉失养所致，即所谓"不荣则痛"。

7. 头为诸阳之会，故根据头痛的部位，可确定病变在哪一经。阳明经行于头前，故前额连眉棱骨痛，病在阳明经；太阳经行于头后，故后头连项痛，病在太阳经；少阳经行于头两侧，故头两侧痛，病在少阳经；足厥阴经系目系达巅顶，故巅顶痛，病在厥阴经等。

8. 腹痛指剑突下至耻骨毛际以上（胃脘所在部位除外）的腹部疼痛，或其中某一部位疼痛的症状。腹有大腹、小腹和少腹之分。脐以上为大腹，属脾胃；脐以下至耻骨毛际以上为小腹，属膀胱、大小肠及胞宫；小腹两侧为少腹，是足厥阴肝经循行的部位。

腹痛首先要查明疼痛的部位，以判断病变所在脏腑。大腹疼痛属脾胃；小腹疼痛属膀胱、胞宫或大小肠；少腹疼痛属肝。

其次，应结合腹痛性质确定病性的寒热虚实。实痛拒按，虚痛喜按；饱则痛为实，饥则痛为虚；得热痛减为寒，得寒痛减为热；气滞腹胀疼痛，痛无定处，血瘀腹部刺痛，固定不移。

9. 腰部经常酸软而痛，多因肾虚所致；腰部冷痛沉重，阴雨天加重，多因寒湿所致；腰部刺痛，或痛连下肢者，多因瘀血阻络或腰椎病变所致；腰部突然剧痛，向少腹部放射，尿血者，多因结石阻滞所致；腰痛连腹，绕如带状，多因带脉损伤所致。另外，骨痨、外伤亦可导致腰痛。临床应根据病史和疼痛的性质以确定引起腰痛的原因。

10. 突发耳鸣，声大如雷，按之尤甚，或新起耳暴聋者，多属实证。可因肝胆火扰、肝阳上亢，或痰火壅结、气血瘀阻、风邪上袭，或药毒损伤耳窍等所致。渐起耳鸣，声细如蝉，按之可减，或耳渐失聪而听力减退者，多属虚证。可因肾精亏虚，或脾气亏虚，清阳不升，或肝阴、肝血不足，耳窍失养所致。

11. 渴不多饮，兼身热不扬，心中烦闷，苔黄腻者，属湿热证，因热盛伤津则口渴，体内有湿故不多饮。渴不多饮，兼身热夜甚，心烦不寐，舌红绛者，属温病营分证，因邪热耗伤阴津，故口渴，但热邪又能蒸腾营阴上潮于口，故不多饮。渴喜热饮而量不多，或水入即吐者，多由痰饮内停所致，因痰饮内阻，津液不能气化上承于口，故口渴，但体内有饮邪，故不多饮，或水入即吐。

12. 除便秘和泄泻包含有便质的异常外，常见的便质异常有完谷不化、溏结不调、脓血便和便血。完谷不化指大便中含有较多未消化食物的症状，病久体弱者见之，多属脾虚、肾虚；新起者多为食滞胃肠。溏结不调指大便时干时稀的症状，多因肝郁脾虚，肝脾不调所致；若大便先干后稀，多属脾虚。脓血便又称大便脓血，指大便中含有脓血黏液，多见于痢疾和肠癌，常因湿热疫毒等邪，积滞交阻肠道，肠络受损所致。便血指血自肛门排出，包括血随便出，或便黑如柏油状，或单纯下血的症状，多因脾胃虚弱，气不统血，或胃肠积热、湿热蕴结、气血瘀滞等所致。

13. 尿量的异常有尿量增多和尿量减少。尿量增多指尿次、尿量皆明显超过正常量次的症状。其中小便清长量多者，属虚寒证，因阳虚不能蒸化水液，水津直趋膀胱所致；多尿、多饮而形体消瘦者，多为消渴，因燥热阴虚，肾阳偏亢，气化太过所致。尿量减少指尿次、尿量皆明显少于正常量次的症状，多由热盛伤津、腹泻伤津、汗吐下伤津，小便化源不足；或心阳衰竭及脾、肺、肾功能失常，气化不利，水液内停；或湿热蕴结，或尿路损伤、阻塞等，水道不利所致。

14. 崩漏指非正常行经期间阴道出血的症状。若来势迅猛，出血量多者，谓之崩（中）；势缓而量少，淋漓不断者，谓之漏（下），合称崩漏。崩与漏虽然在病势上有缓急之分，但发病机制基本相同，且在疾病演变过程中，常互相转化，交替出现。崩漏形成的原因主要是热伤冲任，迫血妄行；瘀血阻滞，血不循经；脾气亏虚，血失统摄；肾阳虚衰，冲任不固；肾阴不足，阴虚火旺，虚火迫血妄行所致。

15. 痛经指在行经时，或行经前后，出现周期性小腹疼痛，或痛引腰骶，甚至剧痛难忍的症状，亦称行经腹痛。若经前或经期小腹胀痛或刺痛拒按，多属气滞血瘀；小腹灼痛拒按，平素带下黄稠臭秽，多属湿热蕴结；小腹冷痛，遇暖则减者，多属寒凝或阳虚；月经后期或行经后小腹隐痛、空痛，多属气血两虚，或肾精不足，胞脉失养所致。

16. 主诉是病人就诊时最感痛苦的症状、体征及持续时间。主诉是病人就诊的主要原因，也是疾病的主要矛盾所在。主诉是调查、认识、分析、处理疾病的重要线索，准确的主诉常可作为某系统疾病的诊断向导，可初步估计疾病的范畴、类别和病势的轻重缓急。

17. 现病史指围绕主诉从起病到此次就诊时，疾病的发生、发展、变化及诊治的经过。包括发病情况、病变过程、诊治经过、现在症状四个方面。

18. 心悸指病人自觉心跳不安的症状。心悸多是心神失藏或心脏病变的反映。常因心之气血阴阳亏虚，或痰饮水湿、瘀血阻滞而致。

19. 嗜睡与昏睡不同。嗜睡者，神疲困倦，时时欲睡，但呼之即醒，神志清楚，应答准确；昏睡者日夜沉睡，神志模糊，不能正确应答，属昏迷范畴，病情危重。

20. 便血指血自肛门排出。因胃肠血络受损所致，有远血与近血之分。便血暗红或紫黑，或便黑如柏油状者，为远血，多见于胃、食管等部位出血。便血鲜红，血附在大便表面，或于排便前后滴出者，为近血，多见于直肠或肛门附近的出血。

五、问答题

1. 临床上常见的但热不寒有壮热、潮热、微热三种类型。

壮热指高热（体温在39℃以上）持续不退，不恶寒，只恶热的症状，常兼面赤、口渴、大汗出、脉洪大等症。多因风热内传，或风寒入里化热，正邪相搏，阳热炽盛，蒸达于外所致，多见于伤寒阳明经证和温病气分阶段，属里实热证。

潮热指按时发热，或按时热势加重，如潮汐之有定时的症状。下午3:00～5:00（即申时）热势较高者，称为日晡潮热，常见于阳明腑实证，故亦称阳明潮热。由于胃肠燥热内结，阳明经气旺于申时，正邪斗争剧烈所致。午后和夜间有低热者，称为午后或夜间潮热，多属阴虚火旺，系阴液亏虚，不能制阳，机体阳气偏亢，午后卫阳渐入于里，夜间卫阳行于里，使体内偏亢的阳气更加亢盛而生内热。

微热指发热不高，体温一般在38℃以下，或仅自觉发热的症状。多见于温病后期和某些内伤杂病。如长期微热，劳累则甚，兼疲乏、少气、自汗等症者，多属气虚发热。时有低热，兼面白、头晕、舌淡、脉细等症者，多属血虚发热。长期低热，兼颧红、五心烦热等症者，多属阴虚发热。每因情志不舒而时有微热，兼胸闷、急躁易怒等症者，多属气郁发热，亦称郁热。小儿于夏季气候炎热时长期发热，兼有烦渴、多尿、无汗等症，至秋凉自愈者，多属气阴两虚发热。

2. 临床上病理性汗出有自汗、盗汗、绝汗、战汗。

自汗指醒时经常汗出，活动尤甚的症状，多见于气虚证和阳虚证。盗汗指睡则汗出，醒则汗止的症状，多见于阴虚证。绝汗指在病情危重的情况下，出现大汗不止的症状，常是亡阴或亡阳的表现，又称为脱汗。若病势危重，冷汗淋漓如水，面色苍白，肢冷脉微者，属亡阳之汗，为阳气亡脱，津随气泄之象；若病势危重，汗热而黏如油，躁扰烦渴，脉细数疾者，属亡阴之汗，为内热逼涸，阴津外泄之象。战汗指病人先恶寒战栗而后汗出的症状，因邪盛正馁，邪伏不去，一旦正气来复，正邪剧争所致，常见于温病或伤寒邪正剧烈斗争的阶段，是病变发展的转折点。若汗出热退，脉静身凉，提示邪去正复，疾病向愈；若汗出而身热不退，烦躁不安，脉来急疾，提示邪盛正衰，病情恶化。

3. 胸居上焦，内藏心肺，故胸痛多与心肺病变有关。如左胸心前区憋闷作痛，时痛时止者，多因痰、瘀等邪阻滞心脉所致，可见于胸痹等病。胸痛剧烈，面色青灰，手足青冷者，多因心脉急骤闭塞所致，可见于真心痛等病。胸痛，颧赤盗汗，午后潮热者，多因肺阴亏虚，虚火灼络所致，可见于肺痨等病。胸痛，咳喘气粗，壮热面赤者，多因热邪壅肺，肺络不利所致，可见于肺热病等病。胸痛，壮热，咳吐脓血腥臭痰者，多因痰热阻肺，热壅血瘀所致，可见于肺痈等病。胸肋软骨疼痛而局部高起，皮色不变，或沿肋骨相引掣痛者，多因气结痰凝血瘀，经气不和所致，可见于胁肋痛等病。

4. 食欲减退指病人进食的欲望减退，甚至不想进食的症状。食欲减退是疾病过程中常见的病理现象，主要是脾胃病变的反映，抑或是其他脏腑病变影响到脾胃功能的表现。如新病食欲减退，一般是邪气影响脾胃功能，正气抗邪的保护性反应，不一定是脾胃本身的病变。久病食欲减退，兼面色萎黄，食后腹胀，疲倦者，多因脾胃虚弱，腐熟运化无力所致；纳呆少食，脘闷腹胀，头身困重，苔腻脉濡者，多因湿邪困脾，运化功能障碍所致；纳呆少食，脘腹胀闷，嗳腐食臭者，多因食滞胃脘，腐熟不及引起。

5. 排便感异常主要有肛门灼热、里急后重、排便不爽、大便失禁和肛门气坠。

肛门灼热指排便时自觉肛门灼热的症状，多因大肠湿热，或热结旁流，热迫直肠所致。

里急后重指便前腹痛，急迫欲便，便时窘迫不畅，肛门重坠，便意频数的症状，常见于湿热痢疾，多因湿热内阻，肠道气滞所致。

排便不爽指排便不通畅，有涩滞难尽之感的症状。如泻下如黄糜而黏滞不爽者，多因湿热蕴结大肠，气机不畅，传导不利所致；腹痛欲便而排出不爽，抑郁易怒者，多因肝郁脾虚，肠道气滞所致；腹泻不爽，大便酸腐臭秽者，多因食积化腐，肠道气机不畅所致。

大便失禁指大便不能随意控制，滑出不禁，甚至便出而不自知的症状。常因督脉损伤，年老体衰，久病正虚，久泄不愈，脾虚气陷、肠道湿热瘀阻等，引起脾肾虚损，肛门失约所致，多见于脊柱外伤、久泻、休息痢、脱肛、肛门及肠道癌瘤、高年体衰及久病虚损等病。骤起暴泻，后阴难以约束，或神志昏迷，神机失控者，亦可发生大便失禁，但一般不属脾肾虚损。

肛门气坠指肛门有下坠感觉的症状。肛门气坠常于劳累或排便后加重，多因脾虚中气下陷所致，常见于久泄久痢或体弱病人。

6.问小便，主要应询问尿量、尿次、排尿感觉异常等情况。

尿量异常：小便清长量多者，属虚寒证；多尿伴多饮、多食、形体消瘦者为消渴病；小便量少者，多由于热盛伤津，或汗吐下伤津，或脏腑功能失调，水湿内停所致。

尿次异常：新病小便频数，短赤而急迫者，多属膀胱湿热，气化失职所致；久病小便频数，量多色清，夜间尤甚者，多因肾阳不足，肾气不固，膀胱失约所致。

排尿感异常：尿道涩痛、不畅，伴急迫、灼热者，多为湿热蕴结、瘀血、结石阻塞等所致，多见于淋证；余溺不尽者，多因肾气不固，膀胱失约所致；遗尿，多因肾气不足，膀胱失约所致；小便失禁者，多属肾气不固或下焦虚寒所致，若神昏而小便自遗者，属危重证候。

7.问小儿除了解一般问诊内容外，还要结合小儿的特点，着重询问下列几个方面。

① 出生前后情况：新生儿（出生后至1个月）的疾病，多与先天因素或分娩情况有关，故应着重询问妊娠期及产育期母亲的营养健康状况和是否难产、早产等，以了解小儿的先天情况。婴幼儿（1个月至3周岁）发育较快，易患营养不良、五软、五迟等病。故应重点询问喂养情况及坐、爬、立、走、出牙、学语的迟早等情况，以了解小儿后天营养状况和生长发育是否正常。

② 预防按种、传染病史和传染病接触史：小儿6个月至5周岁，先天免疫力逐渐消失，后天免疫力尚未形成，易感染水痘、麻疹等急性传染病。

③ 发病原因：小儿易患高热惊风、伤食、外感病等，所以应注意围绕上述情况进行询问，以了解小儿致病原因。

此外，还应注意询问有无家族遗传病史。

8. 问月经，应注意了解月经的周期，行经的天数，月经的量、色、质，以及有无闭经或痛经等表现。必要时可询问末次月经日期，初潮或绝经年龄。常询问者如下：①经期异常：包括月经先期、月经后期、月经先后无定期。②经量异常：包括月经过多、月经过少、崩漏、闭经等。③经色、经质异常。④痛经。

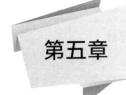

第五章 脉诊

一、选择题

(一) A 型题（每题由 1 个以肯定或否定形式表述的题干和 5 个备选答案组成，这 5 个备选答案中只有 1 个是最佳的或最恰当的答案，其他 4 个均为干扰答案）

1. 《脉经》记载的脉象有（　　）
 A. 24 种　　B. 26 种　　C. 27 种
 D. 28 种　　E. 33 种

2. 浮大而有力，来盛去衰的脉象是（　　）
 A. 浮脉　　B. 散脉　　C. 芤脉
 D. 洪脉　　E. 濡脉

3. 具有沉实大弦长特点的脉象是（　　）
 A. 革脉　　B. 芤脉　　C. 紧脉
 D. 牢脉　　E. 伏脉

4. 脉"有根"主要是指（　　）
 A. 不浮不沉　　　　B. 柔和有力，节律一致
 C. 不快不慢　　　　D. 尺脉有力，沉取不绝
 E. 一息四五至

5. 脉来极细极软，若有若无，为（　　）
 A. 弱脉　　B. 微脉　　C. 涩脉
 D. 细脉　　E. 虚脉

6. 散脉的脉象特点是（　　）
 A. 浮而细软　　B. 浮大而中空　　C. 浮散而无根
 D. 浮大有力　　E. 浮而搏指

7. 下列属于特征相反的脉象是（   ）
　A. 滑脉与动脉 B. 洪脉与实脉 C. 濡脉与浮脉
　D. 洪脉与细脉 E. 弦脉与紧脉
8. 脉来时一止，止有定数者，为（   ）
　A. 疾脉　　　　B. 代脉　　　　C. 结脉
　D. 促脉　　　　E. 动脉
9. 濡脉和弱脉的共同特征是（   ）
　A. 迟细而无力 B. 沉而无力　　C. 空虚无力
　D. 细而无力　　E. 浮而无力
10. 弦细脉的主病为（   ）
　A. 肝郁气滞　　B. 水饮内停　　C. 肝火上炎
　D. 肝郁血虚　　E. 肝胆湿热
11. 浮紧脉的主病为（   ）
　A. 表证挟痰　　B. 风寒表证　　C. 肝火上炎
　D. 肝郁血虚　　E. 肝胆湿热
12. 脉象浮大而软，按之中空者为（   ）
　A. 浮脉　　　　B. 结脉　　　　C. 芤脉
　D. 缓脉　　　　E. 濡脉
13. 紧脉的脉象特征是（   ）
　A. 如按琴弦　　B. 如按葱管　　C. 如按鼓皮
　D. 如牵绳转索 E. 如按刀刃
14. 气滞血瘀证多见（   ）
　A. 虚脉　　　　B. 涩脉　　　　C. 革脉
　D. 实脉　　　　E. 疾脉
15. 脉来一息七至以上的脉象是（   ）
　A. 促脉　　　　B. 数脉　　　　C. 疾脉
　D. 滑脉　　　　E. 弦脉
16. 虚脉的脉象特征是（   ）
　A. 脉细如线，软弱无力 B. 极细极软，若有若无
　C. 沉细而软，应指无力 D. 三部脉举之均无力，按之空虚
　E. 浮细而软，应指无力
17. 弦脉的脉象特征是（   ）

A. 脉来绷急　　B. 端直以长　　C. 如珠走盘
D. 状若波涛　　E. 浮而搏指

18. 结脉、代脉、促脉的共同特点是（　　）
A. 脉来缓慢　　B. 脉来较数　　C. 脉来时一止
D. 止有定数　　E. 止无定数

19. 需推筋着骨始得的脉象是（　　）
A. 弱脉　　　B. 牢脉　　　C. 沉脉
D. 伏脉　　　E. 细脉

20. 脉体短，不及三部的脉象是（　　）
A. 洪脉　　　B. 弦脉　　　C. 实脉
D. 动脉　　　E. 牢脉

21. 主痰热、湿热、食积内热的脉象是（　　）
A. 滑数脉　　B. 浮滑脉　　C. 弦数脉
D. 沉缓脉　　E. 洪数脉

22. 脉位表浅的脉象是（　　）
A. 细脉　　　B. 弱脉　　　C. 弦脉
D. 革脉　　　E. 牢脉

23. 属于芤脉主病的是（　　）
A. 大失血初期，失血精伤　B. 脏气虚衰
C. 阴寒内盛，疝气癥积　　D. 亡血、失精、半产、漏下
E. 阳气虚衰，气血俱虚

24. 主病为邪热内结的脉象是（　　）
A. 芤脉　　　B. 革脉　　　C. 迟脉
D. 紧脉　　　E. 浮脉

25. 微脉的脉象特征是（　　）
A. 脉细如线，应指明显
B. 浮细而软
C. 沉细而软
D. 极细极软，按之欲绝，若有若无
E. 浮大无根，应指散乱

26. 下列脉象中，不主痛证的脉象是（　　）
A. 伏脉　　　B. 弦脉　　　C. 紧脉

D. 动脉　　　　E. 滑脉

27. 下列除哪项外，均可见于正常人（　　）
   A. 大脉　　　B. 紧脉　　　C. 洪脉
   D. 实脉　　　E. 数脉

28. 三部举按均有力的脉象是（　　）
   A. 滑脉　　　B. 紧脉　　　C. 实脉
   D. 弦脉　　　E. 洪脉

29. 下列关于平脉生理变异的说法中，不正确的是（　　）
   A. 饮食、酒后脉多数而有力
   B. 经常锻炼之人脉多缓而有力
   C. 老人脉多兼弦
   D. 体力劳动者，脉多弱于脑力劳动者
   E. 妇女脉象较男子濡弱而略快

30. 紧脉与缓脉特征的不同主要表现在（　　）
   A. 脉位　　　B. 流利度　　　C. 紧张度
   D. 均匀度　　E. 脉宽

（二）B型题 [每题由1组备选答案（5个）和1组题干（2~5个）组成。先列出5个备选答案，然后接着提出多个问题。要求应试者为每个问题从备选答案中选择1个最佳答案。每个备选答案可选1次或1次以上，也可不选]

　　A. 缓而时止，止无定数　　B. 数而时止，止无定数
　　C. 缓而时止，止有定数　　D. 数而时止，止有定数
　　E. 脉来迟缓，脉势不匀

1. 代脉的脉象是（　　）
2. 结脉的脉象是（　　）
3. 促脉的脉象是（　　）

　　A. 心与膻中　　　　　　B. 脾胃
　　C. 肾与小腹（膀胱、小肠）　D. 肺与胸中
　　E. 肝胆与膈

4. 常用寸关尺三部脏腑的配属中左寸部属（　　）
5. 常用寸关尺三部脏腑的配属中左关部属（　　）
6. 常用寸关尺三部脏腑的配属中右寸部属（　　）

7. 常用寸关尺三部脏腑的配属中右关部属（　　）
8. 常用寸关尺三部脏腑的配属中左尺部属（　　）
A. 脉位的变化　　　　　　B. 脉宽的变化
C. 脉力的变化　　　　　　D. 紧张度的变化
E. 节律的变化
9. 细脉主要是（　　）
10. 弦脉主要是（　　）
11. 实脉主要是（　　）
A. 散脉　　　B. 虚脉　　　C. 长脉
D. 疾脉　　　E. 伏脉
12. 邪闭、痛极、厥证等常见（　　）
13. 亢而无制，真阴垂绝，常见（　　）
14. 元气耗散，病情危重，常见（　　）
A. 指医生的手指较轻地按在寸口脉搏跳动部位以体察脉象
B. 指医生手指用力较重，甚至按到筋骨以体察脉象
C. 指医生手指用力不轻不重，按至肌肉，并调节适当指力，或左右推寻，以细细体察脉象
D. 用力不轻不重，按至肌肉而取脉
E. 三指同时用大小相等的指力诊脉的方法
15. 举法（　　）
16. 寻法（　　）
17. 按法（　　）
A. 脉来缓慢，时有中止，止无定数
B. 脉来一止，止有定数，良久方还
C. 脉来数而时有一止，止无定数
D. 脉来数而时有一止，止有定数
E. 脉来艰涩，三五不调
18. 代脉的特征是（　　）
19. 结脉的特征是（　　）
20. 促脉的特征是（　　）

（三）C 型题（每题均由 4 个备选答案和 1 组题干组成。先列出 4 个备选答案，其中第 3 个备选答案为"两者均是"，

第 4 个备选答案为"两者均否";然后提出 2～4 个问题。要求应试者从 4 个答案中选择)

　　A.《难经》　　　　　　B.《脉经》
　　C. 两者均是　　　　　　D. 两者均否
　1. 我国现存最早的脉学专著是（　　）
　2. 记录"独取寸口"切脉方法的著作是（　　）
　3. 记载了 30 种脉象的著作是（　　）
　　A. 细脉　　　　　　　　B. 结脉
　　C. 两者均是　　　　　　D. 两者均否
　4. 与精气欲绝有关的脉象是（　　）
　5. 与湿邪有关的脉象是（　　）
　6. 与阴盛气结有关的脉象是（　　）
　　A. 肝郁气滞　　　　　　B. 痰饮内停
　　C. 两者均是　　　　　　D. 两者均否
　7. 属于沉弦脉主病的是（　　）
　8. 属于弦脉主病的是（　　）
　9. 属于缓脉主病的是（　　）
　　A. 兼有弦脉特点　　　　B. 兼有浮脉特点
　　C. 两者均是　　　　　　D. 两者均否
　10. 革脉可（　　）
　11. 牢脉可（　　）
　　A. 虚劳　　　　　　　　B. 失血
　　C. 两者均是　　　　　　D. 两者均否
　12. 迟脉主（　　）
　13. 芤脉主（　　）
　　A. 气血俱虚　　　　　　B. 湿证
　　C. 两者均是　　　　　　D. 两者均否
　14. 虚脉的主病（　　）
　15. 细脉的主病（　　）
　16. 代脉的主病（　　）
　　A. 脉位浮　　　　　　　B. 脉体宽大
　　C. 两者均是　　　　　　D. 两者均否

17. 濡脉的脉象特征具有（　　）
18. 洪脉的脉象特征具有（　　）
19. 大脉的脉象特征具有（　　）

（四）X 型题（每题均由 1 个题干和 5 个备选答案组成。5 个备选答案中有 2 个或 2 个以上的正确答案。要求应试者将正确答案全部选出，多选或少选均为错误）

1. 下列属于数脉主病的有（　　）
   A. 寒凝　　　B. 实热　　　C. 虚热
   D. 虚阳外越　E. 阴虚
2. 下列脉象均可见邪气盛的有（　　）
   A. 实脉　　　B. 紧脉　　　C. 动脉
   D. 革脉　　　E. 滑脉
3. 涩脉的主病有（　　）
   A. 气滞血瘀　B. 元气离散　C. 痰食内停
   D. 湿浊阻滞　E. 精伤血少
4. 弦数脉的主病是（　　）
   A. 肝胆湿热　B. 肝阳上亢　C. 食积化热
   D. 痰饮内停　E. 肝郁化热
5. 属于真脏脉的有（　　）
   A. 雀啄脉　　B. 虾游脉　　C. 转豆脉
   D. 鱼翔脉　　E. 麻促脉
6. 脉象的生理变异与下列哪些因素有关（　　）
   A. 性别　　　B. 年龄　　　C. 气候
   D. 体质　　　E. 精神
7. 属于病脉的有（　　）
   A. 斜飞脉　　B. 紧脉　　　C. 牢脉
   D. 反关脉　　E. 濡脉
8. 脉位沉的脉有（　　）
   A. 革脉　　　B. 芤脉　　　C. 牢脉
   D. 伏脉　　　E. 弱脉
9. 一息五至以上的脉象是（　　）
   A. 动脉　　　B. 促脉　　　C. 疾脉

D. 数脉　　　　E. 结脉
10. 应指无力的脉象有（　　）
A. 濡脉　　　B. 微脉　　　C. 牢脉
D. 弱脉　　　E. 细脉
11. 促脉的主病有（　　）
A. 阳盛实热　　　　　B. 脏气衰败
C. 寒邪凝滞　　　　　D. 气血痰食停滞
E. 阴液不足
12. 主痛证的脉象有（　　）
A. 弦脉　　　B. 紧脉　　　C. 动脉
D. 滑脉　　　E. 伏脉
13. 正常人可见到的脉象有（　　）
A. 濡脉　　　B. 缓脉　　　C. 迟脉
D. 沉脉　　　E. 滑脉
14. 真脏脉又称为（　　）
A. 死脉　　　B. 绝脉　　　C. 怪脉
D. 败脉　　　E. 平脉
15. 既主虚证又主湿证的脉象有（　　）
A. 弱脉　　　B. 濡脉　　　C. 滑脉
D. 微脉　　　E. 细脉
16. 应指有力的脉象有（　　）
A. 实脉　　　B. 洪脉　　　C. 滑脉
D. 弦脉　　　E. 紧脉
17. 具有脉形宽特点的脉象有（　　）
A. 洪脉　　　B. 实脉　　　C. 大脉
D. 芤脉　　　E. 弱脉
18. 可见于热证的脉象有（　　）
A. 数脉　　　B. 迟脉　　　C. 长脉
D. 滑脉　　　E. 紧脉
19. 具有紧张度高特点的脉象有（　　）
A. 牢脉　　　B. 革脉　　　C. 弦脉
D. 弱脉　　　E. 紧脉

20. 下列哪些是脉律不齐的脉（　　）
A. 散脉　　B. 涩脉　　C. 结脉
D. 促脉　　E. 代脉

二、填空题

1. 平脉的特点是_____、_____、_____。
2. 仲景三部诊法中，诊寸口脉_____，诊趺阳脉_____，诊太溪脉_____。
3. 三部九候诊法又称_____，出自_____。
4. 人迎寸口诊法中，寸口反映_____，人迎反映_____的情况。
5. 诊脉时常用的运指指法有_____、_____、_____、_____、_____等。
6. 脉症是否相应可以判断疾病的顺逆，脉症相应者，为_____，不相应者为_____。
7. 人体为适应自然而进行的生理性调节，正常人形成了与时令气候相应的四季脉象，《素问·平人气象论篇》总结为"春胃_____""夏胃_____""秋胃_____""冬胃_____"曰平脉。即春季多见_____脉，夏季多见_____脉，秋季多见_____脉，冬季多见_____脉。
8. 弦脉的特征是_____、_____。
9. 构成脉象的四要素是_____、_____、_____、_____。
10. 脉象与年龄、体质等因素有关，其中小儿脉象多_____，青年人多_____，老年人多_____，肥胖人多_____，消瘦人多_____。
11. 微脉的脉象特征是_____、_____、_____。
12. 真脏脉的特点是_____、_____、_____。
13. 诊小儿脉时，由于小儿寸口部位甚短，一般多用_____，而不必细分_____、_____、_____三部。
14. 诊妇人脉时，若妇人闭经，尺脉虚细而涩者，多为_____的虚闭；尺脉弦涩者，多为_____的实闭；脉象弦滑者，多为

_____。妇人两尺脉搏动强于寸脉或左寸脉滑数动甚者,均为_____。

15. 浮滑数脉多见于_____,_____,_____,_____病证。

16. 洪数脉多主_____、_____,多见于外感热病。

17. 沉缓脉多见于_____和_____。

18. 弦细脉多见于_____,_____或_____等证。

三、名词解释

1. 平脉 2. 平息 3. 斜飞脉 4. 反关脉
5. 寸口 6. 寸口诊法 7. 遍诊法 8. 运指
9. 总按 10. 指目 11. 中取 12. 相兼脉
13. 真脏脉 14. 独异脉 15. 六阴脉 16. 六阳脉
17. 脉症顺逆 18. 五十动

四、简答题

1. 何谓离经脉?有何临床意义?
2. 何谓三部九候?
3. 何谓脉象的"有胃""有神""有根"?
4. 如何鉴别浮脉、芤脉、革脉和散脉?
5. 细脉、微脉、弱脉、濡脉四种脉象有何不同?
6. 结脉、代脉、促脉从脉象特征上如何鉴别?
7. 简述滑脉与涩脉、洪脉与细脉这两对相反脉象的特征。
8. 简述正常人的脉象特征。
9. 简述构成脉象的基本要素。

五、问答题

1. 寸口脉为什么能反映脏腑的病变?
2. 试述浮脉类的脉象特征及主病。
3. 试述沉脉类的脉象特征及主病。
4. 脉诊的意义如何?
5. 如何辨别小儿病脉?

6. 如何理解"脉症顺逆与从舍"?

附:参考答案

一、选择题
(一) A 型题
1. A	2. D	3. D	4. D	5. B
6. C	7. D	8. B	9. D	10. D
11. B	12. C	13. D	14. B	15. C
16. D	17. B	18. C	19. D	20. D
21. A	22. D	23. A	24. C	25. D
26. E	27. B	28. C	29. D	30. C

(二) B 型题
1. C	2. A	3. B	4. A	5. E
6. D	7. B	8. C	9. B	10. D
11. C	12. E	13. D	14. A	15. A
16. C	17. B	18. B	19. A	20. C

(三) C 型题
1. B	2. A	3. D	4. D	5. A
6. B	7. C	8. C	9. D	10. B
11. A	12. D	13. B	14. A	15. C
16. D	17. A	18. C	19. B	

(四) X 型题
1. BCDE	2. ABCE	3. ACE	4. ABE
5. ABCDE	6. ABCDE	7. BCE	8. CDE
9. ABCD	10. ABDE	11. ABD	12. ABCE
13. BCDE	14. ABCD	15. BE	16. ABCDE
17. ABCD	18. ACD	19. ABCE	20. ABCDE

二、填空题
1. 有胃 有神 有根
2. 以候脏腑 以候胃气 以候肾气
3. 遍诊法 《素问·三部九候论篇》

4. 内脏病变 体表
5. 举 按 寻 总按 单诊
6. 顺 逆
7. 微弦 微钩 微毛 微石 弦 洪 浮 沉
8. 端直以长 如按琴弦
9. 脉位 脉次 脉形 脉势
10. 小数 平滑 弦硬 沉 浮
11. 脉来极细极软 若有若无 按之欲绝
12. 无胃 无神 无根
13. 一指定关法 寸 关 尺
14. 精血亏少 气滞血瘀 痰湿阻于胞宫 妊娠之征
15. 肝火夹痰 肝胆湿热 肝阳上扰 痰火内蕴
16. 阳明经证 气分热盛
17. 脾虚 水湿停留
18. 肝肾阴虚 血虚肝郁 肝郁脾虚

三、名词解释

1. 即正常脉象，指正常人在生理条件下出现的脉象，既具有基本的特点，又有一定的变化规律和范围，而不是指固定不变的某种脉象。

2. 指医者在诊脉时要保持呼吸调匀，清心宁神，以自己的呼吸计算病人的脉搏至数。

3. 脉象不见于寸口，而从尺部斜向手背的脉。

4. 脉象不见于寸口，而是出现在寸口背侧的脉。

5. 又称气口或脉口，是指桡骨茎突内侧一段桡动脉搏动的部位。

6. 是指单独切按桡骨茎突内侧一段桡动脉的搏动，根据其脉动形象，以推测人体生理、病理状况的一种诊察方法。

7. 是指遍诊上、中、下三部有关的动脉，以判断病情的一种诊脉方法。上为头部、中为手部、下为足部。上、中、下三部又各分为天、地、人三候，三三合而为九，故又称为三部九候诊法。

8. 指医生布指之后，运用指力的轻重、挪移及布指变化以体察脉象。

9. 即三指同时用大小相等的指力诊脉的方法,从总体上辨别寸关尺三部和左右两手脉象的形态、脉位、脉力等。

10. 指目即指尖和指腹交界棱起之处,与指甲二角连线之间的部位,形如人目,是手指触觉比较灵敏的部位。

11. 运用指力大小介于举和按之间的取脉方法。

12. 凡两种或两种以上的单因素脉相兼出现,复合构成的脉象即称为相兼脉。

13. 真脏脉是指在疾病危重期出现的无胃、无神、无根的脉象,是病邪深重,元气衰竭,胃气已败的征象,故又称"败脉""绝脉""死脉""怪脉"。

14. 两手六部脉中,某一部的脉象异于其他部位,如左关脉独弦,右寸脉独弱等,称为"独异脉"。

15. 由于禀赋的不同,体质的差异,有六脉同等沉细而无病者,称为六阴脉,不属病脉。

16. 由于禀赋的不同,体质的差异,有六脉同等洪大而无病者,称为六阳脉,不属病脉。

17. 脉症顺逆,是指脉与症的相应与不相应,以判断病情的顺逆。一般而论,脉与症相一致者为顺,反之为逆。

18. 指医生对病人诊脉的时间一般不应少于50次脉跳的时间。现一般认为每次诊脉每手应不少于1分钟,两手以3分钟左右为宜。

四、简答题

1. 《医宗必读·新著四言脉诀》认为"离经者,离乎经常之脉也"。临产妇人可出现不同于平常的脉象,其脉多浮,或脉数而滑或紧。孕妇在平时无脉的中指中节或本节的两旁出现脉搏跳动,即是临产之兆。

2. 三部九候有两种。一是指诊脉部位的三部九候,即遍诊法。切脉部位分头、手、足三部,每部又分天、地、人三候,三而三之,合而为九,故称三部九候。二是指寸口诊法的三部九候,即寸口分寸、关、尺三部,每部又有浮取、中取、沉取三候,三而三之,合而为九,亦称三部九候。两者名同实异,不可混淆。

3. "有胃"，即脉有胃气，主要反映脾胃运化功能的盛衰，脉象从容和缓，流利。"有神"，即脉有神气，可察精气之盈亏，并与胃气的盛衰有关，脉象柔和有力，节律整齐。"有根"，即脉有根基，脉之有根无根主要说明肾气的盛衰，脉象表现为尺脉有力、沉取不绝。

4. 四种脉象的脉位均表浅，轻取皆可得。不同的是浮脉举之有余，重按稍减而不空，脉形不大不小；芤脉浮大无力，中间独空，如按葱管；革脉是浮取弦大搏指，外急中空，如按鼓皮；散脉是浮而无根，至数不齐，脉力不匀。

5. 四种脉象都是脉形细小且脉势软弱无力。细脉形小而应指明显，主要从脉搏的形态而言；微脉则极软极细，按之欲绝，若有若无，起落模糊，不仅从脉形言，而且主要指脉搏的力量弱；弱脉为沉细而无力；濡脉为浮细而无力，即脉位与弱脉相反，轻取即得，重按反不明显。

6. 三者均属有歇止的脉象。但促脉为脉数而中止，结脉为脉缓而中止，二者歇止均不规则；代脉是脉来一止，其脉率可快可慢，且歇止有规则，歇止时间较长。

7. 滑脉与涩脉：是脉搏流利度相反的两种脉象。滑脉是往来流利，应指圆滑，"如盘走珠"；涩脉是往来艰涩，滞涩不畅，"如轻刀刮竹"。

洪脉与细脉：是脉体大小和气势强弱相反的两种脉象。洪脉的脉体宽大，充实有力，来势盛而去势衰；细脉脉体细小如线，其势软弱无力，但应指明显。

8. 寸关尺三部皆有脉，不浮不沉，不快不慢，一息四五至，不大不小，从容和缓，节律一致，尺部沉取有一定的力量，并随生理活动、气候、季节和环境等的不同而有相应变化。

9. 脉位指脉搏跳动显现的部位和长度，诊察脉搏显现部位的浅深、长短。脉次指脉搏跳动的至数和节律，诊察脉搏的频率快慢和节律是否均匀。脉形指脉搏跳动的宽度等形态，诊察脉搏的大小、软硬等形状。脉势指脉搏应指的强弱、流畅等趋势，诊察脉动势力的强弱及流畅程度。

五、问答题

1. 寸口脉能反映脏腑病变的原因在于：①寸口部为"脉之大会"。寸口是手太阴肺经之脉，气血循环流注起始于手太阴肺经，营卫气血遍布周身，循环五十度又终止于肺经，复会于寸口，为十二经脉的始终。故脏腑生理功能的盛衰，营卫气血的盈亏，均可从寸口部的脉象上反映出来。②"气口亦太阴也"。手太阴肺经起于中焦，与足太阴脾经相交会，而脾胃为后天之本，为气血生化之源，五脏六腑之气均来源于脾胃，故脏腑气血的盛衰可反映于寸口。③寸口部位固定，脉气最明显。寸口为桡动脉所在的桡骨茎突的内侧，一般其行径比较固定，解剖位置表浅，脉搏强弱易于分辨，方便诊察。

2. 浮脉表现为举之有余，按之不足，临床主表证，亦见于虚阳浮越证。

洪脉表现为脉体宽大，充实有力，来盛去衰，临床主热盛。

濡脉表现为浮细无力而软，临床主虚证，湿困。

散脉表现为浮取散漫而无根，伴至数不齐或脉力不匀，临床主元气离散，脏气将绝。

芤脉表现为浮大中空，如按葱管，临床主失血，伤阴。

革脉表现为浮而搏指，中空边坚，临床主亡血、失精、半产、崩漏。

3. 沉脉表现为轻取不应，重按始得，临床主里证。

伏脉表现为重按推至筋骨始得，临床主邪闭、厥病、痛极。

弱脉表现为沉细无力而软，临床主阳气虚衰、气血俱虚。

牢脉表现为沉、实、大、弦、长，临床主阴寒内积、疝气、癥积。

4. 脉诊的意义在于以下四个方面：①辨别病位。机体发生疾病时，病邪在表或在里，或病变在何脏何腑，通过脉象可以反映出来。如浮脉多主表证，沉脉多主里证。左、右手的寸关尺三部分属于不同的脏腑，若某部脉象发生特异变化，应考虑其相应脏腑发生病变的可能性，如两手尺部脉微弱，多为肾气虚衰；右关部见弱脉多为脾胃气虚。②判断病性。多数脉象都能在一定程度上反映病证的性质。如数脉、洪脉、滑脉、长脉等，多见于热证；迟脉、紧脉等，多见于寒证。③分辨正邪盛衰。疾病过程中邪正双方的盛衰，会影响脉象的变化，因而诊察脉象可以分辨疾病过程中的正邪盛衰。如脉见虚、细、弱、微、短、革、代等无力脉象，多为气血不足、精亏、阳气衰微所致之虚证；脉见实、洪、滑、弦、紧、长等有力脉象，多为邪气亢盛之实证。④推断疾病进退预后。根据脉象的动态变化，结合症状，可以推断疾病的进退和预后。如外感病脉象由浮转沉，表示病邪由表入里；由沉转浮为病邪由里出表。久病脉见和缓，是胃气渐复，疾病自愈之兆；久病气虚、虚劳或失血、久泄等虚证而脉见洪大无力，则为虚阳外浮，正衰危候，预后不佳。又如外感热病，热势渐退，脉象和缓，为将愈之候；反之，脉疾数，烦躁，则为病进之征。

5. 小儿疾病一般都比较单纯，主要以脉的浮、沉、迟、数辨病证的表、里、寒、热；以脉的有力、无力定病证的虚、实。浮脉多见于表证，浮而有力为表实，浮而无力为表虚；沉脉多见于里证，沉而有力为里实，沉而无力为里虚；迟脉多见于寒证，迟而有力为实寒，迟而无力为虚寒；数脉多见于热证，浮数为表热，沉数为里热，数而有力为实热，数而无力为虚热。此外，痰热壅盛或食积内停可见滑脉；湿邪为病可见濡脉；心气、心阳不足可见歇止脉。

6. 脉症顺逆，是指脉与症的相应与不相应，以判断病情的顺逆。一般而论，脉与症相一致者为顺，反之为逆。如暴病脉来浮、洪、数、实者为顺，反映正气充盛能够抗邪；久病脉来沉、微、细、弱者为顺，说明正虽不足而邪亦不盛。若新病脉反见沉、细、微、弱，说明正气虚衰；久病脉反见浮、洪、数、实等，则表示正气衰而邪不退，均属逆证。

脉与症有时有不相应者，故临床时当根据疾病的本质决定从舍，或舍脉从症，或舍症从脉。如自觉烦热，而脉见微弱者，必属虚火；腹虽胀满，而脉微弱者，则是脾胃虚弱之故。胸腹不灼，而见脉大者，必非火邪；本无胀满疼痛，而脉见弦强者，并非实证。脉有从舍，说明脉象只是疾病表现的一个方面，因而要四诊合参。

第六章 按诊

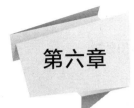

一、选择题

(一) A 型题（每题由 1 个以肯定或否定形式表述的题干和 5 个备选答案组成，这 5 个备选答案中只有 1 个是最佳的或最恰当的答案，其他 4 个均为干扰答案）

1. 心下或胃脘痞闷不舒，按之柔软，满而不痛为（ ）
   A. 食积   B. 水饮   C. 痰饮
   D. 臌胀   E. 虚满

2. 腹痛灼热，拒按，按之痛甚，伴有腹部硬满者为（ ）
   A. 阳明腑实证   B. 阳明经证   C. 内痈
   D. 臌胀   E. 虫积

3. 虚里按之其动微弱者，为（ ）
   A. 中气不足   B. 大气下陷   C. 宗气外泄
   D. 宗气内虚   E. 心阳不足

4. 左少腹作痛，按之累累有硬块者，多为（ ）
   A. 肠痈   B. 虫积   C. 宿粪
   D. 癥积   E. 瘕聚

5. 右少腹部按之疼痛，重按突然放手后痛剧，多见于（ ）
   A. 燥屎   B. 虫积   C. 血瘀
   D. 肠痈   E. 水臌

6. 能够判断疼痛虚实的方法是（ ）
   A. 疼痛的部位   B. 疼痛部位的颜色
   C. 疼痛喜按或拒按   D. 痛处的温凉
   E. 疼痛时的姿势

7. 身热初按热甚，久按热反轻者，多属（ ）
   A. 热在里　　　B. 阴虚证　　　C. 虚阳外越
   D. 热在表　　　E. 湿热内蕴
8. 足三里穴有压痛者可诊断为（ ）
   A. 肺病　　　　B. 脾病　　　　C. 肾病
   D. 大肠病　　　E. 胃病
9. 胸腹部按诊时，病人应采取（ ）
   A. 俯卧位　　　B. 侧卧位　　　C. 肘膝位
   D. 仰卧位　　　E. 正坐位
10. "诸病有声，鼓之如鼓"，属于（ ）
    A. 摸法　　　　B. 按法　　　　C. 叩法
    D. 触法　　　　E. 压法
11. 久病体虚而虚里脉动迟者为（ ）
    A. 中气不守　　B. 心阳不足　　C. 心血不足
    D. 心阴不足　　E. 心气不足
12. 初按不甚热，按久热明显，称为（ ）
    A. 寒热往来　　B. 身热不扬　　C. 骨蒸潮热
    D. 阴虚发热　　E. 虚阳外越
13. 颈部瘿肿，软硬相间，伴球状隆起，边缘清楚，有时可触及搏动，有时表面皮肤上有血丝，按之可暂时褪色，为（ ）
    A. 肉瘤　　　　B. 筋瘤　　　　C. 血瘤
    D. 气瘤　　　　E. 骨瘤
14. 乳房肿块大小不一，呈片状、结节、条索、颗粒状，边界欠清，质地不坚，活动度好，常有压痛者，多为（ ）
    A. 乳痈　　　　B. 乳癖　　　　C. 乳核
    D. 乳痨　　　　E. 乳疬
15. 肌肤初扪之不觉很热，但扪之稍久即感灼手者，多为（ ）
    A. 真热假寒　　B. 亡阴之征　　C. 亡阳之征
    D. 热在表　　　E. 湿热蕴结

（二）B型题 [每题由1组备选答案（5个）和1组题干（2～5个）组成。先列出5个备选答案，然后接着提出多个问

题。要求应试者为每个问题从备选答案中选择 1 个最佳答案。每个备选答案可选 1 次或 1 次以上，也可不选]

A. 肿处隆起，根盘紧束，灼手疼痛。
B. 肿处坚硬固定不热
C. 肿处边硬顶软，有波动感。
D. 肿处按之凹陷不起
E. 肿处硬而不热，根盘平塌漫肿。

1. 属于疮疡已成脓的是（　　）
2. 属于疮疡热证的是（　　）
3. 属于水肿的是（　　）

A. 胁痛喜按，胁下按之空虚无力
B. 右胁下肿块，质软，表面光滑，有压痛
C. 右胁下肿块，质硬，表面平或呈小结节状，无压痛
D. 胁下肿块，刺痛拒按
E. 右胁下肿块，质地坚硬，表面凹凸不平，边缘不规则，有压痛

4. 肝虚可表现为（　　）
5. 肝积可表现为（　　）
6. 肝著可表现为（　　）

A. 心下按之硬而痛
B. 心下满，按之柔软无压痛
C. 肿块按之坚硬，推之不移，痛有定处
D. 肿块推之可移动，或痛无定处，聚散不定
E. 腹内结块，按之手下如蚯蚓蠕动，或起伏聚散，往来不定

7. 虫积（　　）
8. 癥积（　　）
9. 痕聚（　　）

A. 尺肤粗糙，肌肤甲错　　B. 尺肤热甚
C. 尺肤凉　　　　　　　　D. 尺肤肿胀，按之凹陷不起
E. 尺肤润泽

10. 精血不足者可见（　　）

11. 热证者可见（   ）
12. 泄泻、少气者可见（   ）
A. 食指独冷   B. 指尖冷   C. 指尖热
D. 中指独冷   E. 中指独热
13. 小儿惊厥可见（   ）
14. 小儿麻疹将透可见（   ）
15. 小儿外感风寒可见（   ）

（三）C型题（每题均由4个备选答案和1组题干组成。先列出4个备选答案，其中第3个备选答案为"两者均是"，第4个备选答案为"两者均否"；然后提出2~4个问题。要求应试者从4个答案中选择）

A. 水肿   B. 气肿
C. 两者均是   D. 两者均否
1. 肌肤按之凹陷，不能即起者为（   ）
2. 肌肤按之凹陷，举手即起者为（   ）

A. 初按热甚，久按反轻   B. 手足背较手足心热
C. 两者均是   D. 两者均否
3. 按诊病在表者（   ）
4. 按诊病在里者（   ）

A. 天枢   B. 日月
C. 两者均是   D. 两者均否
5. 诊胆病常用的腧穴是（   ）
6. 诊膀胱病常用的腧穴是（   ）
7. 诊大肠病常用的腧穴是（   ）

（四）X型题（每题均由1个题干和5个备选答案组成。5个备选答案中有2个或2个以上的正确答案。要求应试者将正确答案全部选出，多选或少选均为错误）

1. 肺病按诊时常用的腧穴有（   ）
A. 太冲   B. 肺俞   C. 中府
D. 期门   E. 太渊
2. 按肌肤诊察的内容有（   ）

A. 肌肤的寒热　　　B. 肌肤的润燥　　　C. 肌肤的滑涩
D. 局部的肿胀或疮疡　E. 肌肤的颜色
3. 按胁部可了解到的病变脏腑有（　　）
A. 脾　　　　　　　B. 胃　　　　　　　C. 胆
D. 肺　　　　　　　E. 肝
4. 下腹部和脐部有压痛，主要应考虑的相关脏腑有（　　）
A. 膀胱　　　　　　B. 小肠　　　　　　C. 大肠
D. 胃　　　　　　　E. 肝胆
5. 腹部膨隆，因考虑的情况有（　　）
A. 水肿　　　　　　B. 腹内肿物　　　　C. 肥胖
D. 气鼓　　　　　　E. 疝气
6. 按腧穴时，应注意（　　）
A. 腧穴上是否有压痛　　　B. 腧穴上是否有结节
C. 腧穴上是否有敏感反应　D. 腧穴上是否有条索状物
E. 腧穴上是否有颜色变化
7. 诊心病常用的腧穴有（　　）
A. 中府　　　　　　B. 巨阙　　　　　　C. 膻中
D. 大陵　　　　　　E. 太渊
8. 诊胃病常用的腧穴有（　　）
A. 胃俞　　　　　　B. 日月　　　　　　C. 膻中
D. 天枢　　　　　　E. 足三里
9. 在安静状态下出现人迎脉的明显搏动，可见于（　　）
A. 心肺瘀阻　　　　B. 肝阳上亢　　　　C. 心气虚衰
D. 水气凌心　　　　E. 血脉瘀阻
10. 胸（肺）部叩诊音浊或呈实音，并有胸痛，可见于（　　）
A. 饮停胸膈　　　　B. 肺痈　　　　　　C. 外伤
D. 臌胀　　　　　　E. 肺痨损伤

二、填空题

1. 按诊的手法主要有_____、_____、_____、_____四法。
2. 叩击法有_____和_____两种。

3. 按诊内容主要有_____、_____、_____、_____、_____等。

4. 传统上的"胸"指_____，_____；胸骨体下端尖突谓之"_____"；肌肉部分谓之"_____"；肋骨下之软肋处谓之"_____"；左乳下心尖搏动处为"_____"。

5. 乳房局部压痛，可见于_____、_____、_____等病变。

6. 若发现乳房内肿块时，应注意肿块的_____、_____、_____、_____、_____以及_____、_____的情况。

7. 触按疮疡局部，一般肿硬不热者，属_____；肿处灼手而有压痛者，属_____；根盘平塌漫肿者，属_____；根盘收束而隆起者，属_____。患处坚硬多_____；边硬顶软的_____。

8. 外感病汗出热退身凉，为_____；皮肤无汗而灼热者，为_____。

9. 用手按压肌肤肿胀程度，可以辨别_____和_____。按之凹陷，不能即起者，为_____；按之凹陷，举手即起者，为_____。

10. 手足俱冷者，为_____，属_____；手足俱热者，多为_____，属_____。热证见手足热者，属_____；热证反见手足逆冷者，属_____。

11. 诊手足时，手足心与手足背比较，若手足背热甚者，多为_____；手足心热甚者，多为_____。

12. 手心热与额上热比较，若额上热甚于手心热者为_____；手心热甚于额上热者为_____。

13. 正常腧穴按压时有_____，无_____、无_____、无_____、无_____和_____。

14. 诊断肝病常用的腧穴有_____、_____、_____；诊断脾病常用的腧穴有_____、_____、_____；诊断肾病常用腧穴有_____、_____。

15. 妇女乳房有大小不一的肿块，边界不清，质地不硬，活动度好，伴有疼痛者，多见于_____。

16. 妇女乳房有结节如梅李,边缘不清,皮肉相连,病变发展缓慢,日久破溃,流稀脓夹有豆渣样物者,多为_____。

三、名词解释

1. 按诊 2. 虚里 3. 臌胀 4. 癥积 5. 瘕聚
6. 尺肤 7. 叩击法

四、简答题

1. 运用按诊如何区别水臌与气臌?
2. 如何运用按诊区别腹满和腹痛的虚实?
3. 如何通过叩诊胸部了解肺部病变?
4. 什么是直接叩诊法?通过直接叩诊法可以了解哪些疾病?
5. 如何进行侧卧位按诊?
6. 拳掌叩击法应如何操作?有何临床意义?
7. 指指叩击法应如何操作?有何临床意义?

五、问答题

1. 虚里按诊时应如何操作?需了解哪些内容?有何意义?
2. 临床按肌肤有何意义?
3. 按诊有哪些注意事项?
4. 试述触、摸、按三法有何区别。
5. 腹部出现压痛多见哪些脏腑病变?
6. 胁部按诊疼痛常提示哪些病变?
7. 按肌肤时要诊察哪些内容?诊肌肤寒热的异常表现有何临床意义?

附:参考答案

一、选择题

(一) A 型题

| 1. E | 2. A | 3. D | 4. C | 5. D |
| 6. C | 7. D | 8. E | 9. D | 10. C |

11. B　　　12. B　　　13. C　　　14. B　　　15. E
(二) B 型题
1. C　　　2. A　　　3. D　　　4. A　　　5. C
6. B　　　7. E　　　8. C　　　9. D　　　10. A
11. B　　　12. C　　　13. B　　　14. D　　　15. E
(三) C 型题
1. A　　　2. B　　　3. C　　　4. D　　　5. B
6. D　　　7. A
(四) X 型题
1. BCE　　　2. ABCD　　　3. CE　　　4. ABC
5. ABCD　　　6. ABCD　　　7. BCD　　　8. AE
9. ABCD　　　10. ABE

二、填空题

1. 触　摸　按　叩
2. 直接叩击法　间接叩击法
3. 按胸胁　按脘腹　按肌肤　按手足　按腧穴
4. 缺盆下　腹之上有骨之处　鸠尾　膺　季肋　虚里
5. 乳痈　乳发　乳疽
6. 数目　部位　大小　外形　硬度　压痛　活动度　腋窝锁骨下淋巴结
7. 寒证　热证　阴证　阳证　无脓　已成脓
8. 表邪已解　热甚
9. 水肿　气肿　水肿　气肿
10. 阳虚寒盛　寒证　阳盛热炽　热证　顺候　逆候
11. 外感发热　内伤发热
12. 表热　里热
13. 酸胀感　压痛　结节　条索状物　异常感觉　反应
14. 期门　肝俞　太冲　章门　太白　脾俞　气海　太溪
15. 乳癖
16. 乳痨

三、名词解释

1. 按诊是医生用手直接触摸或按压病人某些部位，以了解局部冷热、润燥、软硬、压痛、肿块或其他异常变化，从而推断疾病部位、性质和病情轻重等情况的一种诊断方法。

2. 虚里即心尖搏动处，位于左乳下第四、第五肋间，乳头下稍内侧。

3. 腹部膨隆、胀大，皮色苍黄，如鼓之状者。

4. 凡肿块推之不移，痛有定处者，为癥积，病属血分。

5. 凡肿块推之可移，或痛无定处，聚散不定者，为瘕聚，病属气分。

6. 即病人肘部内侧至掌后横纹处之间的肌肤，诊尺肤可以了解疾病的虚实寒热性质。

7. 叩击法是指医生用手叩击病人身体某部位，使之震动产生叩击音、波动感或震动感，以此确定病变的性质和程度的一种检查方法。叩击法有直接叩击法和间接叩击法两种。

四、简答题

1. 医生将两手分置于腹部两侧对应位置，一手轻轻叩拍腹壁，若另一手有波动感，按之如囊裹水者，为水臌。若另一手无波动感，一手叩击如击鼓之膨膨然者，为气臌。

2. 腹满、腹痛有虚实之别，凡脘腹部按之手下饱满充实而有弹性、有压痛者，多为实满；若脘腹部虽然膨满，但按之手下虚软而缺乏弹性，无压痛者，多属虚满。腹痛喜按，按之痛减，腹壁柔软者，多为虚证；腹痛拒按，按之痛甚，并伴有腹部硬满者，多为实证。

3. 肺居于胸中，叩诊胸部可以了解肺的病变。前胸高突，叩之膨膨然有如鼓音，其音清者，系肺气壅滞所致，多为肺胀，可见于气胸；叩之音浊或呈实音，并有胸痛，亦多为饮停胸膈，或肺痨损伤，或肺内有肿瘤，或为肺痈、痰热壅肺者。

4. 直接叩击法是指医生用中指指尖或并拢的第二、三、四、五指的掌面轻轻地直接叩击或拍打按诊部位，通过听音响和叩击手指的感觉来判断病变部位的情况。例如，对臌胀病人的腹部可进行直接叩诊，医生根据叩击音及手感，来辨别气鼓或水鼓。若叩之音如击鼓者为气鼓；叩之音实而浊者为水鼓。也可将手放于病人腹部两侧对称部位，用一侧手叩击，若对侧手掌感到有震动波者，是有积水的表现。

5. 在进行右侧位按诊时，要求病人右下肢伸直，左下肢屈髋、屈膝；在进行左侧位按诊时，要求病人左下肢伸直，右下肢屈髋、屈膝，进行按诊。此种方法，常用于仰卧位触摸不清或难以排除时，换位后再进一步检查。

6. 拳掌叩击法是医生用左手掌平贴在病人的诊察部位，右手握成空拳叩击左手背，边叩边询问病人叩击部位的感觉，有无局部疼痛等，以推测病变之部位、性质和程度。临床常用以诊察腹部和腰部疾病。如叩击腰部发现有叩击痛时，应考虑局部骨骼疾病或肾脏病变。

7. 指指叩击法是医生用左手中指第二指节紧贴病体需诊察的部位，其他手指稍微抬起，不与体表接触，右手指自然弯曲，以中指指端叩击左手中指第二指节，叩击方向应与叩诊部位的体表垂直。叩击时应用腕关节与掌指关节活动之力，指力要均匀适中，叩击后右手中指应立即抬起，动作要灵活、短促、富有弹性。临床可以推测病变之部位、性质等。此法常用于胸背腹部等的诊察。

五、问答题

1. 诊虚里时，病人取坐位或仰卧位，医生站其右侧，用右手平抚于虚里部，并注意调节压力。按诊虚里时应注意诊察动气之强弱、至数和聚散，以了解宗气之强弱、疾病之虚实、预后之吉凶，尤其是当危急病证如暴厥证等时，寸口脉伏而不显，诊虚里更具有重要的诊断价值。

病理性虚里波动微而不显者，多为宗气内虚或饮停心包。若其动应衣，为宗气外泄之象。按之弹手，洪大而搏，为宗气大泄，证属危候；若见孕妇胎前产后或劳瘵病人，尤当警惕。遇到大实大虚之证或暴厥证时，脉象可能伏而不见，此时尤当细心诊察虚里，探知宗气之存亡，以免误诊。

2. 按肌肤可以了解全身肌表的寒热、润燥及肿胀等情况。肌肤热多为邪气盛，肌肤凉多为阳气衰。身热初按热甚，久按热反轻者，为热在表；久按其热反甚者，为热在里。皮肤干燥者，未出汗；皮肤干瘪者，津液不足；皮肤湿润者，身汗出。肌肤滑润者，气血旺盛；肌肤干涩者，气血不足。肌肤濡软，按之痛减者，为虚证；硬痛拒按者，为实证；轻按即痛者，病位表浅；重按方痛，病位深。肌肤肿胀，按之凹陷，不能即起者，为水肿；按之凹陷，举手即起者，为气肿。

3. 按诊时应注意以下事项：①按诊的体位及触、摸、按、叩四种手法的选择应具有针对性。②医生举止要稳重大方，态度要严肃认真，手法要轻巧柔和，避免突然暴力或冷手按诊，以免引起病人精神和肌肉紧张，以致不能配合，影响诊察的准确性。③注意争取病人的主动配合，使病人能准确地反映病位的感觉。④要边检查边注意观察病人的反应及表情变化，注意对侧部位以及健康部位与疾病部位的比较，以了解病痛所在的准确部位及程度。⑤要边询问是否有压痛及疼痛程度，边通过谈话了解病情，以转移病人的注意力，减少病人因精神紧张而出现的假象反应，保证按诊检查结果的准确性。

4. 触法是医生将自然并拢的第二、第三、第四、第五手指掌面或全手掌轻轻接触或轻柔地进行滑动触摸病人局部皮肤，如额部、四肢及胸腹部的皮肤，以了解肌肤的凉热、润燥等情况，用于分辨病属外感还是内伤，是否汗出，以及阳气津血的盈亏。

摸法是医生用指掌稍用力寻抚局部，如胸腹、腧穴、肿胀部位等，探明局部的感觉情况，如有无疼痛和肿物，肿胀部位的范围及肿胀程度等，以辨别病位及病性的虚实。

按法是以重手按压或推寻局部，如胸腹部或某一肿胀或肿瘤部位，了解深部有无压痛或肿块，肿块的形态、大小，质地的软硬、光滑度、活动程度等，以辨脏腑虚实和邪气的痼结情况。

以上三法的区别表现在指力轻重不同，所达部位浅深有别。触则用手轻抚皮肤，摸则稍用力达于肌层，按则重指力诊筋骨或腹腔深部，临床操作时可综合运用。

5. 腹部压痛的出现，多表示该处腹腔内的脏器有损害。右季肋部压痛，见于肝、胆、右肾和降结肠的病变；上腹部压痛，见于肝、胆、胃脘、胰和横结肠病变；左季肋部压痛，见于脾、左肾、降结肠等病变；右腰部压痛，多见于肾和升结肠病变；脐部压痛，见于小肠、横结肠、输尿管病变；左腰部压痛，见于左肾、降结肠病变；下腹部压痛，常见于膀胱疾病、肠痈或女性生殖器官病变。左少腹作痛，按之累累有硬块者，多为肠中有宿粪；右少腹作痛而拒按，或出现"反跳痛"（按之局部有压痛，若突然移去手指，腹部疼痛加剧），或按之有包块应手者，常见于肠痈等病。

6. 按胁部主要了解肝胆的病变。若胁痛喜按，胁下按之空虚无力为肝虚；胁下肿块，刺痛拒按为血瘀。若右胁下肿块，质软，表面光滑，边缘钝，有压痛者，多为肝热病、肝著等；若右胁下肿块，质硬，表面平或呈小结节状，边缘锐利，压痛不明显，可能为肝积；若右胁下肿块，质地坚硬，按之表面凹凸不平，边缘不规则，常有压痛，应考虑肝癌；若右侧腹直肌外缘与肋缘交界处附近触到梨形囊状物，并有压痛，多为胆石、胆胀等胆囊病变。左胁下痞块，多为肥气等脾脏病变；疟疾后左胁下可触及痞块，按之硬者为疟母。

7. 按肌肤要诊察其寒热、润燥、滑涩、疼痛、肿胀、皮疹、疮疡等情况，以分析病情的寒热虚实及气血阴阳盛衰。按肌肤的寒热可了解人体阴阳的盛衰、病邪的性质等。

如肌肤寒冷、体温偏低者，为阳气衰少；肌肤灼热，体温升高者，为实热证；肤冷肢厥，大汗淋漓，脉微欲绝者，为亡阳之征；四肢肌肤尚温，汗出如油，而脉躁疾无力者，为亡阴之征；身灼热而肢厥，为阳热内闭，不得外达者，为真热假寒证；外感病汗出热退身凉者，为表邪已解；皮肤无汗而灼热者，为热甚；身热初按热甚，久按热反转轻者，为热在表；久按其热反甚者，为热在里；肌肤初扪之不觉很热，但扪之稍久即感灼手者，称身热不扬，常兼头身困重、脘痞、苔腻等症，为湿热蕴结。

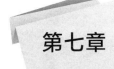

第七章 八纲辨证

一、选择题

(一) A型题（每题由1个以肯定或否定形式表述的题干和5个备选答案组成，这5个备选答案中只有1个是最佳的或最恰当的答案，其他4个均为干扰答案）

1. 八纲名称的正式提出，出自（   ）
   A.《内经》   B.《伤寒杂病论》
   C.《医学六要》   D.《伤寒质难》
   E.《景岳全书·传忠录》

2. 最早具体运用八纲对疾病进行辨证论治医家是（   ）
   A. 张三锡   B. 祝味菊   C. 张景岳
   D. 张仲景   E. 王执中

3. 八纲辨证是（   ）
   A. 各种辨证方法的总纲   B. 其他辨证方法的延伸
   C. 外感病的辨证方法   D. 内伤杂病的辨证方法
   E. 以上都不是

4. 表证形成的主要原因是（   ）
   A. 外邪直中   B. 劳倦内伤   C. 虫兽所伤
   D. 六淫袭表   E. 里邪出表

5. 不属于寒证病因的是（   ）
   A. 阴液亏虚   B. 阴邪致病   C. 寒邪直中
   D. 阳气不足   E. 饮食生冷

6. 不属于热证病因的是（   ）
   A. 风热侵袭   B. 阳邪亢盛   C. 阴液不足

D. 阳气亏损   E. 以上都不是
7. 虚证的病理特点是（　　）
　　A. 邪气亢盛   B. 正气不足   C. 正虚邪盛
　　D. 正邪相持   E. 正邪相争
8. 病人寒热往来，胸胁苦满，心烦喜呕，善太息，脉弦，常见于（　　）
　　A. 表寒证   B. 真寒假热证   C. 半表半里证
　　D. 表寒里热证   E. 表热里寒证
9. 真寒假热证的病机是（　　）
　　A. 阳气暴脱   B. 阴盛阳虚   C. 阴盛格阳
　　D. 阴阳俱虚   E. 以上都不是
10. 病人手足厥冷，烦渴喜冷饮，便干溲黄，舌红苔黄干，脉沉数有力，证属（　　）
　　A. 里寒证   B. 真热假寒证   C. 真寒假热证
　　D. 里实热证   E. 阴虚内热证
11. 病人腹部胀痛时作时止，按之痛减，脉弦硬者，证属（　　）
　　A. 实证挟虚   B. 真虚假实   C. 虚证挟实
　　D. 真实假虚   E. 虚实并重
12. 病人发热，头痛，咳嗽，咽喉肿痛，大便溏泄，小便清长，证属（　　）
　　A. 表寒里热   B. 表实里虚   C. 上热下寒
　　D. 上虚下实   E. 虚实真假
13. 病人发热恶寒，头痛无汗，口渴，烦躁，苔白干糙，证属（　　）
　　A. 上热下寒   B. 表寒里热   C. 表实里虚
　　D. 表热里寒   E. 表里俱热
14. 病人先见高热口渴，汗出，后出现消瘦，面色淡白，气短乏力，脉细无力，证属（　　）
　　A. 实证转虚   B. 真寒假热   C. 表寒里热
　　D. 虚实夹杂   E. 热证化寒
15. 表证发热的特点是（　　）

A. 寒热往来 B. 壮热 C. 恶寒发热
D. 身热不扬 E. 但热不寒

16. 病人自觉身热烦躁,欲脱衣揭被,面色浮红如妆,触之胸腹无灼热、下肢厥冷,口渴但不欲饮,小便清长,舌淡,苔白,脉浮大无力,应属于(　　)
A. 真热假寒证 B. 真寒假热证 C. 上热下寒证
D. 上寒下热证 E. 表热里寒证

17. 表证恶寒的病机是(　　)
A. 阳气不足 B. 肺卫不固
C. 外邪束表,卫阳被郁 D. 风性开泄,腠理疏松
E. 肺气不足

18. 对里证的认识,不正确的是(　　)
A. 多见于内伤杂病 B. 里证一般不见于外感病
C. 可由外邪直中脏腑而成 D. 情志为病多属里证
E. 饮食劳倦所伤为里证

19. 属于亡阳证的舌脉是(　　)
A. 舌淡胖嫩,脉象沉迟 B. 舌淡而润,脉象虚细
C. 舌淡而润,脉微欲绝 D. 舌红津干,脉细数疾
E. 舌红少苔,脉象细数

20. 属于亡阴证的舌脉是(　　)
A. 舌红津干,脉细数疾 B. 舌红苔黄,脉细有力
C. 舌红少苔,脉象细数 D. 舌淡胖嫩,脉象沉迟
E. 舌淡而润,脉微欲绝

21. 辨别表证最有意义的症状是(　　)
A. 寒热往来 B. 恶寒发热 C. 头身疼痛
D. 脉数 E. 壮热

22. 不属于里证表现的是(　　)
A. 壮热 B. 恶寒发热 C. 五心烦热
D. 口渴 E. 苔黄

23. 病人胃痛数年,遇寒则剧,近日小便热、急、痛、色黄量少。最可能诊断为(　　)
A. 表寒里热证 B. 表热里寒证 C. 上热下寒证

D. 上寒下热证　　E. 真寒假热证

24. 腹胀如鼓，四肢消瘦，神疲乏力，应诊为（　　）
A. 实中挟虚　　B. 虚中挟实　　C. 虚实并重
D. 里虚证　　　E. 里实证

（二）B 型题 [每题由 1 组备选答案（5 个）和 1 组题干（2～5 个）组成。先列出 5 个备选答案，然后接着提出多个问题。要求应试者为每个问题从备选答案中选择 1 个最佳答案。每个备选答案可选 1 次或 1 次以上，也可不选]

A. 表里　　　　B. 寒热　　　　C. 虚实
D. 阴阳　　　　E. 真假

1. 辨别病位深浅的纲领是（　　）
2. 辨别邪正盛衰的纲领是（　　）
3. 辨别疾病性质的纲领是（　　）

A. 恶寒，发热，汗出，脉浮紧
B. 恶寒，发热，汗出，脉浮缓
C. 恶寒，发热，无汗，脉浮紧
D. 发热，恶寒，汗出，脉浮数
E. 发热，汗出，口渴，脉洪大

4. 外感表虚证的主要表现是（　　）
5. 外感表寒证的主要表现是（　　）
6. 外感表热证的主要表现是（　　）

A. 八纲的相兼关系　　　　B. 八纲的错杂关系
C. 八纲的转化关系　　　　D. 八纲的真假关系
E. 八纲的同病关系

7. 表寒里热属于（　　）
8. 表证和里证同一时间出现，属于（　　）
9. 里虚热证属于（　　）

A. 上热下寒　　B. 上寒下热　　C. 表寒里热
D. 表热里寒　　E. 真寒假热

10. 恶寒发热，头身疼痛，无汗，气喘，烦躁，口渴，脉浮紧，证属（　　）
11. 胸中烦热，频欲呕吐，腹痛喜暖，大便稀薄，证属（　　）

12. 身热面赤,口渴喜热饮,但欲盖衣被,脉大无力,证属（ ）
    A. 证候相兼   B. 真寒假热   C. 真热假寒
    D. 证候错杂   E. 证候转化
13. 疹毒外透,证属（ ）
14. "寒包火"证属（ ）
    A. 表寒证   B. 实寒证   C. 虚寒证
    D. 真寒假热证   E. 亡阳证
15. 脘腹冷痛拒按,大便秘结多见（ ）
16. 脘腹冷痛喜按,大便溏软多见（ ）
    A. 表热证   B. 实热证   C. 虚热证
    D. 亡阴证   E. 真热假寒证
17. 发热烦渴,热汗淋漓,脉躁疾无力,多见于（ ）
18. 发热烦渴,大汗出,脉洪数有力,多见于（ ）

（三）C型题（每题均由4个备选答案和1组题干组成。先列出4个备选答案,其中第3个备选答案为"两者均是",第4个备选答案为"两者均否";然后提出2～4个问题。要求应试者从4个答案中选择）

　　A. 恶寒和发热同时出现　　B. 恶寒发热交替出现
　　C. 两者均是　　　　　　　D. 两者均否
1. 表证见于（ ）
2. 里寒证见于（ ）
3. 半表半里证见于（ ）
    A. 伤寒　　　　　　　　　B. 中寒
    C. 两者均是　　　　　　　D. 两者均否
4. 感受风寒之邪而致病者称为（ ）
5. 寒邪袭于肌表,郁遏卫阳者称为（ ）
6. 寒邪直伤脏腑阳气者称为（ ）
    A. 邪气亢盛　　　　　　　B. 正气不虚
    C. 两者均是　　　　　　　D. 两者均否
7. 八纲辨证中的"实证"是指（ ）
8. 八纲辨证中的"虚证"是指（ ）

A. 表、实、热证　　　　B. 里、虚、寒证
C. 两者均是　　　　　　D. 两者均否
9. 阴证包括（　　）
10. 阳证包括（　　）
A. 外感六淫　　　　　　B. 久病消耗
C. 两者均是　　　　　　D. 两者均否
11. 实证的常见病因是（　　）
12. 虚证的常见病因是（　　）
A. 感受热邪　　　　　　B. 阴虚阳亢
C. 两者均是　　　　　　D. 两者均否
13. 实热证的病因是（　　）
14. 虚热证的病因是（　　）
15. 表热证的病因是（　　）
16. 里热证的病因是（　　）

（四）X型题（每题均由1个题干和5个备选答案组成。5个备选答案中有2个或2个以上的正确答案。要求应试者将正确答案全部选出，多选或少选均为错误）

1. 表证和里证的鉴别要点有（　　）
A. 表证起病急，里证起病缓
B. 表证多为新病，里证多为久病
C. 表证脉多浮，里证脉多沉
D. 表证寒热并见，里证寒热独见
E. 以上都不是
2. 属于热证表现的有（　　）
A. 恶热喜冷　　B. 口渴　　　　C. 恶寒喜温
D. 舌红苔黄　　E. 尿黄便干
3. 属于寒证表现的有（　　）
A. 恶热喜冷　　B. 肢冷　　　　C. 恶寒喜温
D. 面白　　　　E. 便溏
4. 下列属于实证表现的有（　　）
A. 疼痛拒按　　B. 恶寒　　　　C. 壮热
D. 畏寒　　　　E. 舌苔厚腻

5. 下列属于虚证表现的有（　　）
A. 疼痛喜按　　　B. 畏寒　　　C. 五心烦热
D. 神疲乏力　　　E. 舌质淡嫩
6. 以下可以鉴别虚实真假的有（　　）
A. 舌质的老嫩　　B. 脉象是否有力
C. 声音气息高亢气粗与低怯微弱
D. 病人体质　　　E. 疾病的新久与病程的长短
7. 虚寒证和实寒证的共同表现有（　　）
A. 形寒肢冷　　　B. 肠鸣腹泻　　　C. 腹痛拒按
D. 小便清长　　　E. 舌质淡嫩
8. 属于实热证的症状有（　　）
A. 腹痛拒按，大便秘结　　　B. 腹痛拒按，肠鸣腹泻
C. 口渴饮冷，小便短赤　　　D. 痰鸣咳喘，口淡多涎
E. 舌红苔黄，脉数
9. 八纲之间的关系，描述正确的是（　　）
A. 可以相互转化　B. 可以相兼　　　C. 可以错杂
D. 可以彼此孤立　E. 绝对对立
10. 属于阴证的有（　　）
A. 表证　　　　　B. 里证　　　　　C. 寒证
D. 热证　　　　　E. 虚证
11. 属于阳证表现的有（　　）
A. 口渴引饮　　　B. 畏寒喜暖　　　C. 五心烦热
D. 尿黄便干　　　E. 腹痛喜按
12. 寒证转化为热证的原因有（　　）
A. 寒证过用寒凉温燥之品
B. 阳虚之体，感受热邪
C. 外感寒邪而素体阳气旺盛
D. 热邪伤阴而阴虚内热
E. 寒湿郁遏，郁久化热
13. 热证转化为寒证，常提示（　　）
A. 邪气渐衰　　　B. 正不胜邪　　　C. 病情好转
D. 病情加重　　　E. 正气不支

二、填空题

1. 将_____、_____、_____、_____、_____、_____、阴、阳八者作为辨证的纲领，实际上形成于_____。

2. 在八纲辨证中表里是辨别_____的两个纲领；寒热是辨别_____的两个纲领；虚实是辨别_____的两个纲领。

3. 临床辨证时，一般把外邪侵犯肌表，病位浅者，称为_____；病在脏腑，病位深者，称为_____。

4. 表与里是相对的概念，如皮肤与筋骨相对而言，皮肤属_____，筋骨属_____；脏与腑相对而言，腑属_____，脏属_____；经络与脏腑相对而言，经络属_____，脏腑属_____。

5. 表证见于_____，多因_____邪气所致。主要特点是_____、_____、_____。

6. 里证可见于_____、_____，或为_____。基本特征是_____，_____，_____。

7. 八纲证候间的相互关系，主要可归纳为_____、_____、_____、_____四个方面。

8. 八纲辨证在临床上常见的相兼证候有_____、_____、_____、_____、_____等。

9. 八纲中表里寒热虚实的错杂关系，可以表现为_____、_____、_____，临床辨证应对其进行综合分析。

10. 半表半里证在六经辨证中通常称为_____，是由表入里的过程中，邪正分争，_____所表现的证候。

11. 因感受寒邪，或过服生冷寒凉所致，起病急骤，体质壮实者，多为_____；因内伤久病，阳气虚弱而阴寒偏胜者，多为_____。寒邪袭于表，多为_____；寒邪客于脏腑，或因阳虚阴盛所致者，多为_____。

12. 因外感火热阳邪，或过服辛辣温热之品，或体内阳热之气过盛所致，病势急骤，形体壮实者，多为_____；因内伤久病，阴液耗损而阳气偏亢者，多为_____。风热之邪袭于表，多为_____；热邪盛于脏腑，或因阴虚阳亢所致者，多为_____。

三、名词解释

1. 八纲 2. 八纲辨证 3. 表里同病 4. 寒热真假
5. 虚实错杂 6. 证候相兼 7. 证候错杂 8. 表证
9. 里证 10. 直中 11. 虚证 12. 实证 13. 证候转化
14. 表里出入 15. "寒包火"证 16. 热极肢厥证
17. 虚阳浮越证

四、简答题

1. 简述八纲证候之间的关系。
2. 何谓半表半里证？临床表现如何？
3. 如何理解证候真假中的"真"和"假"？
4. 如何鉴别寒热真假？
5. 如何鉴别虚实真假？
6. 里证的成因有哪些？
7. 表证的临床表现有哪些？
8. 热证的临床表现有哪些？
9. 寒证的临床表现有哪些？
10. 辨别证候错杂有何临床意义？
11. 证候转化有几种情况？

五、问答题

1. 如何理解"至虚有盛候，大实有羸状"？
2. 试述寒证与热证的鉴别。
3. 试述虚证与实证的鉴别。
4. 如何鉴别阳证与阴证？
5. 举例说明证候错杂关系的四种情况。
6. 试述表证、里证、半表半里证的鉴别要点。
7. 试述虚实辨证的临床意义。
8. 如何理解"虚证转实"，实际上就是"因虚而致实"？

六、病案分析题

1. 李某，男，18岁。因气温骤降，晨起自觉头痛，鼻塞声重,喷嚏,恶寒发热,周身骨节酸痛。查体:体温38.6℃,肌肤初按热甚,久按反转轻,无汗,舌苔薄白,脉浮紧。请写出主诉、八纲辨证结论,并作证候分析。

2. 赵某,男,12岁。昨日午睡后自觉身热,微恶寒,头痛,略有汗出,口干微渴,咳嗽,咽喉红肿疼痛,舌尖边红,脉浮数。请写出主诉、八纲辨证结论,并作证候分析。

3. 王某,女,50岁。素体虚弱,食欲缺乏,便溏肢冷。近2日来,发热微恶风寒,头痛,咳嗽,咽喉肿痛,纳呆,腹胀便溏,小便清长,四肢不温,舌尖边红,脉浮数。请写出主诉、八纲辨证结论,并作证候分析。

4. 王某,2岁,高热已3日,面红目赤,胸腹灼热,四肢逆冷,小便黄少,大便已3日未行,舌红绛苔黄厚干,脉滑数,指纹紫暗,已达命关。请写出主诉、八纲辨证结论,并作证候分析。

5. 王某,男,44岁。胃部胀痛7年余,近半年脘胀痞满益甚,胸闷,纳呆,大便3日一行,但不干燥,伴气短乏力,按之腹部软,痛而喜按,舌淡,脉弱。请写出主诉、八纲辨证结论,并作证候分析。

6. 张某,女,35岁。咳嗽,痰色黄黏稠3日,就诊时见咳嗽,痰黏色黄,胸中烦热,口舌生疮,咽喉肿痛,腹痛绵绵,喜温喜按,大便溏泄,小便清长,舌红苔黄,脉滑数。请写出主诉、八纲辨证结论,并作证候分析。

7. 章某,女,28岁。因外出感受寒邪,回家后突然脘腹冷痛暴作,拘急难忍,已有2小时之久,恶寒喜暖,得温则痛减,口不渴,但喜热饮,热饮后稍舒,肢冷,舌苔白,脉弦紧。请写出主诉、八纲辨证结论,并作证候分析。

8. 姚某,男,32岁。1周前,曾因外感而出现恶寒发热,鼻塞流涕,咽喉疼痛等症,未服药诊治。1日前出现高热,汗出量多,烦躁,口渴引饮,喜冷饮,面赤气粗,大便干结,小便短赤,舌红苔黄燥,脉洪大。请写出主诉、八纲辨证结论,并作证候分析。

9. 谢某,男,21岁。4日前,偶因冷水浴而出现头痛,恶寒发热。近2日来渐感口渴,咽痛,小便色黄,大便干燥,面赤唇红,皮肤灼热而无汗,舌红,苔白而干,脉浮数。请写出主诉、八纲辨证结论,并作证候分析。

 附:参考答案

一、选择题
(一)A型题
1. D   2. D   3. A   4. D   5. A
6. D   7. B   8. C   9. C   10. B
11. B   12. C   13. B   14. A   15. C
16. B   17. C   18. B   19. C   20. A
21. B   22. B   23. D   24. C

(二)B型题
1. A   2. C   3. B   4. B   5. C
6. D   7. B   8. B   9. A   10. C
11. A   12. E   13. E   14. D   15. B
16. C   17. D   18. B

(三)C型题
1. A   2. D   3. B   4. C   5. A
6. B   7. C   8. D   9. B   10. A
11. A   12. B   13. A   14. B   15. A
16. B

(四)X型题
1. ACD   2. ABDE   3. BCDE   4. ABCE
5. ABCDE   6. ABCDE   7. ABD   8. ACE
9. ABC   10. BCE   11. ACD   12. ACE
13. BDE

二、填空题
1. 表 里 寒 热 虚 实 明代
2. 病位浅深 疾病性质 邪正盛衰
3. 表证 里证

4. 表　里　表　里　表　里
5. 外感病初期阶段　感受六淫　起病急　病位浅　病程短
6. 外感疾病中、后期阶段　内伤疾病　病情较重　病位较深　病程较长
7. 证候相兼　证候错杂　证候真假　证候转化
8. 表实寒证　表实热证　里实寒证　里实热证　里虚寒证　里虚热证
9. 表里同病　寒热错杂　虚实夹杂
10. 少阳病证　外感病邪　少阳枢机不利
11. 实寒证　虚寒证　表寒证　里寒证
12. 实热证　虚热证　表热证　里热证

三、名词解释

1. 即阴、阳、表、里、寒、热、虚、实八个纲领。
2. 根据四诊所得到的各种病情资料，运用八纲进行分析综合，从而辨别出疾病的类别，病变部位的深浅，疾病性质的寒热，邪正斗争的盛衰，作为辨证纲领。
3. 是指病人同一时期出现表证和里证。
4. 指疾病发展到一定阶段"寒极"或"热极"时，可能出现一些"寒极似热，热极似寒"的假象。
5. 指虚证中夹有实证，或实证中夹有虚证，以及虚实并重的证候。
6. 广义的证候相兼，指各种证候的相兼存在。狭义的证候相兼，指在疾病某一阶段，其病位无论是在表、在里，但病情性质上没有寒与热、虚与实等相反的证候存在。
7. 指疾病某一阶段，不仅表现为病位的表里同时受病，而且呈现寒、热、虚、实性质相反的证候。
8. 指六淫、疫疠等邪气，经皮毛、口鼻侵入机体的初期阶段，正（卫）气抗邪于肌表，以新起恶寒发热为主要表现的证候。
9. 指病变部位在内，脏腑、气血、骨髓等受病所反映的证候。
10. 是指外邪直接入里，侵犯脏腑等部位，即所谓"直中"

为病。

11. 指人体阴阳、气血、津液、精髓等正气亏虚,而邪气不著,表现为不足、松弛、衰退等特征的各种证候。

12. 指人体感受外邪,或疾病过程中阴阳气血失调,体内病理产物蓄积,以邪气盛、正气不虚为基本病理,表现为有余、亢盛、停聚特征的各种证候。

13. 指疾病在其发展变化过程中,其病位、病性,或邪正盛衰的状态发生变化,由一种证候转化为对立的另一种证候。

14. 是指病情表与里的相互转化,或病情由表入里而转化为里证,或病邪由里出表而有出路。

15. 是指表里同病,虚实性质相同,但寒热性质相反的证候,有表实寒里实热证,即"寒包火"证。

16. 真热假寒证常有热深厥亦深的特点,故可称作热极肢厥证,古代亦有称阳盛格阴证者。

17. 真寒假热的实质是阳虚阴盛而阳气浮越,故又称虚阳浮越证,古代亦有称阴盛格阳证、戴阳证者。

四、简答题

1. 八纲证候间的相互关系,主要可归纳为证候相兼、证候错杂、证候真假、证候转化四个方面。

2. 半表半里证指外邪由表内传,尚未入于里,或里邪透表,尚未至于表,邪正相搏于表里之间所表现的证候。临床表现为寒热往来,胸胁苦满,心烦喜呕,默默不欲食,口苦咽干,脉弦等。

3. 某些疾病在病情的危重阶段,可以出现一些与疾病本质相反的"假象"掩盖着病情的真象。所谓"真",是指与疾病内在本质相符的证候;所谓"假",是指疾病表现出某些不符合常规认识的假象,即与病理本质所反映的常规证候不相应的某些表现。对于证候的真假,必须认真辨别,才能去伪存真,抓住疾病的本质,对病情作出准确判断。

4. 辨别寒热证候的真假,应以表现于内部、中心的症状为准、为真,肢末、外部的症状是现象,可能为假象。如胸腹为内,故胸腹的冷热常是辨别寒热真假的关键,胸腹灼热者为热证，胸腹部冷而不灼热者为寒证。

5. 辨别虚实真假，关键在于脉象的有力无力、有神无神，其中尤以沉取之象为真谛；其次是舌质的嫩胖与苍老，言语呼吸的高亢粗壮与低怯微弱；病人体质状况、病之新久、治疗经过等，也是辨析的依据。

6. 形成里证的原因有三个方面：一是外邪袭表，表证不解，病邪传里，形成里证；二是外邪直接入里，侵犯脏腑等部位，即所谓"直中"为病；三是情志内伤，饮食劳倦等因素，直接损伤脏腑气血，或脏腑气血功能紊乱而出现种种证候。

7. 表证见于外感病初期阶段，一般多为感受六淫等病邪经皮毛、口鼻而入所致，主要表现为新起恶风寒，或恶寒发热，头身疼痛，喷嚏，鼻塞，流涕，咽喉痒痛，微有咳嗽、气喘，舌淡红，苔薄，脉浮。

8. 热证多因外感火热阳邪，或过服辛辣温热之品，或体内阳热之气过盛，或内伤久病，阴液耗损而阳气偏亢所致，常见发热，恶热喜冷，口渴欲饮，面赤，烦躁不宁，痰、涕黄稠，小便短黄，大便干结，舌红，苔黄燥少津，脉数等症。

9. 寒证多因感受寒邪，或过服生冷寒凉，以及内伤久病，阳气虚弱所致，常见恶寒，畏寒，冷痛，喜暖，口淡不渴，肢冷蜷卧，痰、涎、涕清稀，小便清长，大便稀溏，面色白，舌淡，苔白而润，脉紧或迟等症。

10. 证候的错杂，给辨证与治疗带来困难，因此临床应当认真辨析。错杂的证候中存在着矛盾的两个方面，都反映着疾病的本质，因而不可忽略。临床辨证当辨析表里证候的缓急，寒热虚实病性的主次，以便采取正确的治疗。

11. 证候的转化有两种可能，一是病情由浅及深、由轻而重，向加重方向转化；二是病情由重而轻、由深而浅，向好转方向转化。具体包括：表里出入（由表入里、有里出表），寒热转化（寒证化热、热证转寒），虚实转化（实证转虚、虚证转实）几种情况。

五、问答题

1. 所谓"至虚有盛候""大实有羸状"，就是指证候的虚实真假。

"大实有羸状"即真实假虚，指疾病本质为邪实亢盛的实证，反见某些虚羸现象的证候。表现为神情默默，倦怠懒言，身体羸瘦，脉象沉细等表现。但虽默默不语却语时声高气粗；虽倦怠乏力却动之觉舒；肢体羸瘦而腹部硬满拒按；脉沉细而按之有力。是由于热结肠胃、痰食壅积、湿热内蕴、瘀血停蓄等邪气大积大聚，以致经脉阻滞，气血不能畅达，因而表现出神情默默、倦怠懒言、身体羸瘦、脉象沉细等类似虚证的假象。但病变的本质属实，故虽默默不语却语时声高气粗，虽倦怠乏力却动之觉舒，虽肢体羸瘦而腹部硬满拒按，脉虽沉细却按之有力。

"至虚有盛候"即真虚假实，指疾病本质为正气不足的虚证，反见某些盛实现象的证候。可表现为腹部胀满，呼吸喘促，或二便闭涩，脉数等表现。但腹虽胀满而有时缓解，或触之腹内无肿块而喜按；虽喘促但气短息弱；虽大便闭塞而腹部不甚硬满；虽小便不利但无舌红口渴等症。并有神疲乏力，面色萎黄或淡白，脉虚弱，舌淡胖嫩等症。其病机多为脏腑虚衰，气血不足，运化无力，气机不畅，故可出现腹部胀满、呼吸喘促、二便闭塞等类似实证的假象。但其本质属虚，故腹部胀满而有时缓解，或内无肿块而喜按，可知并非实邪内积，而是脾虚不运所致；喘促而气短息弱，可知并非邪气壅滞、肺失宣降，而是肺肾气虚、摄纳无权之故；大便闭塞而腹部不甚硬满，系阳气失其温运之能而腑气不行的表现；阳气亏虚而不能气化水液，或肾关开合不利，可表现为小便不通；神疲乏力，面色萎黄或淡白，脉虚弱，舌淡胖嫩，更是正气亏虚的本质表现。

2. 寒证与热证可以从寒热的喜恶、口渴与否，以及面色、四肢、大小便、舌脉象等的变化方面进行鉴别。其中寒证恶寒喜温，口不渴，面色白，四肢畏冷，大便稀溏，小便清长，舌淡苔白润，迟脉或紧；热证恶热喜凉，渴喜冷饮，面色红，四肢温热，大便秘结，小便短赤，舌红苔黄，脉数。

3. 虚证与实证可以从病程、病势、体质以及症状、舌脉等方面加以鉴别。其中虚证病程长；体质多虚弱；精神萎靡；声低息微；疼痛喜按；胸腹胀满，按之不痛，胀满时减；五心烦热，午后微热；畏寒，得衣近火则减；舌质嫩，苔少或无苔；脉象无力。实证病程短；体质多壮实；精神兴奋；声高气粗；疼痛拒按；胸腹胀满，按之疼痛，胀满不减；蒸蒸壮热；恶寒，添衣加被不减；舌质老，苔厚腻；脉象有力。

4. 阴证与阳证可以从四诊角度进行对照鉴别。如问诊方面，阴证恶寒畏冷，喜温，食少乏味，不渴或喜热饮，小便清长或短少，大便溏泄气腥；阳证身热，恶热，喜凉，恶食，心烦，口干渴引饮，小便短赤涩痛，大便干硬，或秘结不通，或有奇臭。望诊方面，阴证面色苍白或暗淡，身重蜷卧，倦怠无力，精神萎靡，舌淡胖嫩，舌苔润滑；阳证面色潮红或通红，狂躁不安，口唇燥裂，舌红绛，苔黄燥或黑而生芒刺。闻诊方面，阴证语声低微，静而少言，呼吸怯弱，气短；阳证语声壮厉，烦而多言，呼吸气粗，喘促痰鸣。切诊方面，阴证腹痛喜按，肢凉，脉沉、细、迟、无力等；阳证腹痛拒按，肌肤灼热，脉浮、洪、数、大、滑、有力等。

5. 证候间的错杂关系有四种情况：第一类是表里同病而寒热虚实性质并无矛盾，如表里实寒证、表里实热证等；第二类是表里同病，寒热性质相同，但虚实性质相反的证候，如表实寒里虚寒证、表实热里虚热证；第三类是表里同病，虚实性质相同，但寒热性质相反的证候，有表实寒里实热证，即"寒包火"证；第四类是表里同病，而寒与热、虚与实的性质均相反的证候，临床上除可有表实寒里虚热证外，其余情况则极少见到。

6. 表证和里证的辨别，主要是审察寒热症状，内脏证候是否突出，舌象、脉象等变化。①外感病中，发热恶寒同时并见者属表证；但热不寒或但寒不热者属里证；寒热往来者属半表半里证。②表证以头身疼痛，鼻塞或喷嚏等为常见症状，内脏证候不明显；里证以内脏证候如咳喘、心悸、腹痛、呕泻之类表现为主症，鼻塞、头身痛等非其常见症状；半表半里证则有胸胁苦满等特有表现。③表证及半表半里证舌苔变化不明显，里证舌苔多有变化；表证多见浮脉，里证多见沉脉或其他多种脉象。此外，辨表里证尚应参考起病的缓急、病情的轻重、病程的长短等。

7. 虚实是辨别邪正盛衰的两个纲领，主要反映病变过程中人体正气的强弱和致病邪气的盛衰。实主要指邪气盛实，虚主要指正气不足，由于邪正斗争是疾病过程中的根本矛盾，阴阳盛衰及其所形成的寒热证候，亦存在着虚实之分，所以分析疾病过程中邪正的虚实关系，是辨证的基本要求。通过虚实辨证，可以了解病体的邪正盛衰，为治疗提供依据。实证宜攻，虚证宜补，虚实辨证准确，攻补方能适宜，才能免犯实实虚虚之误。

8. 虚证转化为实证，并不是指正气来复，病邪转为亢盛，邪盛而正不虚的实证，而是在虚证基础上转化为以实证为主要矛盾的证候。虚证转实并非是病势向好的方向转变，而是提示病情发展。如心阳气虚日久，温煦无能，推运无力，则可血行迟缓而成瘀，在原有心悸、气短、脉弱等心气虚证的基础上，尔后出现心胸绞痛、唇舌紫暗、脉涩等瘀血之症，是心血瘀阻证，血瘀之实已超过心气之虚，可视作虚证转实。又如脾肾阳虚，不能温运气化水液，以致水湿泛滥，形成水肿；失血之后，面白、舌淡、脉细，为血虚之候，由于血虚不能润肠，以致腑气不畅，而见大便燥结难下、腹胀、口臭等症。这些一般都是因虚而致实，并不是真正的虚证转化为实证。

六、病案分析题

1. 主诉：发热恶寒1日。

八纲辨证：表寒证。

证候分析：病人因气温骤降，感受寒邪而发病，寒为阴邪，其性凝滞，寒邪袭表，经气郁滞不畅，不通则痛，故可见头痛、周身骨节酸痛；寒邪束表，正邪相争，阻遏卫阳，卫阳失于温煦功能，故见恶寒发热；寒性收引，腠理密闭，故无汗；肺主皮毛，寒邪袭表，肺窍不利，故见鼻塞声重、喷嚏。病邪在表，尚未入里，故舌象无变化；感受寒邪，正邪相争于表，脉气鼓动于外，故脉浮紧。

2. 主诉：发热微恶寒2日。

八纲辨证：表热证。

证候分析：病人恶寒发热同时并见，此为病邪在表；风热为阳邪，风热犯表，正邪相争，卫气被郁，故见身热，微恶寒；风热上扰，故头痛；风性开泄，热性升散，腠理疏松则汗出；热则伤津则口干微渴；风热袭表犯肺，肺经不利，则咽喉红肿疼痛；肺气不宣，则发为咳嗽。舌尖边红，脉浮数为风热在表之征。

3. 主诉：食欲缺乏，便溏肢冷5年，发热微恶风寒2日。

八纲辨证：表热里寒证。

证候分析：病人平素体质虚弱，正气不足，又食欲缺乏，便溏肢冷，此为脾胃阳虚。脾胃阳虚，阳虚失煦，健运失司，受纳无权，故见纳呆，腹胀便溏，小便清长，四肢不温。近2日来，出现发热微恶风寒，咽喉肿痛，说明又感受风热之邪。风热犯表，正邪相争，卫气被郁，故见发热，微恶寒；风热上扰则头痛；风热袭表犯肺，肺经不利，则咽喉肿痛；肺气不宣，则发为咳嗽。舌尖边红，脉浮数为风热在表之征。

4. 主诉：壮热3日。

八纲辨证：真热假寒证。

证候分析：患儿四肢逆冷，似属寒证，但手足逆冷的同时反见高热，胸腹灼热，更见面红目赤，小便黄少，大便秘结，舌红绛苔黄厚干，脉滑数，指纹紫暗等实热的征象，说明是内有真热外现假寒。由于阳热内盛，格阴于外故见四肢逆冷。高热，胸腹灼热，面红目赤，小便黄少，大便干，舌红绛苔黄厚干，脉滑数，指纹紫暗都是内有实热的表现。

5. 主诉：胃脘胀痛7年余，加重半年。

八纲辨证：真虚假实证。

证候分析：病人胃脘胀痛痞满，胸闷，便秘，似属实证，但腹部按之软，痛而喜按，便秘而不干燥，故可判断其脘胀痞满益甚、胸闷等症是假实，其病理本质是脾胃气虚，无力收纳、运化水谷，而致脘胀痞满。纳呆，气短乏力，舌淡，脉弱均为脾气虚之征。

6. 主诉：咳嗽黄痰3日。

八纲辨证：上热下寒证。

证候分析：本证属于上焦有热，下焦有寒的寒热错杂之证。上焦有热，心肺火热旺盛，故胸中烦热，咳嗽，痰黏色黄；火热循经上扰，故见口舌生疮，咽喉肿痛，舌红脉滑数；下焦阳虚，虚寒内生，故见腹痛绵绵，喜暖喜按，大便溏泄，小便清长。

7. 主诉：脘腹冷痛暴作2小时。

八纲辨证：里实寒证。

证候分析：病人因感寒邪而发病，起病较急，病程短，病位在里，属于寒邪直中脏腑的里实寒证。寒邪直中脏腑，寒主收引凝滞，脏腑气机郁闭，不通则痛，故见脘腹冷痛暴作，拘急难忍；寒邪得温则散，故疼痛得温熨则减，得热饮后稍舒；寒不伤津，故口不渴；寒邪阻遏，阳气不能外达，故见肢冷；苔白，脉弦紧，为阴寒内盛，凝滞气机之征。

8. 主诉：恶寒发热1周，壮热1日。

八纲辨证：里实热证。

证候分析：病人1周前，曾经感受外邪，出现恶寒发热，鼻塞流涕，咽喉疼痛等表证，但因未诊治，导致外邪由表入里化热，而成本证。表邪入里化热，体内阳热亢盛，故见高热；里热蒸腾，逼迫津液外泄，故汗出量多；邪热亢盛，津液大伤，则口渴引饮，喜冷饮，大便干结，小便短赤；邪热内扰心神，故见烦躁；舌红苔黄燥，脉洪大为里热亢盛之征。

9. 主诉：恶寒发热4日，便秘咽痛2日。

八纲辨证：表寒里热证。

证候分析：因冷水浴，而致寒邪束表，寒性主收引、凝滞，郁遏卫阳，腠理闭塞，故见恶寒发热；经气不利，不通则痛，故见头痛；表寒之邪逐渐入里化热，伤及津液，故见面赤唇红，口渴，咽痛，小便色黄，大便干燥；皮肤灼热而无汗，为表邪未解又见里热之征；舌红脉数为里热，苔白脉浮紧，为表邪未解。

第八章 病因辨证

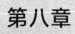

一、选择题

(一) A型题 [每题由1个以肯定或否定形式表述的题干和5个备选答案组成,这5个备选答案中只有1个是最佳的或最恰当的答案,其他4个均为干扰答案]

1. 病人新起恶寒,头身疼痛,无汗,鼻塞流涕,口不渴,舌苔白,脉浮紧,辨证属于( )
 A. 虚寒证 B. 伤寒证 C. 中寒证
 D. 里寒证 E. 内寒证

2. 具有严格季节性的病证是( )
 A. 外风证 B. 实寒证 C. 暑淫证
 D. 火热证 E. 湿淫证

3. 内燥与外燥的共同特点是二者都有( )
 A. 血虚失濡 B. 阴虚不润 C. 感受燥邪
 D. 多见于秋季 E. 干燥不润

4. 凉燥与温燥的共同症状是( )
 A. 脉浮数 B. 舌白而干 C. 有汗
 D. 咳嗽少痰 E. 疲乏无力

5. 暑邪最易与下列哪种病邪合而为病( )
 A. 湿邪 B. 风邪 C. 寒邪
 D. 燥邪 E. 火邪

6. 下列哪项不是湿浊内生的主要表现( )
 A. 胸脘痞闷 B. 身体困重 C. 恶心
 D. 口渴喜饮 E. 便溏

7. 下列哪项不是火淫证形成的原因（　　）
   A. 感受阳热之邪　B. 阳虚阴盛之体　C. 体内阳盛
   D. 五志过极化火　E. 寒湿郁而化热

8. 以恶风，汗出，喉痒，脉浮缓；或皮肤瘙痒，风疹；或肌肤不仁，颈项强直；或肢体关节游走性疼痛等为辨证要点的是（　　）
   A. 寒淫证　　　　B. 火淫证　　　　C. 暑淫证
   D. 风淫证　　　　E. 湿淫证

9. 因过喜而表现出以嬉笑不休，精神涣散，语无伦次，举止失常等为辨证要点的证候是（　　）
   A. 喜伤证　　　　B. 悲伤证　　　　C. 惊伤证
   D. 思伤证　　　　E. 恐伤证

10. 郁郁寡欢，忧愁不解，表情淡漠，胸闷腹胀，倦怠乏力，食欲不佳，脉缓或结。辨证应属于（　　）
    A. 思伤证　　　　B. 恐伤证　　　　C. 悲伤证
    D. 忧伤证　　　　E. 惊伤证

11. 因过度恐惧而致二便失禁、滑精、阳痿等症状多见于（　　）
    A. 惊伤证　　　　B. 怒伤证　　　　C. 恐伤证
    D. 悲伤证　　　　E. 喜伤证

12. 脐腹部疼痛，疼痛剧烈，时痛时止，或腹部可触及团状或条索状物，时聚时散，形体消瘦，面色暗淡或萎黄，唇舌色淡，脉细弱或弦。可辨证为（　　）
    A. 寒淫证　　　　B. 湿淫证　　　　C. 虫积证
    D. 食积证　　　　E. 虫兽伤证

（二）B型题［每题由1组备选答案（5个）和1组题干（2～5个）组成。先列出5个备选答案，然后接着提出多个问题。要求应试者为每个问题从备选答案中选择1个最佳答案。每个备选答案可选1次或1次以上，也可不选］

　　A. 发热无汗，头痛，咳喘
　　B. 发热恶热，汗出，口渴，神疲气短

C. 发热恶热，烦躁，口渴多饮，汗多
D. 头昏沉重，身体困重，胸闷嗜睡
E. 发热恶风，汗出，脉浮缓

1. 风淫证的表现是（　　）
2. 暑淫证的表现是（　　）
3. 湿淫证的表现是（　　）

A. 恐伤证　　　　B. 怒伤证　　　　C. 喜伤证
D. 悲伤证　　　　E. 惊伤证

4. 善悲欲哭，意志消沉，精神萎靡，疲乏少力，脉结等症状多见于（　　）
5. 胆怯易惊，神不守舍，坐卧不安，失眠多梦，神疲体倦等症状多见于（　　）
6. 急躁易怒，两胁胀痛，太息，面红目赤，头目胀痛，甚或捶胸顿足，嚎啕大哭等症状多见于（　　）

A. 局部红肿疼痛，发麻，或发痒
B. 局部皮肉、脉络创伤，出血，瘀积肿痛
C. 伤处破损、红肿疼痛，出血、筋伤、骨折、瘀血等
D. 四肢麻木或痛甚，头晕，胸闷
E. 折骨伤筋，疼痛剧烈，流血不止，甚或出现面色苍白，头晕目眩，脉象微弱等

7. 属于金刃伤证轻者的表现是（　　）
8. 属于虫兽伤证轻者的表现是（　　）
9. 属于跌仆伤证的表现是（　　）

A. 暑淫证　　　　B. 风淫证　　　　C. 火淫证
D. 湿淫证　　　　E. 寒淫证

10. 脘腹冷痛，呕吐腹泻多见于（　　）
11. 发热汗出，疲乏口渴，舌红，脉虚数多见于（　　）
12. 各种急性出血及斑疹，或局部肿痛而化脓成疮疡，多见于（　　）

（三）C型题（每题均由4个备选答案和1组题干组成。先列出4个备选答案，其中第3个备选答案为"两者均是"，第4个备选答案为"两者均否"；然后提出2~4个问题。要

求应试者从4个答案中选择)

A. 神疲体胖，肢软乏力，动则气喘，心悸短气
B. 精神困顿，疲乏无力，饮食减退，嗜卧，懒言，声低息弱，气喘自汗
C. 两者均是　　　　　D. 两者均否

1. 属于过劳所伤证的是（　　）
2. 属于过逸所伤证的是（　　）

A. 食少纳呆，脘腹胀满疼痛
B. 呕吐酸腐食物，大便夹有未消化的食物残渣
C. 两者均是　　　　　D. 两者均否

3. 属于虫积证的是（　　）
4. 属于食积证的是（　　）
5. 属于湿淫证的是（　　）

A. 高热，汗出不止　　B. 小便短赤
C. 两者均是　　　　　D. 两者均否

6. 属于暑淫证的症状是（　　）
7. 属于燥淫证的症状是（　　）
8. 属于风淫证的症状是（　　）

(四) X型题（每题均由1个题干和5个备选答案组成。5个备选答案中有2个或2个以上的正确答案。要求应试者将正确答案全部选出，多选或少选均为错误）

1. 属于药邪伤证的有（　　）
A. 头晕心悸　　　　　B. 恶心，腹痛吐泻
C. 脸面浮肿　　　　　D. 突起风团、瘙痒
E. 舌麻

2. 疫疠的辨证要点有（　　）
A. 传染性强　　B. 传变快　　C. 病情重
D. 发病急　　　E. 症状相似

3. 属于风淫证的表现有（　　）
A. 关节游走作痛　　　B. 恶风汗出，脉浮缓
C. 高热神昏、抽搐　　D. 突起风团、瘙痒
E. 脸面浮肿

4. 常见暑淫证的类型有（　　）
A. 暑闭气机证　B. 暑热动风证　C. 暑伤津气证
D. 暑伤血分证　E. 暑夹湿邪证
5. 形成内湿的病因有（　　）
A. 过食油腻之品　B. 气候过于潮湿　C. 气虚卫表不固
D. 嗜酒或喜冷饮　E. 脾胃运化失职
6. 火淫证的临床表现有（　　）
A. 神昏谵语　　B. 心烦失眠　　C. 成痈成脓
D. 各种出血　　E. 胸脘痞闷

二、填空题

1. 喜伤证的辨证依据是有导致喜悦的情志因素存在，以_____、_____等为主要表现。
2. 怒伤证的辨证依据是有导致愤怒的情志因素存在，以_____、____、____等为主要表现。
3. 忧伤证的辨证依据是有导致忧思的情志因素存在，以_____、_____等为主要表现。
4. 悲伤证的辨证依据是有导致悲恐的情志因素存在，以_____、_____等为主要表现。
5. 情志致病具有____、_____、_____、_____、_____、_____的特点。
6. 虫积证的辨证要点有____、_____、_____。

三、名词解释

1. 中寒证　2. 暑淫证　3. 燥淫证　4. 疫疠
5. 情志证候

四、简答题

1. 何谓"伤寒"和"中寒"？
2. 风淫证的辨证要点是什么？
3. 确定湿淫证应抓住的要点是什么？
4. 诊断暑淫证应掌握的要点有哪三点？

五、问答题

1. 温燥和凉燥如何区别？
2. 试述疫疠的致病特点。
3. 试述情志致病的特点及对脏腑的影响。
4. 试述药物中毒和药物过敏的原因及症状表现有何不同。

六、病案分析题

1. 张某，男，28岁。2000年8月5日就诊，因天气炎热，恰逢中午户外工作，突然昏倒，送入医院。经抢救后神志已清，但身热，汗出不止，口干喜饮，气短，身体疲乏，小便短黄，舌红少津，脉虚数。

2. 李某，男，32岁。因淋雨涉水致病，至今已10余日，初起恶寒，继之发热，体温38℃，用西药治疗无效，来院就诊。症见身热不扬，体温38℃，汗出不多，周身酸楚，头重痛，胸闷，纳呆，大便溏泄，舌苔白腻，脉濡。

附：参考答案

一、选择题

（一）A型题
1. B　　2. C　　3. E　　4. D　　5. A
6. D　　7. B　　8. D　　9. A　　10. D
11. C　　12. C

（二）B型题
1. E　　2. B　　3. D　　4. D　　5. E
6. B　　7. B　　8. A　　9. C　　10. E
11. A　　12. C

（三）C型题
1. B　　2. A　　3. D　　4. C　　5. D
6. C　　7. B　　8. D

（四）X型题
1. ABE　　2. ABCDE　　3. ABD　　4. ABCE

5. ABD　　　6. ABCD

二、填空题

1. 喜笑不休　精神涣散
2. 烦躁易怒　胸胁胀闷　面赤头痛
3. 忧愁不乐　失眠多梦
4. 悲哀或恐惧　　胆怯易惊
5. 怒则气上　喜则气缓　悲则气消　恐则气下　惊则气乱　思则气结
6. 腹痛　面黄体瘦　大便排虫

三、名词解释

1. 是指寒邪直接内侵脏腑、气血，遏制及损伤阳气，阻滞脏腑气机和血液运行所表现的里实寒证，又称内寒证、里寒证等。
2. 指感受暑热之邪，耗气伤津，以发热口渴、神疲气短、心烦头晕、汗出、小便短黄、舌红苔黄干等为主要表现的证候。
3. 指外界气候干燥，耗伤津液，以皮肤、口鼻、咽喉干燥等为主要表现的证候。
4. 指由感染疫疠毒邪而引起的传染性病证。
5. 是指由于精神刺激过于强烈或过于持久，人体不能调节适应，导致神气失常，脏腑、气血功能紊乱所表现出的证候。

四、简答题

1. "伤寒"是指寒邪客肌表，郁遏卫阳。"中寒"是指寒邪直中于里，伤及脏腑阳气。
2. 风淫证以恶风，汗出，喉痒，脉浮缓，或皮肤瘙痒，风疹，或肌肤不仁，颈项强直，或肢体关节游走性疼痛等为辨证要点。
3. 湿淫证应抓住以下要点：一是以局部或全身困重，痞闷，分泌物、排泄物增多且秽浊，舌苔厚腻为特征性表现；二是起病缓慢，病情迁延而难愈，其症状的发生或加剧常与潮湿环境、阴雨气候有关。
4. 诊断暑淫证要注意三点：一是时当夏季，气候炎热；二是有发热恶热，烦渴喜冷饮，尿短赤灼热，舌红脉数等阳热内盛的表现；三是神疲乏力，尿少汗多，气短食少等津气耗伤的症状。

五、问答题

1. 温燥偏热，温燥犯表，见初起发热，微恶风寒，头痛。燥热侵肺，肺津受损，肺失宣降，故干咳少痰。燥伤津液，故汗少，鼻燥咽干，口渴。燥热扰心，故心烦。燥热侵于肺卫，故舌红苔薄黄而干，右寸脉浮数。凉燥偏寒，故初起恶寒重，发热轻。凉燥之邪，外束于表，则恶寒，无汗，头痛；内郁于肺，肺气不利，则鼻塞，咳嗽痰少。舌苔薄白而干，脉象浮紧是凉燥袭表的症状。

2. 疫疠的致病特点：一是传染性强，一旦流行，疫区内无论男女老幼，触之皆病；二是起病急骤，病情危重，传变迅速；三是传播途径多从口鼻而入，既有空气传播，也有接触传染；四是疫疠的形成和流行需要一定的自然和社会条件，如气候暴逆，洪水泛滥，战乱频频，生活贫困，环境卫生极差等；五是疫疠致病有一定的选择性，所以"牛病而羊不病，鸡病而鸭不病，人病而禽兽不病"。

3. 喜、怒、忧、思、悲、恐、惊七种情志活动，是人的精神意识对外界事物的反应，一般情况下不会导致或诱发疾病。作为致病因素，是指七情过于强烈或持久，引起脏腑、气血功能失调而致病。如《素问·举痛论篇》曰："怒则气上，喜则气缓，悲则气消，恐则气下，……惊则气乱，……思则气结。"致病特点为：一是由情志因素引起；二是出现异常情志变化、气机紊乱、脏腑功能失常，严重时可以损伤精气，甚至危及生命。

4. 误服或过量服用药物，易致药物过敏及药物中毒。药物过敏可出现皮肤瘙痒，皮疹，哮喘等症。药物中毒的症状与药物成分及用量有关，轻者常表现为头晕心悸，恶心烦躁，腹痛吐泻，舌麻等，重者可出现全身肌肉震颤，抽搐，黄疸或发绀，出血，昏迷乃至死亡。

六、病案分析题

1. 此病案为暑淫证的中暑。因炎夏烈日，高温劳作而发病。暑热炽盛，引动肝风，蒙蔽心神，故见高热，猝然昏倒，暑热炽盛，伤津耗气较重，脉气受损明显，则汗出不止气短，身体疲乏，口干欲饮，小便短赤，舌红少津，脉虚数。

2. 此病案为湿淫证。因淋雨涉水致病，初起恶寒，继之发热，体温38℃为外感湿邪，湿邪犯表之症，发病10余日后不愈，出现身热不扬、汗出不多、头身困重等症为湿邪由表入里之内湿证。故湿邪郁闭卫阳，卫气失于宣达，故身热不扬而汗出不多。湿邪上扰清阳，故头重如裹。湿阻经络，气机不畅，故周身酸楚，肢体困重。湿性重浊黏滞，易阻遏气机，故胸闷；湿犯脾胃，升降失司，清浊不分，故纳呆便溏，舌苔白腻，脉濡。

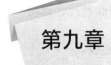

第九章 病性辨证（气血津液辨证）

一、选择题

（一）A 型题（每题由 1 个以肯定或否定形式表述的题干和 5 个备选答案组成，这 5 个备选答案中只有 1 个是最佳的或最恰当的答案，其他 4 个均为干扰答案）

1. 血虚证的主要表现中不可能见到的是（　　）
A. 两颧潮红　　B. 头晕眼花　　C. 手足发麻
D. 心悸失眠　　E. 舌淡脉细

2. 不属于气逆证表现的是（　　）
A. 咳嗽气喘　　B. 胸闷心悸　　C. 头胀头痛
D. 嗳气呃逆　　E. 气从少腹上冲咽喉

3. 与气逆证关系密切的脏腑是（　　）
A. 脾肺肾　　B. 肺胃肾　　C. 肝肺胃
D. 肝心肺　　E. 心肝肾

4. 阳虚证和气虚证的主要区别是（　　）
A. 有无神疲乏力　B. 有无少气懒言　C. 有无畏寒
D. 小便是否清长　E. 有无汗出

5. 气虚证与气陷证的鉴别点在于（　　）
A. 少气懒言　　B. 内脏下垂　　C. 头晕目眩
D. 神疲乏力　　E. 舌淡苔白

6. 症见口燥咽干，唇燥而裂，皮肤干枯，尿少便结，脉细数，此属（　　）
A. 阴虚证　　B. 阳虚证　　C. 血虚证
D. 津液不足证　E. 亡阴证

7. 大出血后出现气短，心悸，冷汗淋漓，四肢厥冷，脉微欲绝，诊断为（   ）
   A. 气血两虚　　　B. 气不摄血　　　C. 气随血脱
   D. 气虚血瘀　　　E. 气滞血瘀

8. 病人汗出热而粘手，如珠如油，肢温身热，虚烦躁扰，口渴欲饮，皮肤干瘪，脉疾数。可诊为（   ）
   A. 亡阳证　　　B. 实热证　　　C. 亡阴证
   D. 虚热证　　　E. 中暑证

9. 属于阳虚证表现的是（   ）
   A. 发热恶寒　　　B. 口渴喜饮　　　C. 畏寒肢冷
   D. 冷汗淋漓　　　E. 舌红脉数

10. 阴虚证的舌脉是（   ）
    A. 舌淡苔白脉虚　B. 舌红苔黄脉数　C. 舌淡苔腻脉滑
    D. 舌红少苔脉细数　E. 舌淡紫苔白脉细

11. 临床见咯血，吐血，心烦身热，舌红绛者，属于（   ）
    A. 血虚证　　　B. 血瘀证　　　C. 血热证
    D. 气不摄血证　　　E. 气随血脱证

12. 血瘀证的临床表现不包括（   ）
    A. 痛如针刺　　　B. 唇舌色青紫　　　C. 脉细涩
    D. 出血反复不止　　　E. 腹内包块，聚散不定

13. 瘀血、砂石、蛔虫、痰浊等邪实阻塞所致"气闭证"的最突出表现是（   ）
    A. 肢厥脉弦　　　B. 绞痛阵作　　　C. 胀闷不舒
    D. 神识不清　　　E. 胀痛不已

14. 与津液亏虚形成无关的是（   ）
    A. 吐泻过度　　　B. 高热大汗　　　C. 气机阻滞
    D. 脏气虚衰　　　E. 阳气亢盛

15. 月经愆期，经色紫黯，夹有血块，少腹冷痛者，属于（   ）
    A. 血瘀证　　　B. 血热证　　　C. 血虚证
    D. 血寒证　　　E. 气滞证

16. 脘腹痞胀，胃中有振水声，呕吐清水痰涎，口淡不渴，眩晕，舌苔白滑，脉沉弦。可诊为（   ）

A. 阴水证　　　B. 脾虚湿阻证　　C. 痰饮
D. 水湿困脾证　E. 肾虚水泛证

17. 头晕心悸，气短乏力，面唇色淡，舌淡嫩，脉弱。证属（　　）

A. 气虚证　　　B. 血虚证　　　　C. 脾气虚证
D. 气血两虚证　E. 心肝血虚证

18. 某女性病人，每至月经前一天开始小腹绞痛，行经第二天，下大量紫暗血块，舌紫苔白滑，脉弦迟。可诊为（　　）

A. 血瘀证　　　B. 气滞血瘀证　　C. 冲任虚寒证
D. 血寒证　　　E. 虚寒证

（二）B型题［每题由1组备选答案（5个）和1组题干（2~5个）组成。先列出5个备选答案，然后接着提出多个问题。要求应试者为每个问题从备选答案中选择1个最佳答案。每个备选答案可选1次或1次以上，也可不选］

A. 少气懒言，神疲乏力，头晕目眩，自汗，活动后加重，舌淡苔白，脉虚无力。

B. 头晕目眩，神疲气短，脘腹坠胀，久泻久利，脱肛，内脏下垂，舌淡苔白，脉弱。

C. 少气懒言，乏力自汗，面色萎黄，心悸失眠，舌淡嫩，脉细弱。

D. 头痛眩晕，昏厥，呕血。

E. 呼吸微弱，汗出不止，面色苍白，口开目合，手撒身软，二便失禁，脉微欲绝。

1. 属于气陷证表现的是（　　）
2. 属于气虚证表现的是（　　）
3. 属于气脱证表现的是（　　）

A. 头痛、眩晕，甚至昏厥、咯血
B. 咳嗽频作，呼吸喘促
C. 胀闷，疼痛
D. 呃逆、嗳气不止，或呕吐、呕血
E. 心烦失眠，头晕

4. 属于肺气上逆的是（　　）

5. 属于胃气上逆的是（　　）
6. 属于肝气上逆的是（　　）
A. 面色淡白或萎黄，眼、唇、舌、爪颜色淡白，头晕眼花
B. 面色苍白，头晕，眼花，心悸，气短，四肢厥冷
C. 身热口渴，斑疹吐衄，烦躁谵语，舌绛，脉数
D. 患处冷痛拘急，恶寒，唇舌青紫，妇女月经后期、经色紫暗夹块
E. 发热，心烦，吐衄，舌赤生疮，尿赤涩灼痛
7. 血虚证的表现是（　　）
8. 血脱证的表现是（　　）
9. 血热证的表现是（　　）
10. 血寒证的表现是（　　）
A. 胸闷咳嗽痰多，痰质黏稠　B. 肢体麻木，半身不遂
C. 胸脘痞闷，呕恶，纳呆　　D. 瘰疬，痰核，瘿瘤
E. 神志错乱而为癫、狂、痴、痫
11. 痰浊中阻可致（　　）
12. 痰蒙心神可致（　　）
13. 痰停于肺可致（　　）
A. 泛吐清水，脘腹痞胀，腹部水声漉漉
B. 咳唾引痛，胸闷息促等
C. 肌肤浮肿
D. 头晕目眩
E. 胸闷心悸，气短不得卧等
14. 属于痰饮表现的是（　　）
15. 属于支饮表现的是（　　）
16. 属于悬饮表现的是（　　）
A. 气血两虚证　　B. 气滞血瘀证　　C. 气虚血瘀证
D. 气随血脱证　　E. 气不摄血证
17. 经常齿龈出血，色淡，面色萎黄，神疲乏力，倦怠懒言，舌淡苔白，脉虚弱。证属（　　）
18. 胸胁胀痛，胁下痞块刺痛，多见于（　　）
A. 梅核气　　　　B. 瘿瘤　　　　C. 乳癖

D. 痰核　　　　　E. 发颐
19. 痰结于颈部多见（　　）
20. 痰停留于肢体多见（　　）

（三）C 型题（每题均由 4 个备选答案和 1 组题干组成。先列出 4 个备选答案，其中第 3 个备选答案为"两者均是"，第 4 个备选答案为"两者均否"；然后提出 2～4 个问题。要求应试者从 4 个答案中选择）

A. 少气懒言，头晕目眩，神疲乏力
B. 腹部坠胀，内脏下垂，久泻久痢
C. 两者均是　　　　　　D. 两者均否

1. 气滞证可见（　　）
2. 气虚证可见（　　）
3. 气陷证可见（　　）

A. 神疲乏力，少气懒言　　B. 畏寒肢冷，舌淡嫩苔白滑
C. 两者均是　　　　　　D. 两者均否

4. 阳虚证的临床表现有（　　）
5. 气虚证的临床表现有（　　）
6. 阴虚证的临床表现有（　　）

A. 脾、肾　　　　　　B. 肺、脾
C. 两者均是　　　　　D. 两者均否

7. 引起阳水的病变脏腑有（　　）
8. 引起阴水的病变脏腑有（　　）

A. 五心烦热，尿黄便结，颧红，舌红少津，脉细数
B. 皮肤、口唇、舌、咽喉等干燥，口渴欲饮水，便干尿黄，舌红，脉细数
C. 两者均是　　　　　　D. 两者均否

9. 津液不足的表现是（　　）
10. 阴液不足的表现是（　　）

A. 神疲乏力，自汗　　　B. 面色萎黄，唇舌色淡
C. 两者均是　　　　　　D. 两者均否

11. 血虚证的表现有（　　）
12. 气血两虚证的表现有（　　）

(四) X 型题（每题均由 1 个题干和 5 个备选答案组成。5 个备选答案中有 2 个或 2 个以上的正确答案。要求应试者将正确答案全部选出，多选或少选均为错误）

1. 由于气的病理变化而导致血瘀的有（　　）
   A. 气滞　　　B. 气虚　　　C. 气脱
   D. 气逆　　　E. 气陷

2. 导致出血症状的有（　　）
   A. 血寒　　　B. 气虚　　　C. 气脱
   D. 气逆　　　E. 血热

3. 气滞证的疼痛特点有（　　）
   A. 胀闷疼痛　B. 部位走窜不定　C. 症状时轻时重
   D. 随情绪增减　E. 得温则痛减

4. 瘀血形成的原因有（　　）
   A. 气滞　　　B. 气虚　　　C. 血热
   D. 血寒　　　E. 外伤

5. 瘀血所致出血特点有（　　）
   A. 脉细涩　　　　　　　B. 出血反复不止
   C. 血色紫黯，有血块　　D. 唇舌色青紫
   E. 刺痛，固定不移

6. 导致经少、闭经的有（　　）
   A. 肾阴亏虚　B. 气血两虚　C. 气虚不固
   D. 气滞血瘀　E. 阳虚寒凝

7. 瘀血证疼痛的特点（　　）
   A. 刺痛　　　B. 走窜痛　　C. 固定痛
   D. 隐痛　　　E. 入夜痛甚

8. 饮邪常停留的部位有（　　）
   A. 胃肠　　　B. 肝胆　　　C. 胸胁
   D. 膀胱　　　E. 心肺

9. 气滞所导致的病理变化有（　　）
   A. 气滞而致阳虚　B. 气滞而致血虚　C. 气滞而致血瘀
   D. 气滞郁而化火　E. 气滞而致痰湿

10. 痰证的辨证依据是（　　）

A. 胸闷　　　　B. 眩晕　　　　　C. 泛吐清水
D. 舌苔腻　　　E. 脉滑

二、填空题

1. 气虚类证包括 ＿＿＿、＿＿＿、＿＿＿、＿＿＿。
2. 血虚类证包括 ＿＿＿和＿＿＿。
3. 气滞类证包括 ＿＿＿、＿＿＿。
4. 临床常见的气逆证有 ＿＿＿、＿＿＿、＿＿＿的不同。
5. 气陷证中容易发生内脏脱垂的脏器有＿＿、＿＿、＿＿等。
6. 血寒证以＿＿＿、＿＿＿、＿＿＿、＿＿＿、＿＿＿等为辨证依据。
7. 临床常见的气血同病证候有＿＿＿、＿＿＿、＿＿＿、＿＿＿和＿＿＿。
8. 瘀血所致出血的特点是＿＿＿，＿＿＿，＿＿＿或＿＿＿。
9. 血瘀证的辨证依据是，以＿＿＿、＿＿＿、＿＿＿为主要表现。
10. 根据痰的形状及兼症的不同，痰证有＿＿＿、＿＿＿、＿＿＿、＿＿＿、＿＿＿、＿＿＿之分。
11. 根据饮停主要部位的不同，临床有＿＿＿、＿＿＿、＿＿＿，并表现出各自的证候特点。
12. 水停证的辨证依据是以＿＿＿、＿＿＿或＿＿＿等为主要表现。
13. 气不固，以＿＿＿或＿＿＿、＿＿＿、＿＿＿、＿＿＿等的不固与气虚症状共见为辨证要点。
14. 饮证的辨证依据是以＿＿＿、＿＿＿等为主要表现。
15. 血热证常见于＿＿＿，即卫气营血辨证中的＿＿＿。
16. 气滞证的辨证依据是以胸胁脘腹或损伤部位的＿＿、＿＿、＿＿为主要表现。

三、名词解释

1. 水停证　　2. 饮证　　3. 痰证　　4. 气滞证

5. 气陷证　　6. 血热证　　7. 血寒证

四、简答题

1. 气滞证的辨证依据是什么？
2. 气滞证的成因有几个方面？
3. 水停证的辨证依据是什么？
4. 简述阳虚证的临床表现。
5. 简述阴虚证的临床表现。
6. 气逆证表现为几种脏腑之气上逆？它们的主症如何？
7. 气滞证的临床表现有哪些？
8. 血虚证的临床表现有哪些？

五、问答题

1. 亡阳证和亡阴证如何鉴别？
2. 血瘀证的形成及临床表现如何？
3. 湿、水、痰、饮有何异同？
4. 气陷证与气虚证有何联系？
5. 气不摄血证、血瘀证和血热证均可有出血症状，如何鉴别？

六、病案分析题

1. 患儿，男，2岁。腹泻3天，泻下无度，质稀如水，色黄浑浊，精神萎靡，皮肤干燥，目眶凹陷，啼哭无泪，无尿，口渴引饮，齿干唇红，舌绛无津。请写出主诉、病性辨证结果，并作证候分析。

2. 姚某，女，45岁。平素头晕眼花，倦怠乏力，后来出现胃脘部坠胀不适2年余，近1周加重，半年前诊为"胃下垂"。症见脘腹坠胀，头晕眼花，神疲乏力，倦怠，形体消瘦，食少纳呆，大便溏泄，舌淡苔白，脉虚弱。请写出主诉、病性辨证结果，并作证候分析。

3. 朱某，女，30岁。平素急躁易怒，3个月前复因情志所伤，致经血非时而下，淋漓不尽，血色鲜红，身热夜甚，烦躁不寐，小腹不适，舌红绛无苔，脉细数。请写出主诉、病性辨证结果，并作证候分析。

4. 王某，女，56岁。头痛反复发作3年余，近2日加重。症见头痛，痛如针刺，固定不移，拒按，常夜间加重，面色暗淡，舌质紫暗，脉细涩。请写出主诉、病性辨证结果，并作证候分析。

5. 迟某，女，23岁。月经延后，色暗量少，少腹冷痛，手足指趾疼痛，得温痛减，面色苍白，舌质淡暗，脉沉迟而涩。系因去年秋季冒雨涉水所致，迄今已1年有余。请写出主诉、病性辨证结果，并作证候分析。

6. 病人，女，26岁。因分娩时大量出血，突然面色苍白，四肢厥冷，大汗淋漓，而致昏厥，舌淡，脉浮大而散。请写出病性辨证结果，并作证候分析。

7. 胡某，女，28岁。平素性情急躁易怒，月经前小腹疼痛已10余年，复因情志因素加重2天。症见胸胁胀闷不舒，善太息，经前胁肋、乳房、少腹走窜、胀痛，月经色紫暗，夹有血块，舌紫暗有瘀斑，脉弦涩。请写出主诉、病性辨证结果，并作证候分析。

8. 张某，男，12岁。突发呕吐、腹泻2小时，呕吐近10余次，吐泻物米泔水样，无明显腹痛，皮肤干瘪，眼球深陷，口渴引饮，小腿转筋，神疲气短，小便极少，脉微。请写出主诉、病性辨证结果，并作证候分析。

9. 李某，女，21岁。6天前，因感受风邪，出现发热恶寒，咳嗽咽痛，经治好转。昨晨起发现眼睑浮肿，继则全身皆肿，小便短少，咳嗽、咽痛略有减轻，舌红苔薄白，脉浮数。请写出主诉、病性辨证结果，并作证候分析。

10. 卢某，男，30岁。1年前因外伤流血过多而致头晕、心悸、失眠多梦。屡服安神镇静药物无效，入夜心悸惕动不安，神疲乏力，动则汗出，气短懒言，面白无华，舌淡，脉弱。请写出主诉、病性辨证结果，并作证候分析。

 附：参考答案

一、选择题
（一）A型题
1. A   2. B   3. C   4. C   5. B

6. D	7. C	8. C	9. C	10. D
11. C	12. E	13. B	14. C	15. D
16. C	17. B	18. D		

（二）B 型题

1. B	2. A	3. E	4. B	5. D
6. A	7. A	8. B	9. C	10. D
11. C	12. E	13. A	14. A	15. E
16. B	17. E	18. B	19. B	20. D

（三）C 型题

1. D	2. A	3. C	4. C	5. A
6. D	7. B	8. A	9. B	10. A
11. B	12. C			

（四）X 型题

1. AB	2. BDE	3. ABCD	4. ABCDE
5. BC	6. ABDE	7. ACE	8. ACE
9. CDE	10. ABDE		

二、填空题

1. 气虚证　气陷证　气不固证　气脱证
2. 血虚证　血脱证
3. 气滞证　气逆证　气闭证
4. 肺气上逆　胃气上逆　肝气上逆
5. 子宫　胃肠　肝肾
6. 患处冷痛拘急　恶寒　唇舌青紫　妇女月经后期　经色紫暗夹块
7. 气滞血瘀证　气虚血瘀证　气血两虚证　气不摄血证　气随血脱证
8. 出血反复不止　血色紫暗有血块　大便色黑如柏油状　妇女崩漏
9. 固定刺痛　肿块　出血　瘀血色脉征
10. 寒痰　热痰　湿痰　燥痰　风痰　瘀痰　脓痰
11. 饮停胃肠证　饮停胸胁证　饮停心包证　饮邪客肺证
12. 肢体浮肿　小便不利　腹大痞胀　舌淡胖

13. 自汗　二便　经　精　胎
14. 胸闷脘痞　呕吐清水　咳吐清稀痰涎　肋间饱满　苔滑
15. 外感温热病中　血分证
16. 胀闷　胀痛　窜痛

三、名词解释

1. 指体内水液因气化失常而停聚，以肢体浮肿、小便不利，或腹大痞胀，舌淡胖等为主要表现的证候。

2. 指水饮停聚于腔隙或胃肠，以胸闷脘痞、呕吐清水、咳吐清稀痰涎、肋间饱满、苔滑等为主要表现的证候。

3. 指痰浊内阻或流窜，以咳吐痰多、胸闷、呕恶、眩晕、体胖，或局部有圆滑包块，苔腻、脉滑等为主要表现的证候。

4. 指人体某一部分或某一脏腑、经络的气机阻滞，运行不畅，以胀闷疼痛为主要表现的证候。

5. 指气虚无力升举，清阳之气下陷，以自觉气坠，或脏器下垂为主要表现的虚弱证候。

6. 指火热内炽，侵迫血分，以身热口渴、斑疹吐衄、烦躁谵语、舌绛、脉数等为主要表现的实热证候。

7. 指寒邪客于血脉，凝滞气机，血行不畅，以患处冷痛拘急、恶寒、唇舌青紫，妇女月经后期、经色紫暗夹块等为主要表现的实寒证候。

四、简答题

1. 气滞证的辨证依据是以胸胁脘腹或损伤部位的胀闷、胀痛、窜痛为主要表现。

2. 气滞证的成因主要有三个方面：一是情志不舒，忧郁悲伤，思虑过度，而致气机郁滞；二是痰饮、瘀血、宿食、蛔虫、砂石等病理物质的阻塞，或阴寒凝滞，湿邪阻碍，外伤络阻等，都能导致气机郁滞；三是脏气虚弱，运行乏力而气机阻滞。

3. 水停证的辨证依据是以肢体浮肿、小便不利，或腹大痞胀，舌淡胖等为主要表现。

4. 阳虚证是体内阳气亏损，机体失却温养，推动、蒸腾、气化等作用减退，以畏寒肢冷为主要表现的虚寒证候。临床表现为畏寒肢冷，口淡不渴，或喜热饮，或自汗，小便清长或尿少不利,大便稀薄,面色㿠白,舌淡胖,苔白滑,脉沉迟(或为细数)无力。可兼有神疲、乏力、气短等气虚的表现。

5. 阴虚证指体内阴液亏少而无以制阳,滋润、濡养等作用减退,以咽干、五心烦热、脉细数等为主要表现的虚热证候。临床表现为形体消瘦,口燥咽干,两颧潮红,五心烦热,潮热,盗汗,小便短黄,大便干结,舌红少津或少苔,脉细数等。

6. 气逆证有肺气上逆、胃气上逆、肝气上逆的不同,故可表现出不同的证候。肺气上逆以咳喘为主症;胃气上逆以呃逆、呕恶、嗳气等为主症;肝气上逆以头痛眩晕、昏厥、呕血或咯血等为主症。

7. 气滞证是指人体某一部分或某一脏腑、经络的气机阻滞,运行不畅,以胀闷疼痛为主要表现的证候。临床表现为胸胁、脘腹等处或损伤部位的胀闷或疼痛,疼痛性质可为胀闷、胀痛、窜痛,症状时轻时重,部位不固定,按之一般无形,痛胀常随嗳气、肠鸣、矢气等而减轻,或症状随情绪变化而增减,脉象多弦,舌象可无明显变化。

8. 血虚证是指血液亏虚,不能濡养脏腑、经络、组织,以面、睑、唇、舌色白,脉细为主要表现的虚弱证候。临床表现为面色淡白或萎黄,眼睑、口唇、舌质、爪甲的颜色淡白,头晕,或见眼花、两目干涩,心悸,多梦,健忘,神疲,手足发麻,或妇女月经量少、色淡、延期甚或经闭,脉细无力等。

五、问答题

1. 亡阳证指体内阳气极度衰微而欲脱,以冷汗、肢厥、面白、脉微等为主要表现的危重证候。一般多在阳气虚衰的基础上进一步发展而成,但亦可因阴寒之邪极盛而致阳气暴伤,或因大汗、失精、大失血等阴血消亡而阳随阴脱,或因剧毒刺激、严重外伤、瘀痰阻塞心窍等而使阳气暴脱。

亡阴证指体内阴液严重耗损而欲竭,以身灼烦渴、唇焦面赤、脉数疾,而汗出如油为主要表现的危重证候。亡阴可以在病久而阴液亏虚的基础上进一步发展而成,也可因壮热不退、大吐、大泻、大汗不止、大量出血、严重烧伤致阴液暴失而成。

二者临床表现的鉴别,应从汗出、寒热、四肢、面色、气息、舌象、脉象等方面进行辨别。亡阳证冷汗淋漓、质稀,手足厥冷,肌肤不温,面色苍白,呼吸气弱,舌淡而润,脉微欲绝;亡阴证汗出如油、热而粘手,手足温,肌肤温,面赤颧红,呼吸急促,舌红而干,脉细数疾。

2. 产生瘀血的原因可有多个方面,一是外伤、跌仆及其他原因造成的体内出血,离经之血未及时排出或消散,瘀积于内;二是气滞而血行不畅,以致血脉瘀滞;三是血寒而使血脉凝滞,或血热而使血行壅聚或血受煎熬,血液浓缩黏滞,致使脉道瘀塞;四是湿热、痰浊、砂石等有形实邪压迫、阻塞脉络,以致血运受阻;五是气虚、阳虚而运血无力,血行迟缓。

血瘀证的临床表现有疼痛、肿块、出血、瘀血色脉征等方面的证候。其疼痛特点为刺痛、痛处拒按、固定不移,常在夜间痛甚;肿块的性状是在体表者包块色青紫,腹内者触及质硬而推之不移;出血的特征是色紫暗或夹血块,或大便色黑如柏油状,或妇女血崩、漏血;瘀血色脉征主要有面色黧黑,或唇甲青紫,或皮下紫斑,或肌肤甲错,或腹露青筋,或皮肤出现丝状红缕,或舌有紫色斑点、舌下络脉曲张,脉多细涩或结、代等。

3. 湿、水、饮、痰在形质、流动性、证候表现上有异有同,四者之间的关系密切。四者均属体内水液停聚所形成的病理性产物,其形成均常与肺、脾、肾等脏腑功能失调和对水液的气化失常有关。"湿"无明显形质可见而呈"汽态",弥漫性大,以肢体闷重酸困等为主要表现;"水"质清稀为液态,流动性大,以水肿、少尿为主症;"饮"是一种较水浊而较痰稀的液态病理产物,常停聚于某些腔隙及胃肠,以停聚处的症状为主要表现;"痰"的质地稠浊而黏,常呈半凝固乳胶状态,流动性小,多停于肺,但可随气流窜全身,见症复杂,一般有吐痰多的主症。由于湿、水、饮、痰本属一类,难以截然划分,且可相互转化、兼并,故又常互相通称,如有痰饮、痰湿、水饮、水湿、湿饮、湿痰等名。

4. 气陷多是气虚的发展,或为气虚的一种特殊表现形式,一般指脾(中)气的下陷。气陷证指气虚无力升举,清阳之气下陷,以自觉气坠,或脏器下垂为主要表现的虚弱证候。临床具有气虚证的表现，如气短、神疲乏力、舌淡、脉虚弱等，同时，又具有头晕眼花，脘腹坠胀感，大便稀溏，或内脏下垂、脱肛、阴挺等清阳不升，升举无力的表现。

5. 气不摄血证、血瘀证和血热证三证中都出现了出血症状，但其病机、临床特点不同。血瘀证出血是由于瘀血内停，血不归经所致，出血特点为血色紫暗或夹血块，反复出血不止，同时伴有刺痛、痛处固定，面色黧黑，肌肤甲错，唇甲青紫，舌紫暗有瘀斑瘀点，脉沉涩等瘀血征象。血热证出血是由于血分有热，火热迫血妄行所致，出血特点为血色鲜红质黏稠，伴有身热夜甚，心烦躁扰发狂，口干不欲饮，舌红绛无苔，脉细数等热象。气不摄血证出血是由于气虚统摄失职，血不归经所致，出血特点为血色浅淡质稀，长期慢性出血，伴有神疲倦怠，少气懒言，自汗，面色淡白无华，舌淡，脉细数等气虚征象。

六、病案分析题

1. 主诉：腹泻 3 日。

病性辨证：亡阴证。

证候分析：由于泻下无度，暴泻伤阴，阴液极度枯竭而成亡阴证。水液耗损，阴津受劫，津伤液脱，肌体失养，故见精神萎靡，皮肤干燥，目眶凹陷，啼哭无泪，无尿；胃阴大伤，津不上承则口渴引饮；肾阴亏虚，阴虚火旺则见齿干唇红，舌绛无津。

2. 主诉：胃脘部坠胀不适 2 年余，近 1 周加重。

病性辨证：气陷证。

证候分析：病人平素头晕眼花，倦怠乏力，此为气虚之征，后又出现胃脘坠胀，为气虚进一步发展，导致中气下陷、无力升举之征。头晕眼花，食少纳呆，大便溏泄，舌淡苔白，脉虚弱等症，为中气亏虚，脾失健运，清阳不升；气机下陷，肌体失养，则见神疲乏力，倦怠，形体消瘦；气陷升举无力，不能维持脏器正常位置，故见脘腹坠胀，内脏下垂。

3. 主诉：经漏不止 3 个月余。

病性辨证：血热证。

证候分析：病人平素急躁易怒，此为素体肝火内炽，复因情志所伤致使内热伤及冲任，迫血妄行，故见经漏，血色鲜红，小腹不适；卫阳之气夜行于内，有助于血热加重，故见身热夜甚；心主血藏神，血热内扰心神，则烦躁不寐；舌红绛无苔，脉细数阴血内热之舌脉。

4. 主诉：头痛反复发作 3 年余，近 2 日加重。

病性辨证：血瘀证。

证候分析：病人头痛反复发作，刺痛，部位固定，此为瘀血内阻之征。瘀血内阻，气血运行受阻，不通则痛，故见头痛，痛如针刺，固定不移，拒按；血属阴，夜间血行较慢，瘀阻加重，故夜间疼痛加重；面色暗淡，为瘀血内停，气血不能上荣之征；舌质紫暗，脉细涩为瘀血内阻之征。

5. 主诉：月经延后，色暗量少 1 年余。

病性辨证：血寒证。

证候分析：本证因病人冒雨涉水感寒，血为寒凝，胞宫寒凝血瘀所致。寒邪搏于冲任，阳气被遏，血行不畅，故见少腹冷痛，月经延后，色暗量少。寒凝则气血不得畅达，筋脉拘急，故见手足指趾疼痛。血得温则行，故疼痛得温则痛减。经脉气血凝滞，气血不能上荣于面，则面色苍白，舌质淡暗。脉沉主里，迟主寒，涩主瘀，故脉沉迟而涩，为寒凝血瘀之征。

6. 病性辨证：气随血脱证。

证候分析：气与血之间相互依存，气为血之帅，血为气之母，大量出血则气无所附，随之外脱。气脱阳亡，不能上荣于面，则面色苍白；不能温煦四肢，则手足厥冷；不能温固肌表，腠理开泄，则大汗淋漓。神随气散，则昏厥。血失气脱，舌体失养则舌淡。阳气浮越外亡，故见脉浮大而散。

7. 主诉：经前少腹胀痛 10 余年，近 2 日加重。

病性辨证：气滞血瘀证。

证候分析：病人平素性情急躁易怒，气机郁滞，气行则血行，气滞则血瘀，气血凝滞胞宫，而致痛经。情志所伤，肝气郁滞，肝经所属的组织器官气机不畅，而致胸胁胀闷不舒，善太息，经前胁肋、乳房、少腹胀痛，部位走窜；气行则血行，气滞则血瘀，胞宫血行瘀阻，可见月经经色紫暗，夹有血块；舌紫暗或有瘀斑瘀点，为血行瘀阻之征；脉弦涩为气滞血瘀之征。

8. 主诉：呕吐、腹泻 2 小时，呕吐近 10 余次。

病性辨证：津液亏虚证。

证候分析：病人突发大量呕吐、腹泻，津液严重耗伤，故见小便极少，饮水自救，故口渴引饮；津液亏少，不能充养濡润组织官窍，故见皮肤干瘪，眼球深陷，小腿转筋；气随津脱，气阳衰微，故神疲气短，脉微。

9. 主诉：发热恶寒，咳嗽咽痛 6 日，浮肿 2 日。

病性辨证：水停证（阳水）。

证候分析：本证由风邪外感，肺卫受病，宣降失常，通调失职，风遏水阻，风水相搏，泛溢肌肤而成。风为阳邪，上先受之，肺居上焦，为水之上源，风邪犯肺，宣发肃降失职，不能通调水道，风水相搏，水气泛溢，故水肿先起于眼睑头面，继则波及全身；三焦不利，膀胱气化失司，故小便短少；舌红苔薄白，脉浮数为风水偏热。

10. 主诉：心悸，失眠多梦 1 年余。

病性辨证：气血两虚证。

证候分析：因外伤失血过多而致血虚。心主血脉而藏神，血虚心失所养，则心悸；神失所养，则失眠、多梦；血属阴，夜间阴气用事，故入夜心悸惕动不安；血虚累及于气，元气亏虚则神疲乏力，气短懒言；动则耗气，气虚卫外不固，故动则汗出；面白无华，舌淡，脉弱均属气血两虚之征。

第十章

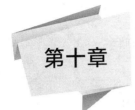

脏腑辨证

一、选择题

（一）A 型题（每题由 1 个以肯定或否定形式表述的题干和 5 个备选答案组成，这 5 个备选答案中只有 1 个是最佳的或最恰当的答案，其他 4 个均为干扰答案）

1. 心阴虚证与心血虚证的共同见症是（   ）
A. 盗汗　　　B. 舌淡　　　C. 失眠
D. 脉细数　　E. 心烦

2. 下列哪项对心气虚证的诊断无意义（   ）
A. 心悸怔忡　B. 自汗乏力　C. 舌淡脉弱
D. 舌红脉数　E. 面白神疲

3. 心悸与下列哪项同见，对诊断心阳虚证最有意义（   ）
A. 体倦无力　B. 自汗神疲　C. 形寒肢冷
D. 头晕目眩　E. 舌淡脉弱

4. 下列哪项对心阳虚脱证的诊断最有意义（   ）
A. 冷汗肢厥　B. 心悸胸闷　C. 头晕目眩
D. 面色淡白　E. 舌紫苔滑

5. 心烦不寐，面赤口渴，便干，兼见小便短赤，灼热涩痛，舌红脉数，最宜诊断为（   ）
A. 膀胱湿热证　B. 心火下移证　C. 心火上炎证
D. 阴虚火旺证　E. 痰火扰神证

6. 心脉痹阻证中，胸痛以憋闷疼痛为特点的是（   ）
A. 气滞心脉　B. 瘀阻心脉　C. 热郁心脉
D. 寒凝心脉　E. 痰阻心脉

7. 下列除哪项外，均为痰蒙心神证的表现（　　）
A. 神情抑郁　B. 喃喃独语　C. 面色晦暗
D. 狂躁妄动　E. 舌苔白腻
8. 瘀阻脑络证的头痛特点是（　　）
A. 灼热疼痛　B. 走窜疼痛　C. 胀痛阵作
D. 痛如锥刺　E. 头部空痛
9. 心悸，失眠，健忘，面色淡白，舌淡脉细，宜诊断为（　　）
A. 心气虚证　B. 心血虚证　C. 心脾两虚证
D. 肝血虚证　E. 心肝血虚证
10. 下列哪项一般不会出现失眠（　　）
A. 心肾不交证　B. 心脾两虚证　C. 心火亢盛证
D. 心阳虚证　E. 心血虚证
11. 痰火扰神证应是神昏与下列哪项同见，最具诊断意义（　　）
A. 失眠便秘溲黄　B. 高热抽搐心烦　C. 口大渴喜冷饮
D. 舌质红苔黄腻　E. 胸闷气粗脉数
12. 下列除哪项外，均为肺气虚的临床表现（　　）
A. 神疲体倦　B. 脉象细数　C. 痰液清稀
D. 咳喘无力　E. 自汗畏风
13. 咳喘无力，咳痰清稀，声低气怯，神疲自汗，舌淡脉弱者，宜诊为（　　）
A. 肺气虚证　B. 脾肺气虚证　C. 心肺气虚证
D. 肺肾气虚证　E. 寒痰阻肺证
14. 咳嗽少痰，痰中带血，颧红盗汗，口燥咽干，舌红少苔，脉细数，宜诊为（　　）
A. 燥邪犯肺证　B. 肺热炽盛证　C. 痰热壅肺证
D. 肺阴虚证　E. 肺肾阴虚证
15. 咳痰黄稠，鼻流浊涕，身热微恶风寒，口干咽痛，舌尖红，脉浮数，宜诊为（　　）
A. 燥邪犯肺证　B. 肺热炽盛证　C. 痰热壅肺证
D. 风热犯肺证　E. 风热表证

16. 干咳无痰，或痰黏不易咯出，口、咽、皮肤干燥，舌红少津，脉浮数，宜诊为（　　）

A. 燥邪犯肺证　B. 肺热炽盛证　C. 痰热壅肺证

D. 风热犯肺证　E. 肺阴虚

17. 咳喘息粗，痰多黄稠，胸闷，喉中痰鸣，烦躁不安，尿黄便结，舌红苔黄腻，脉滑数，宜诊为（　　）

A. 燥邪犯肺证　B. 肺热炽盛证　C. 痰热壅肺证

D. 肝火犯肺证　E. 风热犯肺证

18. 肺气虚证咳喘的特点是（　　）

A. 咳喘无力，痰稀气怯　B. 咳喘痰多，色白清稀

C. 咳喘痰多，痰黏难咳　D. 咳喘痰少，难以咯出

E. 咳喘胸闷，喉间痰鸣

19. 下列哪项是肺阴虚证与燥邪犯肺证的鉴别点（　　）

A. 咳痰的多少　B. 咳痰的难易　C. 表证的有无

D. 舌苔之津液　E. 胸痛的有无

20. 寒痰阻肺证的辨证要点是（　　）

A. 咳嗽气喘，痰稠色黄　B. 咳嗽痰少，质稀色白

C. 咳嗽痰少，质黏色白　D. 咳嗽痰多，质黏色白

E. 咳喘无力，痰稀色白

21. 下列除哪项外，均为寒痰阻肺证的临床表现（　　）

A. 舌苔白腻　B. 咳嗽气喘　C. 痰稀色白

D. 脉象浮紧　E. 形寒肢冷

22. 风热犯肺证与肺热炽盛证均可见（　　）

A. 发热恶寒　B. 咳痰黄稠　C. 壮热鼻煽

D. 舌苔黄腻　E. 鼻塞流涕

23. 燥邪犯肺证不容易见到的症状是（　　）

A. 口鼻干燥　B. 干咳少痰　C. 痰中带血

D. 两颧潮红　E. 尿少便干

24. 下列哪项不是痰湿阻肺证的临床表现（　　）

A. 咳嗽　　B. 胸闷　　C. 痰白量多

D. 痰黏易咳　E. 脉缓

25. 下列哪项不是脾虚气陷证的临床表现（　　）

A. 内脏下垂　B. 小便浑浊　C. 大便不爽
D. 久泄不止　E. 脘腹重坠

26. 月经量多，质稀色淡红，面色无华，身倦乏力，食少便溏，舌淡，脉细无力，宜诊为（　　）
A. 脾气虚证　B. 气血亏虚证　C. 脾不统血证
D. 脾虚气陷证　E. 肾气不固证

27. 下列除哪项外均为脾病的常见症状（　　）
A. 嗳气　　　B. 便溏　　　C. 出血
D. 内脏下垂　E. 肢体浮肿

28. 下列除哪项外均为湿热蕴脾证的常见症状（　　）
A. 脘腹胀闷　B. 恶心欲呕　C. 肢体困重
D. 身热不扬　E. 面黄晦暗

29. 脾气虚证、脾阳虚证、脾虚气陷证、脾不统血证的共有症状是（　　）
A. 腹部疼痛，喜温喜按　B. 畏寒肢冷，肢体浮肿
C. 食少便溏，少气乏力　D. 便血衄血，月经过多
E. 脘腹重坠，食后益甚

30. 对诊断脾虚气陷证最有意义的症状是（　　）
A. 脘腹重坠　B. 食少腹胀　C. 身倦乏力
D. 头晕目眩　E. 久泄不止

31. 脾阳虚证腹痛特点为（　　）
A. 喜温喜按　B. 拒按　　　C. 胀痛
D. 窜痛　　　E. 重痛

32. 脾阳虚证的最常见的脉象为（　　）
A. 濡缓　　　B. 沉迟无力　C. 缓或弱
D. 沉细无力　E. 微脉

33. 脘腹胀闷，纳呆呕恶，肢体困重，面目发黄色鲜明，便溏不爽，身热不扬，舌红，苔黄腻，脉濡数或滑数，宜诊为（　　）
A. 大肠湿热证　B. 肝胆湿热证　C. 膀胱湿热证
D. 湿热蕴脾证　E. 胆郁痰扰证

34. 神疲乏力，气短懒言，面色萎黄，皮肤紫斑，月经量

多，舌淡，脉细无力，宜辨证为（　　）

　　A. 脾气虚证　　B. 脾不统血证　　C. 脾虚气陷证

　　D. 脾阳虚证　　E. 寒湿困脾证

35. 症见便溏、脱肛、面黄、食少腹胀，神疲乏力，舌淡脉弱，宜诊为（　　）

　　A. 脾气虚证　　B. 脾阳虚证　　C. 脾肾阳虚证

　　D. 中气下陷证　　E. 肾气不固证

36. 脾气虚证和脾阳虚证的鉴别要点在于（　　）

　　A. 有无脘腹胀痛　　　　B. 有无纳呆便溏

　　C. 有无神疲肢倦　　　　D. 有无肢体浮肿

　　E. 有无畏冷肢凉

37. 下列除哪项外均为寒湿困脾证的常见症状（　　）

　　A. 脘腹胀闷　　B. 恶心欲呕　　C. 肢体困重

　　D. 便溏质稀　　E. 色黄鲜明

38. 脘腹胀闷，纳呆泛恶，口淡不渴，腹痛便溏，头身困重，小便短少，舌淡胖，苔白，脉濡缓，证属（　　）

　　A. 脾胃阳虚证　　B. 寒湿困脾证　　C. 脾肾阳虚证

　　D. 胃阳虚证　　E. 脾阳虚证

39. 下列哪项不是诊断寒湿困脾证的必有症状（　　）

　　A. 身目发黄　　B. 口腻纳呆　　C. 肢体困重

　　D. 脘腹胀闷　　E. 腹痛便溏

40. 下列哪项不是脾不统血证的常见症状（　　）

　　A. 皮肤紫斑　　B. 神疲乏力　　C. 面色萎黄

　　D. 龈肿齿衄　　E. 月经过多

41. 中气下陷证是指（　　）

　　A. 脾气亏虚，升举无力　　B. 脾气亏虚，统摄无权

　　C. 脾肺气虚，固摄失司　　D. 脾肾阳虚，泄泻无度

　　E. 肾气亏虚，固摄无权

42. 脾病虚证的基础证型是（　　）

　　A. 脾气虚证　　B. 脾阳虚证　　C. 脾胃气虚证

　　D. 脾虚气陷证　　E. 脾不统血证

43. 下列哪项不易在脾虚气陷证中见到（　　）

A. 久泄不止　　B. 神疲乏力　　C. 小便浑浊
D. 内脏下垂　　E. 脉沉迟无力

44. 下列哪项不是脾阳虚证的表现（　　）
A. 形寒肢冷　　B. 浮肿少尿　　C. 口淡不渴
D. 带下清稀量多　E. 月经色淡量多

45. 下列哪项是肝病辨证中最常见的特征性症状（　　）
A. 烦躁易怒　　B. 胁肋灼痛　　C. 胁肋胀痛
D. 头晕目眩　　E. 苔白脉弦

46. 除下列哪项外，均为肝郁气滞证的常见症状（　　）
A. 情志抑郁　　B. 两胁胀痛　　C. 咽部有异物感
D. 视物模糊　　E. 善叹息

47. 肝阴虚证的特征性症状是（　　）
A. 烦热颧红，手足蠕动　　B. 潮热盗汗，口咽干燥
C. 头晕目眩，胁肋疼痛　　D. 月经先期，量多色红
E. 舌红少苔，脉象细数

48. 肝血虚证的特征性症状是（　　）
A. 面色萎黄　　B. 心悸失眠　　C. 头晕目眩
D. 脉细无力　　E. 目涩肢麻

49. 眩晕症状较少出现在下列何种证型里（　　）
A. 肝气郁结证　B. 肝阴虚证　　C. 肝阳上亢证
D. 肝血虚证　　E. 肝肾阴虚证

50. 肝阳上亢证的病性属于（　　）
A. 里实热　　　B. 里虚热　　　C. 表实热
D. 寒热错杂　　E. 虚实夹杂

51. 两目干涩，视物不清，面部烘热，脉弦细数。宜辨证为（　　）
A. 肝血虚证　　B. 肝阴虚证　　C. 肝阳上亢证
D. 肝火上炎证　E. 肝阳化风证

52. 对诊断肝阳化风证最有意义的症状是（　　）
A. 高热烦渴　　B. 眩晕欲仆　　C. 急躁易怒
D. 耳鸣耳聋　　E. 头目胀痛

53. 下列哪项不是肝郁气滞证的临床表现（　　）

A. 月经停闭　B. 身目发黄　C. 少腹窜痛
D. 胸胁胀痛　E. 善太息

54. 头痛剧烈，急躁易怒，口干口苦，舌红苔黄，脉弦数。宜诊断为（　　）

A. 肝气郁结证　B. 肝火上炎证　C. 肝阳上亢证
D. 心火上炎证　E. 肝阴虚证

55. 眩晕欲仆，项强肢颤，手足麻木，步态不稳，头胀头痛，语言謇涩，舌红苔黄腻。宜辨证为（　　）

A. 肝阳上亢证　B. 肝阳化风证　C. 热极生风证
D. 阴虚动风证　E. 血虚生风证

56. 下列哪项不是肝病的常见临床症状（　　）

A. 胁肋、少腹疼痛　B. 烦躁易怒　C. 头晕目眩
D. 情志抑郁　　E. 形寒肢冷

57. 下列哪项不是肝阳化风证的见症（　　）

A. 角弓反张　B. 眩晕欲仆　C. 猝然昏倒
D. 肢体震颤　E. 语言謇涩

58. 肝气郁结证胸胁或少腹疼痛的特点是（　　）

A. 灼痛　　B. 胀闷窜痛　C. 刺痛
D. 压榨样痛　E. 冷痛

59. 以少腹、阴部、巅顶冷痛，脉弦紧等为辨证要点的证候为（　　）

A. 寒滞肝脉证　B. 肝气郁结证　C. 肝阴虚证
D. 肝血虚证　E. 肝阳上亢证

60. 下列除哪项外，均为肝风内动的常见原因（　　）

A. 肝郁化火　B. 肝阳上亢　C. 肝阴虚
D. 肝血虚　　E. 邪热亢盛

61. 下列哪项不属于寒滞肝脉证的常见症状（　　）

A. 形寒肢冷　　　　B. 阴囊收缩隐痛
C. 肢体震颤　　　　D. 少腹坠胀冷痛
E. 脉象弦紧

62. 下列哪项不是肝阳上亢证与肝火上炎证的共有症状（　　）

A. 急躁易怒　B. 失眠多梦　C. 面红目赤

D. 头晕头痛　　E. 胁肋灼痛

63. 下列除哪项外均是肾精不足证的表现（　　）
A. 耳鸣耳聋　　B. 发脱齿摇　　C. 健忘恍惚
D. 烦热盗汗　　E. 经闭不孕

64. 下列哪项对诊断肾阳虚最有意义（　　）
A. 夜尿频多　　B. 腰膝酸软　　C. 舌质淡胖
D. 神疲耳鸣　　E. 早泄肢冷

65. 下列哪项对诊断肾阴虚最有意义（　　）
A. 舌红无苔　　B. 腰酸耳鸣　　C. 遗精潮热
D. 经少经闭　　E. 眩晕健忘

66. 下列哪项对诊断膀胱湿热证最无意义（　　）
A. 尿频尿急　　B. 小便失禁　　C. 小便浑浊
D. 小便涩痛　　E. 尿道灼热

67. 下列哪项对诊断肾（阳）虚水泛证最有意义（　　）
A. 面目浮肿，起病急骤　　B. 咳嗽气喘，喉中痰鸣
C. 咳喘心悸，肢肿形寒　　D. 舌质淡胖，舌苔白滑
E. 心悸气短，腰膝酸冷

68. 下列除哪项外均是肾阳虚证的表现（　　）
A. 头晕目眩　　B. 面色黧黑　　C. 久泻不止
D. 月经淋漓　　E. 脉象沉细

69. 下列哪项对诊断肾（阳）虚水泛证最无意义（　　）
A. 小便清长　　B. 心悸气短　　C. 腰膝酸冷
D. 咳嗽气喘　　E. 畏凉肢肿

70. 成年人早衰，常见于下列何证（　　）
A. 肾精不足　　B. 肾气不固　　C. 肾阳虚
D. 肾虚水泛　　E. 肾阴虚

71. 男子阳痿早泄，畏冷肢凉，下肢尤甚，精神萎靡，舌淡，苔白，脉沉细无力。宜诊断为（　　）
A. 肾阳虚证　　B. 肾阴虚证　　C. 肾精不足证
D. 肾气不固证　E. 肾不纳气证

72. 大便久泄不止，完谷不化，腰膝酸冷，神疲体倦，舌淡，苔白，脉沉弱。宜诊断为（　　）

A. 肾阳虚证　B. 寒湿困脾证　C. 肾阴虚证
D. 肾气不固证　E. 脾阳虚证

73. 下列除哪项外，均为肾精不足证的表现（　　）
A. 身体矮小　B. 发脱齿松　C. 耳鸣耳聋
D. 发育迟缓　E. 盗汗颧红

74. 小便失禁，腰膝酸软，神疲体倦，舌淡，苔白，脉弱。宜诊断为（　　）
A. 肾阳虚证　B. 肾阴虚证　C. 肾精不足证
D. 肾气不固证　E. 肾不纳气证

75. 带下清稀量多，耳鸣耳聋，腰酸神疲，舌淡，苔白，脉弱。宜诊断为（　　）
A. 肾阳虚证　B. 肾阴虚证　C. 肾精不足证
D. 肾气不固证　E. 肾不纳气证

76. 腰痛，尿频，尿急，小便涩痛，宜诊断为（　　）
A. 肾阳虚证　　　　B. 肾（阳）虚水泛证
C. 膀胱湿热证　　　D. 肾气不固证
E. 肾阴虚证

77. 尿血2日，尿频急短，灼热疼痛，舌红苔黄腻。宜诊断为（　　）
A. 血热证　B. 膀胱湿热证　C. 心火下移证
D. 中焦湿热证　E. 肾阴虚证

78. 下肢水肿，面白神疲，腰膝酸冷，舌淡胖苔白滑，脉沉弱。宜诊断为（　　）
A. 风水相搏证　B. 心肾阳虚证　C. 肾阳虚证
D. 脾阳虚证　E. 脾肾阳虚证

79. 下列哪项不是胆郁痰扰证的临床表现（　　）
A. 头晕目眩　B. 失眠多梦　C. 常善叹息
D. 胆怯心悸　E. 语言错乱

80. 下列哪项是胃火炽盛证与胃阴虚证均可见到的表现（　　）
A. 脘痛口渴　B. 消谷善饥　C. 舌红苔黄
D. 脉象细数　E. 饥不欲食

81. 下列哪项不是胃阴虚证的临床表现（　　）
A. 口干咽燥　B. 胃脘隐痛　C. 消谷善饥
D. 大便干结　E. 舌红少苔

82. 牙龈肿痛溃烂，口臭，渴喜冷饮，便秘尿黄，舌红苔黄燥，脉滑数，宜诊为（　　）
A. 肠热腑实证　B. 胃火炽盛证　C. 胃阴虚证
D. 肝火犯胃证　E. 肠燥津亏证

83. 下列哪项在大肠湿热证中不易见到（　　）
A. 里急后重　B. 身热口渴　C. 下痢脓血
D. 舌苔黄腻　E. 黄疸肤痒

84. 下列哪项对于鉴别胃气虚证与脾气虚证最有意义（　　）
A. 是否舌淡脉弱　　　B. 是否面色萎黄
C. 是否大便稀溏　　　D. 有无神疲肢倦
E. 有无少气懒言

85. 下列哪项是诊断肠热腑实证的主要依据（　　）
A. 汗多口渴，高热脉洪　B. 腹满硬痛，发热便秘
C. 潮热盗汗，口干咽燥　D. 神昏谵语，甚或狂乱
E. 舌质红，苔黄厚而燥

86. 下列哪项常不见于膀胱湿热证（　　）
A. 小便频数　B. 排尿涩痛　C. 腰部胀痛
D. 余沥不尽　E. 小便浑浊

87. 下列哪项最不可能见于胃气虚证（　　）
A. 食欲缺乏　B. 面色萎黄　C. 口淡不渴
D. 神疲倦怠　E. 胃脘冷痛

88. 下列哪项对于鉴别胃气虚证与胃阳虚证最有意义（　　）
A. 口淡不渴　B. 畏寒肢冷　C. 呃逆嗳气
D. 倦怠乏力　E. 食少脘痞

89. 突发脘腹冷痛，得温则减，口淡不渴，舌苔白润，脉弦紧。宜诊为（　　）
A. 胃阳虚证　B. 寒饮停胃证　C. 寒滞胃肠证
D. 脾阳虚证　E. 胃肠气滞证

90. 下列哪项对诊断食滞胃肠证最有意义（　　）

A. 脘腹胀满疼痛　　　　B. 呕吐酸腐食物
C. 大便泻下不爽　　　　D. 脉象滑或沉实
E. 舌淡白苔白腻

91. 下列哪项最不可能见于食滞胃肠证（　　）
A. 呕吐清水　B. 脘腹胀痛　C. 嗳腐吞酸
D. 苔腻脉滑　E. 厌食纳呆

92. 突发呕吐清水，口淡不渴，面色淡青，恶寒肢冷，舌苔白，脉沉紧。宜诊为（　　）
A. 胃阳虚证　B. 寒饮停胃证　C. 寒滞胃肠证
D. 脾阳虚证　E. 胃肠气滞证

93. 胃脘冷痛喜按，呕吐清水，口淡不渴，舌淡嫩，脉沉迟无力。宜诊为（　　）
A. 寒滞胃脘证　B. 脾阳虚证　C. 寒饮停胃证
D. 胃阳虚证　E. 寒湿困脾证

94. 下列哪项最不可能见于肠热腑实证（　　）
A. 日晡潮热　B. 大便秘结　C. 热结旁流
D. 神昏谵语　E. 身热不扬

95. 下列哪项是肠热腑实证与肠燥津亏证共有的临床表现（　　）
A. 大便秘结　B. 舌红少苔　C. 日晡潮热
D. 身热不扬　E. 脉象细涩

96. 下列哪项不是肠虚滑脱证的临床表现（　　）
A. 腹部隐痛　B. 畏寒神疲　C. 利下无度
D. 脱肛　E. 腹痛拒按

97. 下列哪项对诊断膀胱湿热证最无意义（　　）
A. 尿频　B. 尿急　C. 尿痛
D. 血尿　E. 遗尿

98. 大便干燥，数日一行，腹胀作痛，口干咽燥，舌红少津，脉细涩。宜诊为（　　）
A. 肠道湿热证　B. 肠热腑实证　C. 肠燥津亏证
D. 胃火炽盛证　E. 燥邪犯肺证

99. 下列哪项对诊断肠道湿热证最有意义（　　）

A. 腹部胀痛　　B. 下痢脓血　　C. 身热口渴

D. 脉象滑数　　E. 小便短黄

100. 腹泻不爽，粪质黄稠秽臭，肛门灼热，小便短黄，舌红，苔黄腻，脉滑数。宜诊为（　　）

A. 肠燥津亏证　B. 肝胆湿热证　C. 肠道湿热证

D. 湿热蕴脾证　E. 肠热腑实证

101. 下痢脓血，里急后重，肛门灼热，小便短黄，舌红，苔黄腻，脉滑数。宜诊为（　　）

A. 湿热蕴脾证　B. 肠道湿热证　C. 肝胆湿热证

D. 肠热腑实证　E. 肠燥津亏证

102. 胃阳虚证一般不见下列哪项（　　）

A. 畏寒肢冷　　B. 舌淡胖嫩　　C. 食少脘痞

D. 脉象弦紧　　E. 胃脘冷痛

103. 惊悸不宁，胆怯易惊，烦躁不安，口苦呕恶，舌红，苔黄腻，脉弦数。宜诊为（　　）

A. 心火亢盛证　B. 肝火上炎证　C. 胆郁痰扰证

D. 心肾不交证　E. 肝胆湿热证

104. 胃脘灼痛，拒按，渴喜冷饮，便秘尿黄，舌红苔黄，脉滑数。宜诊为（　　）

A. 肠燥津亏证　B. 胃阴虚证　　C. 肠热腑实证

D. 肝火犯胃证　E. 胃热炽盛证

105. 下列哪项对诊断心肾不交证最有意义（　　）

A. 眩晕耳鸣，腰膝酸软　　B. 心悸怔忡，肢肿尿少

C. 心烦失眠，腰酸盗汗　　D. 心烦失眠，头晕目眩

E. 心烦盗汗，失眠多梦

106. 心悸怔忡，胸闷气喘，畏寒肢肿，小便不利，神疲乏力，唇甲青紫，舌淡紫，苔白滑，脉弱。宜诊断为（　　）

A. 脾肾阳虚证　B. 心肾阳虚证　C. 肾阳虚证

D. 心阳虚证　　E. 心肺气虚证

107. 心烦失眠，口咽干燥，腰酸梦遗，五心烦热，舌红少苔，脉细数。宜诊断为（　　）

A. 肾阴虚证　　B. 心阴虚证　　C. 心肾不交证

D. 心火亢盛证　E. 肝肾阴虚证
108．下列哪项对诊断心肾阳虚证最有意义（　　）
　　A. 神疲乏力，腰膝酸冷　　B. 心悸怔忡，舌质淡紫
　　C. 心悸胸闷，畏寒肢肿　　D. 小便清长，大便清稀
　　E. 心悸怔忡，神疲倦怠
109．除下列哪项外，均是心肾阳虚证的临床表现（　　）
　　A. 心悸怔忡　　B. 畏寒肢冷　　C. 腰膝酸冷
　　D. 胆怯易惊　　E. 肢体浮肿
110．失眠与下列哪项并见，对诊断心肾不交证最有意义（　　）
　　A. 口咽干燥，五心烦热　　B. 惊悸健忘，头晕目眩
　　C. 心烦梦遗，腰酸盗汗　　D. 腰酸盗汗，便结尿黄
　　E. 心悸怔忡，神疲倦怠
111．下列哪项对诊断心肺气虚证最有意义（　　）
　　A. 胸闷气短，自汗神疲　　B. 喘息短气，呼多吸少
　　C. 喘咳心悸，神疲倦怠　　D. 胸闷心悸，动则尤甚
　　E. 面色淡白，神疲乏力
112．胸闷气短，心悸，动则尤甚，神疲乏力，声低懒言，自汗，唇舌淡紫，脉弱。宜诊为（　　）
　　A. 心气虚证　　B. 肺气虚证　　C. 肺肾气虚证
　　D. 心肺气虚证　E. 脾肺气虚证
113．下列哪项对诊断心脾两虚证最有意义（　　）
　　A. 心悸失眠，便溏舌淡　　B. 心悸不寐，舌淡苔白
　　C. 心悸怔忡，神疲乏力　　D. 食少腹胀，面色萎黄
　　E. 失眠多梦，面色淡白
114．皮下紫斑，神疲乏力，心悸怔忡，纳呆便溏，面色萎黄，舌淡嫩，脉弱。宜诊为（　　）
　　A. 脾气虚证　　B. 脾不统血证　C. 心气虚证
　　D. 心脾两虚证　E. 心血虚证
115．女子月经量少色淡、淋漓不尽，腹胀纳呆，心悸怔忡，面色萎黄，舌淡嫩，脉弱。宜诊为（　　）
　　A. 心血虚证　　B. 心脾两虚证　C. 心肝血虚证

D. 脾不统血证 E. 肝血虚证

116. 女子月经量少色淡，肢体麻木，心悸怔忡，面白无华，舌淡白，脉细。宜诊为（　　）

A. 心血虚证　B. 心脾两虚证　C. 心肝血虚证
D. 脾不统血证 E. 肝血虚证

117. 心悸多梦，头晕目眩，视物模糊，面白无华，爪甲不荣，舌质淡白，脉细。宜诊为（　　）

A. 肝血虚证　B. 心血虚证　C. 心脾两虚证
D. 脾不统血证 E. 心肝血虚证

118. 下列哪项对诊断心肝血虚证最有意义（　　）

A. 面色淡白，心悸失眠　B. 肢体震颤，爪甲不荣
C. 多梦健忘，头晕目眩　D. 心悸健忘，肢麻脉细
E. 月经量少，舌质淡白

119. 下列哪项对诊断脾肺气虚证最有意义（　　）

A. 气短而喘，咳痰清稀　B. 腹胀便溏，下肢微肿
C. 食欲缺乏，神疲乏力　D. 面白无华，舌淡苔白
E. 食少便溏，咳喘气短

120. 久咳不止，胸闷气短，纳呆便溏，声低懒言，神疲乏力，舌淡，脉弱。宜诊为（　　）

A. 肺气虚证　B. 脾气虚证　C. 肺肾气虚证
D. 脾肺气虚证 E. 心肺气虚证

121. 久病咳喘，乏力少气，呼多吸少，神疲乏力，自汗耳鸣，舌淡脉弱。宜诊为（　　）

A. 脾肺气虚证 B. 肾不纳气证 C. 肾气不固证
D. 肺气虚证　E. 脾肺气虚证

122. 下列哪项对诊断肾不纳气证最有意义（　　）

A. 咳嗽无力，动则尤甚　B. 气短而喘，呼多吸少
C. 腰膝酸软，神疲乏力　D. 气短而喘，吐痰清稀
E. 自汗声低，舌质淡紫

123. 干咳痰少，声音嘶哑，腰膝酸软，形体消瘦，潮热盗汗，舌红少苔，脉细数。宜诊为（　　）

A. 肺阴虚证　B. 肾阴虚证　C. 肺肾阴虚证

D. 肝肾阴虚证　E. 肝火犯肺证

124. 下列哪项对诊断肺肾阴虚最有意义（　　）

A. 咳嗽痰少，声音嘶哑　　B. 骨蒸潮热，盗汗遗精

C. 口燥咽干，盗汗颧红　　D. 咳痰带血，盗汗遗精

E. 腰膝酸软，形体消瘦

125. 除下列哪项外，均为肺肾阴虚证的表现（　　）

A. 骨蒸潮热　　B. 声音嘶哑　　C. 盗汗颧红

D. 咳嗽痰少　　E. 舌淡脉弱

126. 下列哪项对诊断肝火犯肺证最有意义（　　）

A. 头胀头晕，面红目赤　　B. 咳嗽阵作，痰黄稠黏

C. 痰中带血，口苦口干　　D. 胸胁灼痛，咳痰黄稠

E. 舌红苔黄，脉象弦数

127. 咳痰黄稠，急躁易怒，头胀头晕，口苦口干，舌红，苔薄黄，脉弦数。宜诊为（　　）

A. 痰热蕴肺证　B. 肺热炽盛证　C. 肝火犯肺证

D. 肺肾阴虚证　E. 肝火上炎证

128. 咳嗽阵作，痰中带血，胸胁灼痛，口苦口干，舌红，脉弦数。宜诊为（　　）

A. 痰热蕴肺证　B. 肺热炽盛证　C. 肝火犯肺证

D. 肺肾阴虚证　E. 肝火上炎证

129. 阴部潮湿、瘙痒，口苦口干，舌红，苔黄腻，脉弦滑数。宜诊为（　　）

A. 湿热蕴脾证　B. 肝经湿热证　C. 肝火炽盛证

D. 膀胱湿热证　E. 心火下移证

130. 身目发黄，胁肋胀痛，厌油腻，泛恶欲呕，纳呆腹胀，口苦口干，舌红，苔黄腻，脉弦滑数。宜诊为（　　）

A. 湿热蕴脾证　B. 肝胆湿热证　C. 肝火炽盛证

D. 肝阳上亢证　E. 肝胃不和证

131. 下列除哪项外，均为肝胃不和证的表现（　　）

A. 吞酸嘈杂　　B. 情绪抑郁　　C. 胁肋胀痛

D. 喜太息　　　E. 大便溏稀

132. 下列哪项对诊断肝胃不和证最有意义（　　）

A. 烦躁易怒　B. 脘胁胀痛　C. 吞酸呃逆
D. 舌苔薄黄　E. 不思饮食

133. 胃脘胀痛，走窜不定，嗳气呃逆，情绪抑郁，善太息，舌淡红，苔薄黄，脉弦。宜诊为（　　）
A. 肝胃不和证　B. 肝气郁结证　C. 肝郁脾虚证
D. 胃肠气滞证　E. 食滞胃脘证

134. 腹痛欲便，泻后痛减，善太息，情志抑郁，食少腹胀，舌苔白，脉弦缓。宜诊为（　　）
A. 肝郁脾虚证　B. 肝气郁结证　C. 食滞胃脘证
D. 胃肠气滞证　E. 肝胃不和证

135. 食少纳呆，腹胀便溏，胸胁窜痛，情绪不宁，舌苔白，脉弦缓。宜诊为（　　）
A. 肝胃不和证　B. 胃肠气滞证　C. 肝气郁结证
D. 肝郁脾虚证　E. 食滞胃脘证

136. 下列哪项对诊断肝郁脾虚证最有意义（　　）
A. 脘胁胀痛，常善太息　　B. 食少腹胀，肠鸣矢气
C. 胁胀作痛，腹胀便溏　　D. 腹胀便溏，神疲乏力
E. 大便不调，先干后稀

137. 下列哪项对诊断肝肾阴虚证最有意义（　　）
A. 头晕目眩，遗精盗汗　　B. 腰膝胁痛，颧红耳鸣
C. 五心烦热，舌红少苔　　D. 胸胁隐痛，月经量少
E. 口燥咽干，失眠多梦

138. 两目干涩，头晕目眩，腰膝酸软，五心烦热，颧红遗精，舌红少苔，脉细数。宜诊为（　　）
A. 肝阴虚证　B. 肝血虚证　C. 肝肾阴虚证
D. 肾阴虚证　E. 心肾不交证

139. 下列除哪项外，均为肝肾阴虚证的表现（　　）
A. 腰膝酸软　B. 五心烦热　C. 头晕目眩
D. 失眠多梦　E. 干咳痰少

140. 下列哪项对诊断脾肾阳虚证最有意义（　　）
A. 完谷不化，便质清冷　　B. 畏冷肢凉，五更泄泻
C. 久泄久痢，腰腹冷痛　　D. 舌质淡胖，舌苔白滑

E. 大便稀溏，神疲乏力

141. 久泄不止，便质清冷，畏冷肢凉，腰酸乏力，食少腹痛，舌淡胖，苔白滑，脉沉迟无力。宜诊为（ ）
A. 脾阳虚证　B. 肾阳虚证　C. 肝郁脾虚证
D. 脾肾阳虚证　E. 寒湿困脾证

（二）B型题［每题由1组备选答案（5个）和1组题干（2～5个）组成。先列出5个备选答案，然后接着提出多个问题。要求应试者为每个问题从备选答案中选择1个最佳答案。每个备选答案可选1次或1次以上，也可不选］

A. 冷痛　　　B. 灼痛　　　C. 胀痛
D. 刺痛　　　E. 闷痛
1. 瘀阻心脉证的胸痛特点多为（ ）
2. 气滞心脉证的胸痛特点多为（ ）
3. 寒凝心脉证的胸痛特点多为（ ）

A. 心阳虚证　B. 心气虚证　C. 心阴虚证
D. 心血虚证　E. 心脉痹阻证
4. 心悸胸闷，气短神疲，舌淡脉虚者，属（ ）
5. 心悸心烦，失眠多梦，舌红少苔者，属（ ）
6. 心悸怔忡，唇舌色淡，脉细无力者，属（ ）

A. 热扰心神证　B. 心火上炎证　C. 痰火扰神证
D. 痰蒙心神证　E. 心阳虚脱证
7. 神昏谵语，面赤口渴，舌苔黄腻者，属（ ）
8. 神昏谵语，面赤口渴，舌质红绛者，属（ ）

A. 神识不清，面色晦暗，喉间痰鸣
B. 神昏谵语，发热口渴，躁动不安
C. 冷汗淋漓，呼吸微弱，面色苍白
D. 狂躁妄动，心烦失眠，喉间痰声
E. 头部外伤，昏不知人，面色晦暗
9. 痰蒙心神证可见（ ）
10. 心阳暴脱证可见（ ）

A. 寒痰阻肺证　B. 风寒犯肺证　C. 风寒表证

D. 饮停胸胁证 E. 肺肾气虚证

11. 恶寒发热，全身酸痛，鼻流清涕，咽喉不适，口不渴，舌苔薄白，脉浮紧。宜诊断为（   ）

12. 咳嗽，痰稀色白，微有发热恶风寒，舌苔薄白，脉浮紧。宜诊断为（   ）

13. 咳嗽气喘，痰多，色白易咯，胸闷，畏冷肢凉，舌苔白腻，脉滑。宜诊断为（   ）

A. 肺热炽盛证 B. 风热犯肺证 C. 风寒犯肺证
D. 痰热壅肺证 E. 肝火犯肺证

14. 发热口渴，咳嗽气粗，胸痛，咽喉红肿，便秘尿黄，舌红苔黄，脉洪数。宜诊断为（   ）

15. 咳嗽，咳痰黄稠而量多，胸闷胸痛，气喘息粗，发热口渴，烦躁不安，便秘尿黄，舌红苔黄腻，脉滑数。宜诊断为（   ）

16. 咳嗽阵作，痰中带血，烦热口苦，头时胀痛，胸胁疼痛，舌红苔薄黄，脉弦数。宜诊断为（   ）

A. 寒痰阻肺证 B. 风寒犯肺证 C. 肺气虚证
D. 饮停胸胁证 E. 肺肾气虚证

17. 胸闷气短，喉间有哮鸣声，咳嗽痰多，色白质黏，难以咯出，舌苔白滑，脉弦滑。宜诊断为（   ）

18. 咳痰清稀，胸闷气短，自汗畏风，精神倦怠，舌淡苔白，脉弱。宜诊断为（   ）

19. 咳嗽无力，呼多吸少，气短而喘，动则尤甚，尿随咳出，精神倦怠，舌淡紫，脉弱。宜诊断为（   ）

A. 肺肾气虚证 B. 肺气虚证   C. 脾肺气虚证
D. 心肺气虚证 E. 肾气不固证

20. 久病咳喘，乏力少气，呼多吸少，自汗耳鸣，舌淡脉弱。宜诊断为（   ）

21. 久病咳喘，胸闷心悸，乏力少气，自汗声低，舌淡脉弱。宜诊断为（   ）

A. 脾气虚证   B. 脾胃气虚证 C. 脾阳虚证
D. 脾肾阳虚证 E. 寒湿困脾证

22. 带下清稀量多，食少腹胀，畏寒肢凉，舌淡胖，脉迟无力，可辨证为（   ）

23. 脘腹痞闷，头身困重，肢体浮肿，小便短少，舌胖，苔白腻，可辨证为（   ）

24. 腹胀纳少，便溏肢倦，或浮肿，舌淡苔白，脉弱，可辨证为（   ）

  A. 浮肿或消瘦　　　　　　B. 内脏下垂或久泄不止
  C. 腹痛喜温喜按　　　　　D. 紫斑或月经过多
  E. 舌苔稍黄或正常

25. 脾气虚证可见（   ）
26. 脾阳虚证可见（   ）
27. 脾虚气陷证可见（   ）
28. 脾不统血证可见（   ）

  A. 脾气虚证　B. 脾阳虚证　C. 脾虚气陷证
  D. 寒湿困脾证　E. 湿热蕴脾证

29. 腹胀腹痛，喜温喜按，食少腹胀，大便稀溏，形寒肢冷，舌淡胖，脉沉迟无力证，证属（   ）

30. 腹满痞闷，口腻纳呆，泛恶欲呕，肢体困重，苔白腻，脉濡缓，证属（   ）

  A. 脾气虚证　B. 脾阳虚证　C. 脾虚气陷证
  D. 脾不统血证　E. 湿热蕴脾证

31. 身倦乏力，食少腹胀，头晕目眩，脘腹重坠，大便溏薄，舌淡脉细，证属（   ）

32. 神疲乏力，食少便溏，面色萎黄，紫斑，月经量多，舌淡，脉细无力，证属（   ）

33. 脘腹胀闷，食少，恶心欲呕，便溏不爽，肢体困重，身热不扬，舌红，苔黄腻，脉濡数，证属（   ）

  A. 肝阳化风证　B. 血燥生风证　C. 血虚生风证
  D. 阴虚动风证　E. 热极生风证

34. 眩晕欲仆，头重脚轻者，证属（   ）
35. 手足蠕动，舌红少苔者，证属（   ）
36. 手足抽搐，高热谵语者，证属（   ）

A. 肝阳上亢证 B. 血虚生风证 C. 肝火炽盛证
D. 阴虚动风证 E. 热极生风证

37. 眩晕，头目胀痛，急躁易怒，耳鸣如潮，口苦，便秘尿黄，舌红苔黄，证属（   ）

38. 眩晕，头目胀痛，急躁，耳鸣，失眠多梦，腰膝酸软，头重脚轻，证属（   ）

39. 眩晕，肢体震颤、麻木，爪甲不荣，面白无华，舌淡白，脉细或弱，证属（   ）

A. 情志抑郁，胸胁胀痛，胸闷，善太息
B. 高热口渴，烦躁谵语，颈项僵直，手足抽搐
C. 头晕胀痛，面红目赤，急躁易怒，舌红苔黄
D. 头目胀痛，眩晕耳鸣，腰膝酸软，头重脚轻
E. 头晕目眩，耳鸣耳聋，口苦，呕恶

40. 肝气郁结证的临床表现为（   ）
41. 肝火上炎证的临床表现为（   ）
42. 肝阳上亢证的临床表现为（   ）

A. 眩晕，视力减退，面白无华，肢体麻木
B. 头晕胀痛，面红目赤，急躁易怒，耳鸣如潮
C. 眩晕，肢麻震颤，关节拘急，面白无华
D. 头晕眼花，两目干涩，视力减退，五心烦热
E. 眩晕耳鸣，手足震颤、蠕动，五心烦热，潮热颧红

43. 肝血虚证可见（   ）
44. 肝阴虚证可见（   ）
45. 阴虚动风证可见（   ）

A. 男子滑精早泄，女子月经淋漓
B. 男子遗精早泄，女子崩中漏下
C. 男子遗精早泄，女子经少经闭
D. 男子精少不育，女子经闭不孕
E. 男子阳痿早泄，女子宫寒不孕

46. 肾阳虚证可以见到的表现是（   ）
47. 肾精不足证可以见到的表现是（   ）
48. 肾气不固证可以见到的表现是（   ）

A. 发脱齿摇，健忘恍惚　　B. 心悸咳喘，畏寒身肿
C. 眩晕咽干，腰膝酸软　　D. 畏寒肢冷，倦卧嗜睡
E. 腰酸耳鸣，小便失禁
49. 肾阳亏虚，水湿泛滥的临床表现是（　　）
50. 肾气亏虚，固摄失权的临床表现是（　　）
51. 肾阴虚的临床表现是（　　）
A. 肾阴虚证　B. 肾阳虚证　C. 肾气不固证
D. 肾精不足证　E. 肾虚水泛证
52. 小儿生长发育迟缓，囟门迟闭，多属于（　　）
53. 妇女胎动易滑，腰膝酸软，多属于（　　）
54. 男子阳强易举，遗精，多属于（　　）
A. 肾阴虚证　B. 肾阳虚证　C. 肾气不固证
D. 肾精不足证　E. 肾虚水泛证
55. 腰膝酸软，耳鸣耳聋，骨骼痿软，多属于（　　）
56. 腰膝酸软，口燥咽干，潮热颧红，多属于（　　）
57. 腰膝酸软，尿后余沥不尽，多属于（　　）
A. 胃脘冷痛，绵绵不已，喜温喜按
B. 胃脘嘈杂，隐隐灼痛，饥不欲食
C. 胃脘灼痛，渴喜冷饮，消谷善饥
D. 脘腹胀满，疼痛拒按，嗳腐吞酸
E. 脘腹胀痛，走窜不定，矢气则减
58. 胃肠气滞证的特点多为（　　）
59. 胃阴虚证的特点多为（　　）
60. 胃阳虚证的特点多为（　　）
A. 胃脘隐痛　B. 胃脘胀痛　C. 胃脘刺痛
D. 胃脘灼痛　E. 胃脘冷痛
61. 寒滞胃肠证胃痛的特点多为（　　）
62. 食滞胃肠证胃痛的特点多为（　　）
63. 胃气虚证胃痛的特点多为（　　）
A. 胃阴虚证　B. 胃火炽盛证　C. 肠道湿热证
D. 肠热腑实证　E. 肠燥津亏证
64. 便秘，渴喜冷饮，口臭，小便短黄，舌红苔黄，脉滑

数。宜诊断为（　　）

65. 便秘，腹部胀满硬痛，发热口渴，舌质红，苔黄厚而燥，脉沉数。宜诊断为（　　）

66. 便秘，数日一行，口干口臭，舌红少津，苔黄燥，脉细涩。宜诊断为（　　）

　　A. 胃阳虚证　　B. 胃气虚证　　C. 寒滞胃肠证
　　D. 寒饮停胃证　E. 脾阳虚证

67. 口吐清水，口淡不渴，面色青白，恶寒肢冷，舌苔白，脉弦紧。宜诊断为（　　）

68. 口吐清水，口淡不渴，畏寒肢冷，舌淡胖嫩，脉沉迟无力。宜诊断为（　　）

　　A. 肾气不固证　B. 心肺气虚证　C. 脾肺气虚证
　　D. 肺肾气虚证　E. 肺气虚证

69. 久病咳喘，乏力少气，呼多吸少，神疲乏力，舌淡脉弱。宜诊为（　　）

70. 久病咳喘，乏力少气，胸闷心悸，自汗声低，舌淡脉弱。宜诊为（　　）

71. 久病咳喘，气短懒言，食欲缺乏，腹胀便溏，舌淡脉弱。宜诊为（　　）

　　A. 心肝血虚证　B. 心脾两虚证　C. 心肾不交证
　　D. 心肺气虚证　E. 心肾阳虚证

72. 心悸怔忡，失眠健忘，食少乏力，腹胀便溏，舌淡嫩，脉弱。宜诊为（　　）

73. 心悸心烦，失眠健忘，腰膝酸软，潮热梦遗，舌红少苔，脉细数。宜诊为（　　）

74. 心悸胸闷，神疲乏力，畏寒肢冷，肢体浮肿，舌淡紫，苔白滑，脉弱。宜诊为（　　）

　　A. 心血虚证　　B. 肝血虚证　　C. 心气虚证
　　D. 心脾两虚证　E. 心肝血虚证

75. 头晕目眩，心悸健忘，视物模糊，月经量少色淡，爪甲不荣，舌质淡白，脉细。宜诊为（　　）

76. 头晕目眩，心悸怔忡，多梦健忘，面白无华，舌质淡

白,脉细。宜诊为(　　)

77. 头晕目眩,肢体麻木,面白无华,爪甲不荣,舌质淡白,脉细。宜诊为(　　)

A. 心阳证　　B. 脾阳虚证　　C. 脾肾阳虚证
D. 心肾阳虚证　E. 心脾两证

78. 心悸怔忡,唇甲青紫,肢体浮肿,小便不利,腰膝酸软,神疲乏力,苔白,脉弱。宜诊为(　　)

79. 下腹冷痛,久泻不止,五更泄泻,完谷不化,肢体浮肿,小便不利,腰膝酸软,神疲乏力,苔白,脉弱。宜诊为(　　)

A. 肝肾阴虚证　B. 心肾阴虚证　C. 肺肾阴虚证
D. 肝阴虚证　　E. 肾阴虚证

80. 腰膝酸软,咳嗽痰少,声音嘶哑,盗汗颧红,舌红少苔,脉细数。宜诊为(　　)

81. 腰膝酸软,目眩耳鸣,胁肋隐痛,潮热遗精,舌红少苔,脉细数。宜诊为(　　)

82. 腰膝酸软,头晕耳鸣,遗精盗汗,骨蒸发热,舌红少苔,脉细数。宜诊为(　　)

A. 寒湿困脾证　B. 肝胆湿热证　C. 湿热蕴脾证
D. 肠道湿热证　E. 脾阳虚证

83. 身目发黄,胁肋胀痛,纳呆厌油,泛恶欲呕,腹胀,舌红,苔黄腻,脉弦滑数。宜诊为(　　)

84. 脘腹胀闷,纳呆厌油,泛恶欲呕,口中黏腻,便溏不爽,舌红,苔黄腻,脉滑数。宜诊为(　　)

85. 脘腹胀闷,纳呆口腻,泛恶欲呕,口淡不渴,舌体淡胖,舌苔白滑或白腻,脉濡缓。宜诊为(　　)

A. 肝郁气滞证　B. 肝胃不和证　C. 肝郁脾虚证
D. 胃气虚证　　E. 脾气虚证

86. 脘胁胀痛,情绪抑郁,嗳气呃逆,吞酸嘈杂,不思饮食,舌淡红,苔薄黄,脉弦。宜诊为(　　)

87. 胸胁胀痛,情志抑郁,食少腹胀,不思饮食,便溏不爽,舌苔白,脉弦缓。宜诊为(　　)

88. 胸胁胀痛,情志抑郁,善太息,咽部异物感,舌苔薄

白,脉弦。宜诊为(　　)

(三) C型题(每题均由4个备选答案和1组题干组成。先列出4个备选答案,其中第3个备选答案为"两者均是",第4个备选答案为"两者均否";然后提出2~4个问题。要求应试者从4个答案中选择)

A. 失眠多梦　　　　　B. 舌红苔黄
C. 两者均是　　　　　D. 两者均否
1. 心火亢盛证可见(　　)
2. 心阴虚证可见(　　)

A. 胸闷气短　　　　　B. 畏冷肢凉
C. 两者均是　　　　　D. 两者均否
3. 心气虚证可见(　　)
4. 心阳虚证可见(　　)

A. 心悸怔忡　　　　　B. 胸闷胸痛
C. 两者均是　　　　　D. 两者均否
5. 心脉痹阻证可见(　　)
6. 心阳虚证可见(　　)
7. 心血虚证可见(　　)

A. 心烦失眠　　　　　B. 苔腻脉滑
C. 两者均是　　　　　D. 两者均否
8. 心火上炎证可见(　　)
9. 痰火扰神证可见(　　)
10. 痰蒙心神证可见(　　)

A. 咳嗽无力　　　　　B. 痰液清稀
C. 两者均是　　　　　D. 两者均否
11. 肺气虚证可见(　　)
12. 风寒犯肺证可见(　　)
13. 风热犯肺证可见(　　)

A. 咳嗽气喘　　　　　B. 痰多色黄
C. 两者均是　　　　　D. 两者均否
14. 风热犯肺证可见(　　)
15. 肺热炽盛证可见(　　)

16. 痰热壅肺证可见（   ）
A. 干咳无痰　　　　　　B. 痰少而黏
C. 两者均是　　　　　　D. 两者均否
17. 肺阴虚证可见（   ）
18. 燥邪犯肺证可见（   ）
A. 崩漏　　　　　　　　B. 月经量多
C. 两者均是　　　　　　D. 两者均否
19. 脾不统血证可见（   ）
20. 脾气虚证可见（   ）
A. 形寒肢冷　　　　　　B. 肢体浮肿
C. 两者均是　　　　　　D. 两者均否
21. 脾气虚证可见（   ）
22. 脾阳虚证可见（   ）
A. 身目发黄　　　　　　B. 肢体困重，便溏
C. 两者均是　　　　　　D. 两者均否
23. 湿热蕴脾证可见（   ）
24. 寒湿困脾证可见（   ）
A. 湿热蕴脾证　　　　　B. 寒湿困脾证
C. 两者均是　　　　　　D. 两者均否
25. 便溏，粪质稠黏可见于（   ）
26. 身目发黄，色泽晦暗可见于（   ）
A. 脾虚气陷证　　　　　B. 脾不统血证
C. 两者均是　　　　　　D. 两者均否
27. 舌淡苔白脉弱可见于（   ）
28. 肢体困重可见于（   ）
29. 月经过多可见于（   ）
A. 腹痛喜温　　　　　　B. 头身困重
C. 两者均是　　　　　　D. 两者均否
30. 脾阳虚证可出现（   ）
31. 寒湿困脾证可出现（   ）
A. 肝阳上亢证　　　　　B. 肝火上炎证
C. 两者均是　　　　　　D. 两者均否

32. 头晕胀痛可见于（　　）
33. 腰膝酸软可见于（　　）
　A. 视力减退　　　　　　　B. 头晕眼花
　C. 两者均是　　　　　　　D. 两者均否
34. 肝阴虚证可见（　　）
35. 肝血虚证可见（　　）
　A. 头晕胀痛耳鸣　　　　　B. 脉弦细数
　C. 两者均是　　　　　　　D. 两者均否
36. 肝气郁结证可见（　　）
37. 肝火上炎证可见（　　）
38. 肝阳上亢证可见（　　）
　A. 五心烦热　　　　　　　B. 手足蠕动
　C. 两者均是　　　　　　　D. 两者均否
39. 肝阴虚证可见（　　）
40. 肝火上炎证可见（　　）
　A. 面白无华　　　　　　　B. 手足震颤
　C. 两者均是　　　　　　　D. 两者均否
41. 肝血虚证（　　）
42. 血虚生风证（　　）
　A. 胁肋灼痛　　　　　　　B. 手足抽搐
　C. 两者均是　　　　　　　D. 两者均否
43. 肝血虚证（　　）
44. 肝火上炎证（　　）
45. 热盛动风证（　　）
　A. 肌肉𥆧动　　　　　　　B. 肢体麻木
　C. 两者均是　　　　　　　D. 两者均否
46. 阴虚动风证（　　）
47. 血虚生风证（　　）
　A. 惊悸失眠　　　　　　　B. 胁胀口苦
　C. 两者均是　　　　　　　D. 两者均否
48. 胆郁痰扰，可见（　　）
49. 肝胆湿热，可见于（　　）

A. 肾阳虚证　　　　　　B. 肾气不固证
C. 两者均是　　　　　　D. 两者均否

50. 智力低下，可见于（　　）
51. 宫寒不孕，可见于（　　）
52. 夜尿频多，可见于（　　）

A. 小便短黄　　　　　　B. 发脱齿松
C. 两者均是　　　　　　D. 两者均否

53. 肾阴虚证可见（　　）
54. 肾精不足证可见（　　）
55. 膀胱湿热证可见（　　）

A. 胸胁胀闷　　　　　　B. 胆怯易惊
C. 两者均是　　　　　　D. 两者均否

56. 肝郁气滞证可见（　　）
57. 胆郁痰扰证可见（　　）

A. 小便频急，灼涩疼痛　B. 舌苔黄腻，脉象滑数
C. 两者均是　　　　　　D. 两者均否

58. 心火下移证可见（　　）
59. 膀胱湿热证可见（　　）

A. 脘腹胀满疼痛　　　　B. 呕吐酸腐食物
C. 两者均是　　　　　　D. 两者均否

60. 肝郁气滞证可见（　　）
61. 食滞胃肠证可见（　　）

A. 胃脘灼痛　　　　　　B. 干呕呃逆
C. 两者均是　　　　　　D. 两者均否

62. 胃阴虚证可见（　　）
63. 胃火炽盛证可见（　　）

A. 胸闷心悸　　　　　　B. 肢体浮肿
C. 两者均是　　　　　　D. 两者均否

64. 心阳虚证可见（　　）
65. 心肾阳虚证可见（　　）

A. 食少便溏　　　　　　B. 咳痰清稀
C. 两者均是　　　　　　D. 两者均否

66. 脾气虚证可见（　　）
67. 脾肺气虚证可见（　　）
   A. 心悸怔忡　　　　　　B. 皮下紫斑
   C. 两者均是　　　　　　D. 两者均否
68. 心脾两虚证可见（　　）
69. 脾不统血证可见（　　）
   A. 视物模糊　　　　　　B. 面白无华
   C. 两者均是　　　　　　D. 两者均否
70. 心脾两虚证可见（　　）
71. 心肝血虚证可见（　　）
   A. 泛恶欲呕　　　　　　B. 阴部瘙痒
   C. 两者均是　　　　　　D. 两者均否
72. 肝胆湿热证可见（　　）
73. 湿热蕴脾证可见（　　）

（四）X型题（每题均由1个题干和5个备选答案组成。5个备选答案中有2个或2个以上的正确答案。要求应试者将正确答案全部选出，多选或少选均为错误）

1. 下列哪些属心阴虚证的临床表现（　　）
   A. 头晕目眩　B. 心悸心烦　C. 口干咽燥
   D. 潮热盗汗　E. 舌红苔黄
2. 瘀阻脑络证的临床表现有（　　）
   A. 头痛头晕　B. 神昏谵语　C. 舌质紫暗
   D. 脉象细涩　E. 面赤口渴
3. 心悸一症可见于下列哪些证候中（　　）
   A. 心肾不交证　B. 心脾两虚证　C. 心肾阳虚证
   D. 胆郁痰扰证　E. 心肝血虚证
4. 心气虚证与心阳虚证的共见症状有（　　）
   A. 心悸怔忡　B. 神疲乏力　C. 畏寒肢凉
   D. 胸闷气短　E. 面唇紫暗
5. 心血虚证的辨证依据是（　　）
   A. 心悸怔忡　B. 手足心热　C. 失眠多梦
   D. 面唇紫暗　E. 血虚证

6. 下列哪些症状可见于心脉痹阻证中（　　）
A. 心胸疼痛　B. 面唇紫暗　C. 脉象细涩
D. 心悸怔忡　E. 神昏谵语
7. 下列哪些症状是心火亢盛证的临床表现（　　）
A. 心烦失眠　B. 口舌生疮　C. 舌红少苔
D. 小便短赤　E. 喉间痰鸣
8. 下列哪些是痰热壅肺证的临床表现（　　）
A. 喉中痰鸣声　B. 咯脓血腥臭痰　C. 胸闷气喘息粗
D. 发热重恶寒轻　E. 舌质红苔黄腻
9. 下列哪些是肺热炽盛证的临床表现（　　）
A. 咳嗽气喘　B. 鼻翼扇动　C. 便秘尿黄
D. 少气懒言　E. 发热口渴
10. 风热犯肺证与痰热壅肺证的鉴别要点有（　　）
A. 脉浮数或滑数　B. 有无发热恶寒　C. 苔薄黄或黄腻
D. 有无痰多黄稠　E. 有无咽喉疼痛
11. 咳嗽，气喘，胸闷，痰鸣，可见于下列那些证候（　　）
A. 痰热壅肺证　B. 风水相搏证　C. 寒痰阻肺证
D. 肺热炽盛证　E. 燥邪犯肺证
12. 下列哪些证候具有外感卫表之症状（　　）
A. 风寒犯肺证　B. 燥邪犯肺证　C. 寒痰阻肺证
D. 肺热炽盛证　E. 风热犯肺证
13. 脾气虚证可进一步发展为下列哪些证候（　　）
A. 脾阳虚证　B. 脾不统血证　C. 脾虚气陷证
D. 寒湿困脾证　E. 心脾两虚证
14. 寒湿困脾证的最常见症状为（　　）
A. 面黄晦暗　B. 口腻纳呆　C. 头身困重
D. 肢体肿胀　E. 腹胀便溏
15. 脾虚气陷证可见下列哪些症状（　　）
A. 脘腹重坠　B. 小便浑浊　C. 久泄不止
D. 滑精早泄　E. 内脏下垂
16. 脾病的常见症状有（　　）
A. 腹胀痛、纳呆　B. 内脏下垂　C. 肢体困重、浮肿

D. 便溏　　　　E. 出血
17. 导致脾气虚的常见原因有（　　）
    A. 劳倦过度　　B. 忧思伤脾　　C. 吐泻太过
    D. 饮食不节　　E. 素体虚弱
18. 寒湿困脾证与湿热蕴脾证的鉴别要点有（　　）
    A. 有无脘腹胀闷　B. 有无身热不扬　C. 黄色鲜明或晦暗
    D. 脉濡数或濡缓　E. 有无肢体困重
19. 脾不统血证常见下列哪些症状（　　）
    A. 食少腹胀，大便稀溏　　B. 皮下紫斑，月经量多
    C. 肢体浮肿，形寒肢冷　　D. 神疲乏力，少气懒言
    E. 脘腹坠胀，便意频数
20. 寒湿困脾证与脾阳虚证的鉴别要点有（　　）
    A. 有无身目发黄　B. 有无头身困重　C. 有无完谷不化
    D. 有无泛恶欲呕　E. 有无舌苔白滑
21. 纳少腹胀，食后尤甚，便溏肢倦，少气懒言，面色萎黄，可见于（　　）
    A. 脾气虚证　　B. 脾阳虚证　　C. 脾虚气陷证
    D. 脾不统血证　E. 寒湿困脾证
22. 脾不统血证的见症有（　　）
    A. 久泄不止，便意频频　　B. 月经量多，甚者崩漏
    C. 皮肤紫斑，龈肿齿衄　　D. 面色萎黄，脉象细弱
    E. 形寒肢冷，浮肿尿少
23. 脾阳虚证的临床表现有（　　）
    A. 腹胀纳呆　　B. 腹痛喜温喜按　C. 形寒肢冷
    D. 尿少浮肿　　E. 神疲懒言
24. 湿热蕴脾证可见（　　）
    A. 腹胀便溏不爽　　　　B. 泛恶欲呕纳呆
    C. 口渴不欲多饮　　　　D. 身目发黄色鲜明
    E. 肢体困重懒动
25. 寒湿内盛，中阳受困之证候又可称为（　　）
    A. 湿困脾阳证　B. 寒湿中阻证　C. 寒湿困脾证
    D. 脾虚湿困证　E. 太阴寒湿证

26. 下列哪些是肝血虚证的表现（　　）
   A. 头晕目眩　　B. 视物模糊　　C. 月经停闭
   D. 胁肋灼痛　　E. 舌淡脉细
27. 肝郁气滞证可进一步发展的证为（　　）
   A. 肝阳上亢证　B. 肝胆湿热证　C. 肝火上炎证
   D. 肝血瘀阻证　E. 肝阴虚证
28. 胁肋灼痛多见于（　　）
   A. 肝郁气滞证　B. 肝血虚证　C. 肝阴虚证
   D. 肝火上炎证　E. 肝胆湿热证
29. 下列哪些属于肝风内动证的范畴（　　）
   A. 肝阳上亢证　B. 热极动风证　C. 肝阳化风证
   D. 血虚生风证　E. 阴虚动风证
30. 肝火上炎证的常见症状有（　　）
   A. 失眠多梦　　B. 急躁易怒　　C. 面红目赤
   D. 头晕胀痛　　E. 胁肋灼痛
31. 眩晕一症可常见于下列哪些证候中（　　）
   A. 肝阴虚证　　B. 肝血虚证　　C. 寒滞肝脉证
   D. 肝气郁结证　E. 肝阳上亢证
32. 寒滞肝脉证的临床特征有（　　）
   A. 外阴瘙痒　　B. 形寒肢冷　　C. 脉象弦紧
   D. 少腹疼痛　　E. 阴囊收缩
33. 热极生风证可见下列哪些症状（　　）
   A. 手足蠕动　　B. 手足抽搐　　C. 眩晕欲仆
   D. 高热神昏　　E. 舌红苔黄腻
34. 下列哪些症状为肝阳上亢证和肝火上炎证所共有（　　）
   A. 失眠多梦　　B. 头晕耳鸣　　C. 手足蠕动
   D. 头痛易怒　　E. 面红目赤
35. 肝阳上亢证的临床表现常见有（　　）
   A. 腰膝酸软　　B. 头痛目眩　　C. 急躁多怒
   D. 面红耳赤　　E. 脉弦有力
36. 肝阳化风证的常见症状有（　　）
   A. 眩晕欲仆　　B. 肢体震颤　　C. 手足麻木

D. 语言謇涩　　E. 头胀头痛

37. 肝血亏虚，筋脉失养可见（　　）
A. 肢体麻木　B. 手足震颤　C. 颈项僵直
D. 关节拘急　E. 角弓反张

38. 肝风内动可见下列哪些症状（　　）
A. 眩晕欲仆　B. 四肢抽搐　C. 肢麻震颤
D. 角弓反张　E. 项背僵直

39. 热极生风可见下列哪些症状（　　）
A. 神昏烦躁　B. 项背僵直　C. 肢体麻木
D. 角弓反张　E. 四肢抽搐

40. 肾气不固证可见下列哪些症状（　　）
A. 夜尿频多　B. 小便涩痛　C. 余沥不尽
D. 尿频尿急　E. 小便失禁

41. 肾气不固证与肾不纳气证的共同见症有（　　）
A. 心悸气短　B. 舌淡脉弱　C. 腰膝酸软
D. 神疲耳鸣　E. 呼多吸少

42. 下列除哪些症状外，均可见于肾气不固证（　　）
A. 气短自汗　B. 脱肛阴挺　C. 发脱齿摇
D. 胎动易滑　E. 夜尿频多

43. 下列哪些可导致泄泻（　　）
A. 脾胃虚弱　B. 大肠湿热　C. 肾阴亏虚
D. 肠胃积滞　E. 肾阳亏虚

44. 下列哪些症状是肾精不足证的表现（　　）
A. 成人早衰　B. 遗精早泄　C. 智力低下
D. 囟门迟闭　E. 不育不孕

45. 膀胱湿热证可见下列哪些症状（　　）
A. 小便频数　B. 排尿涩痛　C. 小便浑浊
D. 腰部胀痛　E. 舌红苔黄

46. 下列哪些属肠道湿热证的临床表现（　　）
A. 肛门灼热　B. 里急后重　C. 牙龈肿痛
D. 小便清长　E. 身热口渴

47. 胃气虚证与胃阳虚证的共见症状有哪些（　　）

A. 食欲缺乏　　B. 倦怠乏力　　C. 口淡不渴
D. 腹泻清稀　　E. 胃寒肢冷
48. 下列哪些属胃火炽盛证的临床表现（　　）
A. 牙龈肿痛　　B. 口干口臭　　C. 小便短黄
D. 胃脘灼痛　　E. 舌苔黄腻
49. 下列哪些属胃阴虚证的临床表现（　　）
A. 胃脘嘈杂　　B. 干呕呃逆　　C. 面色萎黄
D. 口燥咽干　　E. 饥不欲食
50. 下列哪些属肠燥津亏证的临床表现（　　）
A. 大便干燥　　B. 腹胀作痛　　C. 舌红苔黄
D. 脉象濡数　　E. 口干口臭
51. 下列哪些属食滞胃肠证的临床表现（　　）
A. 泻下不爽　　B. 嗳腐吞酸　　C. 脘腹胀痛
D. 嗳气胀减　　E. 舌苔厚腻
52. 心肾不交证可见下列哪些表现（　　）
A. 腰膝酸软　　B. 心烦失眠　　C. 便结尿黄
D. 面色淡白　　E. 潮热盗汗
53. 脾肾阳虚证的大便异常可有下列哪些表现（　　）
A. 完谷不化　　B. 久泄久痢　　C. 时干时稀
D. 五更泄泻　　E. 先干后稀
54. 心肾阳虚证的表现可有（　　）
A. 小便不利　　B. 唇甲青紫　　C. 心悸怔忡
D. 脉象沉紧　　E. 肢体浮肿
55. 心肺气虚证的辨证依据是（　　）
A. 咳喘气短　　B. 胸闷心悸　　C. 神疲乏力
D. 唇舌淡紫　　E. 大便溏稀
56. 心脾两虚证可见下列哪些表现（　　）
A. 食欲缺乏　　B. 月经量少　　C. 心悸健忘
D. 嗳气呃逆　　E. 面色淡红
57. 脾胃、肝胆、膀胱、大肠等湿热证的共同表现有哪些（　　）
A. 脘腹痞满　　B. 里急后重　　C. 渴不多饮
D. 舌苔黄腻　　E. 阴部瘙痒

58. 心肝血虚证的表现可有（　　）
   A. 肢体震颤　　B. 声低气怯　　C. 情绪抑郁
   D. 多梦健忘　　E. 爪甲不荣
59. 下列哪些是脾肺气虚证的表现（　　）
   A. 失眠健忘　　B. 咳嗽气喘　　C. 下肢微肿
   D. 腹胀便溏　　E. 舌淡脉弱
60. 肺肾阴虚证的表现可有（　　）
   A. 痰中带血　　B. 盗汗颧红　　C. 形体消瘦
   D. 口淡不渴　　E. 女子经少
61. 下列哪些是肝火犯肺证的表现（　　）
   A. 头胀头晕　　B. 脉象弦细　　C. 咳痰黄稠
   D. 舌苔薄黄　　E. 胸胁灼痛

二、填空题

1. 心脉痹阻证依据诱因的不同，临床上常分为＿＿＿＿、＿＿＿＿、＿＿＿＿、＿＿＿＿等。

2. 心悸怔忡，胸闷气短，精神疲倦，舌淡苔白，脉虚，证属＿＿＿＿。

3. 瘀阻脑络证是以＿＿＿＿，＿＿＿＿，＿＿＿＿与＿＿＿＿共见为辨证依据。

4. 心阳虚证是以＿＿＿＿、＿＿＿＿与＿＿＿＿共见为辨证依据。

5. 心烦，失眠多梦，形体消瘦，两颧潮红，舌红少苔，脉细数，证属＿＿＿＿。

6. 痰热壅肺证是以＿＿＿＿，＿＿＿＿，＿＿＿＿为辨证的主要依据。

7. 肺热炽盛证是以＿＿＿＿，＿＿＿＿，＿＿＿＿与＿＿＿＿共见为辨证的主要依据。

8. 咳嗽，气喘，胸廓胀满疼痛，咳唾、身体转侧时牵引胁痛，舌苔白滑，脉沉弦。应诊断为＿＿＿＿＿＿＿＿。

9. 上眼睑水肿，皮肤薄而发亮，小便短少，兼见恶寒重发热轻，无汗，舌苔白，脉浮紧。应诊断为＿＿＿＿＿＿＿＿。

10. 脾不统血证以各种_____和_____共见为辨证的主要依据。

11. 脾虚气陷证以_____、_____和_____症状共见为辨证的主要依据。

12. 脾的病变主要以_____、_____功能失职，以及_____，_____为主要病理改变。

13. 脾气虚证以食少、腹胀、便溏与_____症状共见为辨证的主要依据。

14. 寒湿困脾证以腹胀、纳呆、_____、_____苔白腻为审证要点。

15. 湿热蕴脾证以腹胀、纳呆、_____、_____便溏不爽、苔黄腻为审证要点。

16. 湿热蕴结脾胃，熏蒸肝胆，疏泄失权，胆汁不循常道而外溢，则可见_____。

17. 咽部异物感，情志抑郁，善太息，证多属_____。

18. _____、_____、_____等部位冷痛与实寒症状共见是寒滞肝脉证的主要辨证依据。

19. _____是肝郁气滞证的主要病因。

20. 妇女乳房作胀疼痛，月经不调，善太息，舌苔薄白，脉弦，证多属_____。

21. 热极生风证的辨证要点是_____、_____、_____。

22. 阴虚动风证的辨证要点是_____、_____、_____与阴虚内热症状共见为辨证的主要依据。

23. 突发耳聋，失眠，噩梦纷纭，胁肋灼痛，小便短黄，大便秘结，舌红苔黄，脉弦数。宜诊为_____。

24. 头晕眼花，两目干涩，视力减退，舌红少苔，证属_____。

25. 肝血不足，筋失所养，则见肢体_____，关节_____，手足_____，肌肉_____。

26. 少腹、前阴、巅顶冷痛证多属_____。

27. 肾精不足证以_____、_____、_____为辨证依据。

28. 肾病多_____证，膀胱病多_____证。

29. 膀胱湿热证以_____、_____与_____症状共见为辨证依据。

30. 肾阳亏虚，气化无权，水液内停，上凌心阳则_____，上逆犯肺则_____。

31. 胃热炽盛证以_____、_____与_____共见为辨证的主要依据。

32. 食滞胃肠证以_____、_____等为辨证的主要依据。

33. 肠热腑实证以_____、_____、_____为辨证的主要依据。

34. 肠燥津亏证以_____、_____与_____共见为辨证的主要依据。

35. 肠道湿热证以_____、_____、_____、_____与_____共见为辨证的主要依据。

36. 脾肾阳虚证以_____、_____、_____与_____共见为辨证的主要依据。

37. 肺肾气虚证以_____、_____、_____与_____共见为辨证的主要依据。

38. 心肾阳虚证以_____、_____与_____共见为辨证的主要依据。

三、名词解释

1. 心血虚证　　　　2. 痰火扰神证　　　3. 心脉痹阻证
4. 心阳虚脱证　　　5. 心火亢盛证　　　6. 风水相搏证
7. 饮停胸胁证　　　8. 肺热炽盛证　　　9. 寒痰阻肺证
10. 肺气虚证　　　11. 脾气虚证　　　12. 脾虚气陷证
13. 脾阳虚证　　　14. 脾不统血证　　15. 寒湿困脾证
16. 湿热蕴脾证　　17. 肝血虚证　　　18. 肝阳上亢证
19. 肝风内动证　　20. 寒滞肝脉证　　21. 肝郁气滞证
22. 肝阴虚证　　　23. 血虚生风证　　24. 肾阳虚证
25. 肾阴虚证　　　26. 膀胱湿热证　　27. 胃气虚证
28. 胃阳虚证　　　29. 胃阴虚证　　　30. 寒滞胃肠证
31. 心肺气虚证　　32. 脾肺气虚证　　33. 肺肾气虚证
34. 肝火犯肺证

四、简答题

1. 心血虚证的辨证要点是什么？
2. 心气虚证的辨证要点是什么？
3. 痰蒙心神证的辨证要点是什么？
4. 心火亢盛证的临床表现有哪些？
5. 寒痰阻肺证的临床表现有哪些？
6. 肺阴虚证的辨证要点是什么？
7. 燥邪犯肺证的临床表现及辨证要点是什么？
8. 脾气虚证的临床表现有哪些？
9. 湿热蕴脾证的临床表现是什么？
10. 脾阳虚证的辨证要点是什么？
11. 简述脾的主要病理改变及临床症状。
12. 简述脾病虚、实证候的病因有何不同。
13. 阴虚动风证的临床表现是什么？
14. 肝阳化风证的临床表现如何？
15. 试述肝火炽盛证的辨证要点。
16. 肝郁气滞证的临床表现有哪些？日久可导致哪些病证？
17. 热极生风证的主要临床表现是什么？
18. 肝阳上亢证的主要临床表现是什么？
19. 简述肝病虚、实证候的常见病因。
20. 肾气不固证可表现为哪些方面的不固？各有何临床特点？
21. 肾精不足证主要表现为哪几个方面？各有何临床表现？
22. 食滞胃肠证的临床表现有哪些？
23. 胆郁痰扰证的临床表现有哪些？
24. 寒滞胃肠证的临床表现有哪些？
25. 心肝血虚证的临床表现有哪些？
26. 肝胆湿热证的临床表现有哪些？

五、问答题

1. 心气虚证、心阳虚证和心阳虚脱证的临床表现有何异同？
2. 心血虚证与心阴虚证的临床表现有何异同？

3. 怎样根据不同的主症区分心脉痹阻证的病因？
4. 如何鉴别痰火扰神证和痰蒙心神证？
5. 心火亢盛证与心阴虚证如何鉴别？
6. 风寒犯肺证与风寒束表证如何鉴别？
7. 风热犯肺、肺热炽盛、痰热壅肺三证如何鉴别？
8. 如何鉴别燥邪犯肺证与肺阴虚证？
9. 湿热蕴脾证与寒湿困脾证有何异同？
10. 脾气虚证与脾阳虚证如何鉴别？
11. 脾气虚证、脾虚气陷证、脾不统血证三者在病理上有何联系，如何鉴别？
12. 脾阳虚证与寒湿困脾证在病理上有何联系，如何鉴别？
13. 肝血虚证与肝阴虚证在临床表现上有何异同？
14. 肝风内动证有几种类型？在临床上如何鉴别？
15. 肝火炽盛证、肝阳上亢证、肝阴虚证有何区别与联系？
16. 如何鉴别肝阳上亢证和肝阳化风证？
17. 肝阴虚证与阴虚动风证如何鉴别？
18. 肾阴虚证与肾精不足证的临床表现有何异同？
19. 胃阴虚证与胃热炽盛证的临床表现有何异同？
20. 肠热腑实证与肠燥津亏证如何鉴别？
21. 湿热蕴脾证与肠道湿热证的临床表现有何异同？
22. 心火下移证与膀胱湿热证的临床表现有何异同？
23. 心肺气虚证、脾肺气虚证、肺肾气虚证的临床表现有何异同？
24. 心肾不交证有哪些表现？与心阴虚证、肾阴虚证如何鉴别？
25. 心脾两虚证的临床表现有哪些？与心肝血虚证如何鉴别？
26. 心肾阳虚证与脾肾阳虚证在临床表现上有何区别？
27. 肺肾阴虚证与肝肾阴虚证在临床表现上有何异同？
28. 肝胃不和证与肝郁脾虚证有何异同？

六、病案分析题

1. 张某，男，45岁。15日前参加单位培训，因劳神太过感胸闷、心悸，昨天感心悸加重，胸闷不适，头晕眼花，面色淡白无华，舌淡苔白，脉细无力。请写出主诉、八纲辨证结论、脏腑辨证结论，并作证候分析。

2. 李某，女，35岁。平素体质瘦弱。1个月来因工作繁忙，常加班至深夜。近10日来出现失眠，多梦，伴有头晕目眩，面唇色淡，舌淡苔白，脉细无力。请写出主诉、八纲辨证结论、脏腑辨证结论，并作证候分析。

3. 杨某，男，55岁。1周来感心烦，寐差，口燥咽干，盗汗，舌红少苔，脉细数。请写出主诉、八纲辨证结论、脏腑辨证结论，并作证候分析。

4. 张某，女，45岁。平素体质瘦弱。半个月前因家中琐事缠身、劳累，感到不耐疲劳。今晨感心烦，心悸，夜寐不安，潮热，便干溲黄，舌红少苔，脉细数。请写出主诉、八纲辨证结论、脏腑辨证结论，并作证候分析。

5. 柴某，女，37岁。5日前因与家人发生争执，当晚即难以入寐，口干口渴，五心烦热，大便稍干，舌红少苔，脉细数。请写出主诉、八纲辨证结论、脏腑辨证结论，并作证候分析。

6. 谢某，男，43岁。半年前因"心梗"行心脏搭桥手术。近1个月来感胸闷，心悸，气短，神疲倦怠，活动后诸症加重，面色萎黄，舌质淡，苔白，脉弱，左寸尤甚。请写出主诉、八纲辨证结论、脏腑辨证结论，并作证候分析。

7. 李某，女，52岁。10日前一次长途劳顿，感精神疲倦，全身汗出，次日感觉全身酸软，心悸，气短，头晕目眩，动则尤甚，形体瘦弱，舌淡脉虚。请写出主诉、八纲辨证结论、脏腑辨证结论，并作证候分析。

8. 解某，男，45岁。诉半年前在一次外出行走途中，衣服单薄，突遇寒冷天气，感到胸部憋闷，心悸，气短不适。此后每遇天气变化即感胸闷心悸，虽服有关药物（具体不详），但效果欠佳。昨天突感胸部疼痛，心悸气短，神疲乏力，面唇青紫，舌质淡暗，苔白，脉弱。请写出主诉、八纲辨证结论、脏腑辨证结论，并作证候分析。

9. 徐某，女，46岁。2个月来感心胸憋闷疼痛，心悸不安，气短，自汗，手足发凉，神疲乏力，舌质淡胖稍暗，苔白滑，脉弱。请写出主诉、八纲辨证结论、脏腑辨证结论，并作证候分析。

10. 刘某，男，51岁。平素每于劳累、受凉时感心悸，心胸闷痛。半个月来由于工作过于紧张、劳累，今天上午10：00时突然感到心胸剧痛，汗出湿衣，遂急诊。10：30时，病人可见冷汗淋漓，心胸剧痛，四肢厥冷，面色苍白，神志尚清，呼吸微弱，口唇发青，舌青紫，脉微欲绝。请写出主诉、八纲辨证结论、脏腑辨证结论，并作证候分析。

11. 赵某，男，29岁。10日前曾因工作之事，受到上司批评，近3日来觉心烦，不易入睡，口干口苦，大便偏干，小便短黄，舌尖红，苔薄黄，脉数有力。请写出主诉、八纲辨证结论、脏腑辨证结论，并作证候分析。

12. 尚某，女，30岁。素体偏瘦，2日来因搬家劳累，口舌生疮、溃烂疼痛，口渴，便秘尿黄，舌尖偏红，苔黄，脉数有力。请写出主诉、八纲辨证结论、脏腑辨证结论，并作证候分析。

13. 孙某，女，36岁。7日前因情志不畅而见心烦，失眠，经治效果欠佳。昨天又见小便短赤、灼热涩痛，伴大便偏干，口干口渴，舌红苔黄，脉数有力。请写出主诉、八纲辨证结论、脏腑辨证结论，并作证候分析。

14. 杨某，男，57岁。形体偏胖，6日前因与朋友聚会，酗酒食肥，当晚即感心胸憋闷疼痛，曾服药物而症状缓解。今天上午症状突然加重，可见心胸憋闷疼痛，牵及左肩背、内臂，时发时止，身重困倦，舌苔白腻，脉沉滑。请写出主诉、八纲辨证结论、脏腑辨证结论，并作证候分析。

15. 刘某，女，47岁。半年来左胸憋闷刺痛，心悸，时作时止，舌质紫暗，边有瘀斑，苔薄，脉结代。请写出主诉、八纲辨证结论、脏腑辨证结论，并作证候分析。

16. 赵某，男，56岁。5年前在一次劳累后，感胸闷、心悸、气短，此后时有发作，但尚无大碍。近半年来心胸憋闷疼痛，发作较为频繁，遇寒、遇劳痛剧，得温、休息疼痛缓解，心悸怔忡，神疲乏力，畏寒肢冷，舌淡略胖，苔白，脉沉迟少力。请写出主诉、八纲辨证结论、脏腑辨证结论，并作证候分析。

17. 谢某，男，50岁。1个月前在一次外出时受寒，感到心胸憋闷、冷痛。现可见心胸憋闷、冷痛，遇寒加剧，得温痛减，手足发凉，舌淡苔白，脉沉紧。请写出主诉、八纲辨证结论、脏腑辨证结论，并作证候分析。

18. 杨某，女，52岁。1个月前与单位同事发生争吵，后常感情绪抑郁。10日前，感到胸部胀闷疼痛，痛引肩背内臂，时作时止，两胁亦时有胀痛，情志不畅，常喜太息，舌淡红，脉弦。请写出主诉、八纲辨证结论、脏腑辨证结论，并作证候分析。

19. 李某，女，23岁。因恋爱失败，而常郁郁寡欢。近2个月来家人发现其神情呆滞，表情淡漠，情绪抑郁，自言自语，纳食减少，懒言少动，舌淡，苔白腻，脉滑。请写出主诉、八纲辨证结论、脏腑辨证结论，并作证候分析。

20. 杜某，男，34岁。半年来狂躁妄动，胡言乱语，发热面赤，口苦口渴，少寐不饥，舌质红，苔黄腻，脉滑数。请写出主诉、八纲辨证结论、脏腑辨证结论，并作证候分析。

21. 周某，女，51岁。头痛反复发作已30年，曾服多种药物，效果欠佳。目前病人感头部隐隐刺痛，痛处固定不移，头晕不适，面色晦暗，舌质紫暗，脉细涩。请写出主诉、八纲辨证结论、脏腑辨证结论，并作证候分析。

22. 刘某，男，45岁。病人1年前，在一次外出骑自行车时被机动车所撞。当时脑部着地，昏不知人，经治痊愈。此后常感头痛不已，痛如锥刺，固定不移，心悸，健忘，面色无华，舌有瘀斑瘀点，脉细涩。请写出主诉、八纲辨证结论、脏腑辨证结论，并作证候分析。

23. 张某，女，30岁。病人体质虚弱，易于感冒，常因感冒而引起咳嗽，尤其季节变化时明显，迄今咳嗽反复发作已有3年。平时常自汗，畏风，神疲体倦。现症见咳嗽无力，咳声轻清低微，咳痰清稀，声低懒言，疲乏无力，面色淡白，舌淡苔白，脉弱。请写出主诉、八纲辨证结论、脏腑辨证结论，并作证候

24. 林某，女，18岁。咳嗽、潮热、盗汗病史已有3年，学习劳累时容易复发，近20天来诸症加重。现症见咳嗽，痰少而黏，不易咯出，口燥咽干，潮热盗汗，舌红苔少，脉细数。请写出主诉、八纲辨证结论、脏腑辨证结论，并作证候分析。

25. 宋某，男，28岁。6日前偶感风寒，服用感冒药后症状减轻。昨天突见咳嗽，咳痰。现症见咳嗽，咳痰量少，质稀色白，微恶风寒，鼻塞，流清涕，无汗，舌苔薄白，脉浮紧。请写出主诉、八纲辨证结论、脏腑辨证结论，并作证候分析。

26. 李某，男，34岁。3日前沐浴后即外出活动，次日出现发热，咳嗽。现症见咳嗽，咳痰黄稠、量少，发热微恶风寒，鼻塞，流浊涕，咽喉肿痛，舌红，苔薄黄，脉浮数。请写出主诉、八纲辨证结论、脏腑辨证结论，并作证候分析。

27. 焦某，男，39岁。病人于3日前出现咳嗽，声音响亮，干咳，痰黄量少而黏，咳时胸痛，鼻咽干燥，尿少便结，苔黄燥，脉浮略数。请写出主诉、八纲辨证结论、脏腑辨证结论，并作证候分析。

28. 陆某，女，26岁。近3日来突发咳嗽，咳声清脆响亮，痰少色白而黏，微有恶寒发热，口、咽干燥，皮肤皲裂，大便干结，苔薄干燥无津，脉浮略紧。请写出主诉、八纲辨证结论、脏腑辨证结论，并作证候分析。

29. 贾某，男，34岁。10日前突发"大叶性肺炎"住院治疗，症见高热，咳喘，胸痛，经治后热势渐退。现症见发热，咳嗽，气粗而喘，无痰，胸痛，咽喉红肿疼痛，小便短黄，大便秘结，舌红苔黄，脉洪数有力。请写出主诉、八纲辨证结论、脏腑辨证结论，并作证候分析。

30. 江某，女，47岁。5日前因气候突然变化而患感冒，发热微恶风寒，服用常规感冒药物似有好转。2日前突然加重，高热不退，咳喘，咳声不扬，咳痰量多、色黄质黏稠而住院治疗。现症见咳嗽，咳吐脓血腥臭痰，胸痛，胸闷气喘，高热，烦渴，小便黄赤，舌红苔黄腻，脉滑数有力。请写出主诉、八纲辨证结论、脏腑辨证结论，并作证候分析。

31. 毛某，男，25岁。素体偏胖，有哮喘病史4年，每年冬、春两季易发作咳嗽、气喘。5日前外出不慎感寒又发作，现症见咳嗽，咳声重浊紧闷，气急气喘，胸膈满闷，喉中痰声漉漉，痰多色白、质黏稠，易咯出，四肢不温，舌淡，苔白腻，脉弦滑。请写出主诉、八纲辨证结论、脏腑辨证结论，并作证候分析。

32. 张某，女，30岁。生育后在医院被诊断患有子宫下垂，久治不愈，长达3年。现症见下腹部有坠胀感，倦怠乏力，神疲，气短懒言，体力活动后诸证加重，面白无华，纳呆，大便溏薄，舌淡苔薄白，脉缓。请写出主诉、八纲辨证结论、脏腑辨证结论，并作证候分析。

33. 徐某，男，32岁。腹泻1个月有余，粪质清稀，夹有不消化食物，日泻2~3次，曾服用抗生素、止泻药未见效。现症见久泄不止，便意频频，肛门有重坠感，神疲乏力，头晕目眩，消瘦，目眶凹陷，小便正常，食量减少，舌淡苔白，脉弱无力。请写出主诉、八纲辨证结论、脏腑辨证结论，并作证候分析。

34. 陈某，女，41岁。食少、腹胀2个月，服用消食药收效甚微。现症见脘腹胀满，纳食减少，无嗳腐吞酸，形体消瘦，神疲乏力，少气懒言，活动后诸证加重，面色萎黄，舌淡苔白，脉弱。请写出主诉、八纲辨证结论、脏腑辨证结论，并作证候分析。

35. 吕某，女，29岁。近半年来，白带日渐增多，色白、质稀，纳呆，脘腹胀满，神疲乏力，少气懒言，肢体倦怠，大便溏稀，四肢欠温，面色淡黄，舌淡胖苔白，脉弱。请写出主诉、八纲辨证结论、脏腑辨证结论，并作证候分析。

36. 宋某，男，35岁。近1个月腹部胀痛，不欲饮食。平日喜食冷饮，1个月前冒雨淋湿感寒而发病。现症见腹部胀痛，喜温喜按，畏寒怕冷，面白无华，大便稀溏，夹有不消化食物，舌淡胖边有齿痕，舌苔白滑，脉沉迟无力。请写出主诉、八纲辨证结论、脏腑辨证结论，并作证候分析。

37. 张某，男，40岁。下肢浮肿半年有余，久治不愈，反复发作。现症见下肢浮肿，按之凹陷不起，皮色正常，腹胀痛，喜温喜按，畏寒，四肢不温，大便稀溏，小便短少，舌淡胖边有齿痕，苔白滑，脉沉迟无力。请写出主诉、八纲辨证结论、脏腑辨证结论，并作证候分析。

38. 徐某，女，17岁。7日前发现皮肤紫斑，自诉近1年来学习任务重，思想压力大。现症见神疲乏力，皮肤紫斑，面色萎黄，食少，便溏，舌淡，苔白，脉细无力。请写出主诉、八纲辨证结论、脏腑辨证结论，并作证候分析。

39. 许某，女，36岁。近半年来月经量多，色淡，质清稀，周期延长，淋漓不尽，伴见纳呆，便溏，神疲乏力，面黄无光泽，舌淡，苔薄白，脉细无力。请写出主诉、八纲辨证结论、脏腑辨证结论，并作证候分析。

40. 张某，男，45岁。自觉口腻纳呆，大便溏泄已6日。现症见口腻纳呆，脘腹胀闷，时时欲呕，大便溏薄，头昏沉，周身困重，小便短少，肢体肿胀，舌淡胖，舌苔白腻，脉濡缓。请写出主诉、八纲辨证结论、脏腑辨证结论，并作证候分析。

41. 刘某，女，35岁。1个月来白带量多，质稀，腹部下坠感，口淡不渴，头身困重，大便溏，小便短少，舌淡胖，苔白腻，脉濡缓。请写出主诉、八纲辨证结论、脏腑辨证结论，并作证候分析。

42. 林某，男，38岁。自述长期饮酒，嗜食辛辣厚味，半个月前突然发生"黄疸"，治疗效果欠佳。初起颜面、白睛色黄明显，继而全身发黄，色鲜明，小便色深黄，并见脘腹胀闷，不欲饮食，口中黏腻，渴不多饮，大便黏滞不爽，肢体困重，发热，汗出热不解，舌红，苔黄腻，脉滑数有力。请写出主诉、八纲辨证结论、脏腑辨证结论，并作证候分析。

43. 詹某，男，53岁。近1个月来低热，脘腹胀闷，食欲减退，口中黏腻，恶心欲呕，渴不多饮，肢体困重，舌红，苔黄腻，脉濡数。请写出主诉、八纲辨证结论、脏腑辨证结论，并作证候分析。

44. 严某，女，56岁。病人自诉半年来视力逐渐下降，尤以夜间为甚。现症见视力减退，头晕目眩，偶尔感到上肢麻木，肌肉𥆧动，但并不影响活动，指甲不荣，面白无华，舌淡，脉细弱。请写出主诉、八纲辨证结论、脏腑辨证结论，并作证候分析。

45. 宫某，男，60岁。病人自述1年来手足颤动，关节拘急，不能自制，影响日常活动，并伴有头晕眼花，视力减退，面白无华，指甲不荣，舌淡，脉弦细。请写出主诉、八纲辨证结论、脏腑辨证结论，并作证候分析。

46. 李某，女，39岁。病人自述2年前，在行子宫肌瘤手术后，月经量减少，色淡质稀，并于7个月前出现闭经。现症见闭经，头晕，视力减退，肢体一过性麻木，偶有轻微针刺样痛，肌肉瞤动，指甲干瘪无光泽，面白无华，舌淡，脉虚细无力。请写出主诉、八纲辨证结论、脏腑辨证结论，并作证候分析。

47. 刘某，男，52岁。病人自述两目干涩近月余，并见头晕，面部烘热，口咽干燥，烦热，胁肋隐隐灼痛，舌红，苔少干燥乏津，脉弦细数。请写出主诉、八纲辨证结论、脏腑辨证结论，并作证候分析。

48. 赵某，男，62岁。病人1年前出现手足蠕动，经治不愈。现症见手足徐徐蠕动，头晕眼花，两目干涩，视力减退，五心烦热，盗汗，舌红少苔乏津，脉弦细数。请写出主诉、八纲辨证结论、脏腑辨证结论，并作证候分析。

49. 林某，女，38岁。病人自述2年前由于工作变动，不能适应新环境，而逐渐郁闷不乐，悲观厌世。其间曾服用氟西汀（百优解），但因不能耐受其副作用而停用。现症见神情抑郁，常太息，胸胁胀满疼痛，走窜不定，随情绪变化而时轻时重，舌苔薄白，脉弦。请写出主诉、八纲辨证结论、脏腑辨证结论，并作证候分析。

50. 夏某，女，20岁。病人自述近1年来月经周期紊乱，月经量少，经行腹痛，且有情绪低落，善太息，胁肋走窜胀痛，并随情绪变化而有所减轻或加重，舌苔薄白，脉弦。问诊得知近年常与父母因意见不合而发生争吵，思想负担重，无其他异常情况。请写出主诉、八纲辨证结论、脏腑辨证结论，并作证候分析。

51. 姜某，男，54岁。头晕胀痛反复发作8年，有高血压病史，血压经常波动，性格急躁，有饮酒习惯。现症见头晕胀痛欲裂，严重时痛不可忍，面红目赤，口干口苦，急躁易怒，耳鸣如潮，失眠，噩梦纷纭，小便短黄，大便秘结，舌红苔黄，脉弦数。请写出主诉、八纲辨证结论、脏腑辨证结论，并作证候分析。

52. 赵某，男，35岁。病人自述近3年来，由于工作压力大，逐渐感到不易入睡，且入眠后噩梦纷纭，口干口苦，急躁易怒，胁肋灼痛，小便短黄，大便秘结，舌红苔黄，脉弦数有力。请写出主诉、八纲辨证结论、脏腑辨证结论，并作证候分析。

53. 孙某，女，21岁。病人自述2日前与同学发生激烈争吵后，发生鼻中出血，量多、色鲜红，后来逐渐减少，间或点滴出血，其他症见偶尔头胀痛，面红，急躁易怒，小便短黄，舌红，苔薄黄，脉弦数。请写出主诉、八纲辨证结论、脏腑辨证结论，并作证候分析。

54. 王某，男，55岁。病人自述有高血压、高血脂病史10年，近5年来头晕胀痛反复发作。现症见眩晕，头目胀痛，面红目赤，头重脚轻，腰膝酸软，舌红，苔黄少津，脉弦细数。请写出主诉、八纲辨证结论、脏腑辨证结论，并作证候分析。

55. 潘某，女，60岁。近1周来头重脚轻，步履不稳，头目胀痛，失眠多梦，腰膝酸软，舌红少苔，脉弦细数。请写出主诉、八纲辨证结论、脏腑辨证结论，并作证候分析。

56. 周某，男，66岁。病人自述近半年来常感头晕、肢麻，尚未重视。2个月前突然昏仆，经抢救治疗苏醒。现症见右侧肢体活动障碍，口眼㖞斜，头目胀痛，面赤，腰膝酸软，舌红，苔少，脉弦有力。请写出主诉、八纲辨证结论、脏腑辨证结论，并作证候分析。

57. 董某，男，48岁。眩晕，肢麻震颤1个月。现症见眩晕时时欲仆，步态不稳，肢体震颤、麻木，头胀头痛，面赤，舌红，苔黄，脉弦细有力。请写出主诉、八纲辨证结论、脏腑辨证结论，并作证候分析。

58. 李某，女，47岁。病人自幼体弱，患有多种慢性疾病，近3个月来又发现手足蠕动，其他症见头晕目眩，耳鸣，口燥咽干，五心烦热，舌红少津，脉弦细数。请写出主诉、八纲辨证结论、脏腑辨证结论，并作证候分析。

59. 瞿某，女，46岁。病人自述半年前曾因胆结石手术，术后恢复较好，但常感头晕，疲乏无力。近1个月以来四肢震颤，肢体麻木，眩晕，指甲无光泽，面白无华，舌淡白，脉细弱。请写出主诉、八纲辨证结论、脏腑辨证结论，并作证候分析。

60. 尹某，男，42岁。少腹冷痛12日，兼见阴部坠胀作痛，得温则减，遇寒痛增，恶寒肢冷，舌淡，苔白润，脉弦紧。请写出主诉、八纲辨证结论、脏腑辨证结论，并作证候分析。

61. 刘某，男，39岁。病人自述巅顶冷痛2个月余，得温则减，遇寒加重，少腹冷痛，四肢不温，舌淡，苔白润，脉沉紧。请写出主诉、八纲辨证结论、脏腑辨证结论，并作证候分析。

62. 龚某，女，27岁。病人自3年前结婚，一直未孕，经妇科检查未见生殖系统的器质性病变。现症见面黑晦暗无光泽，腰膝酸软冷痛，畏冷肢凉，下肢尤甚，小便频数清长，夜尿频多，舌淡，苔白，脉沉细无力。请写出主诉、八纲辨证结论、脏腑辨证结论，并作证候分析。

63. 沈某，男，31岁。身体素弱，近2个月来常感全身乏力，在劳累后出现双下肢对称性水肿，无发热、腹泻。现症见双下肢水肿，呈对称性，腰以下尤甚，按之凹陷不起，腰膝酸软，畏冷肢凉，小便短少，舌淡胖，苔白滑，脉沉迟无力。请写出主诉、八纲辨证结论、脏腑辨证结论，并作证候分析。

64. 蒋某，女，53岁。病人3个月来仅见双下肢水肿，病情稳定。现症见下肢水肿，按之没指，腰膝酸软，小便短少，畏冷肢凉，心悸，气短，舌淡胖，苔白滑，脉沉迟无力。请写出主诉、八纲辨证结论、脏腑辨证结论，并作证候分析。

65. 宋某，女，37岁。病人近1年来常感腰痛，喜揉喜按，现症见腰酸隐痛，耳鸣，月经量少色红质黏稠，口咽干燥，形体消瘦，五心烦热，盗汗，小便短黄，舌红，苔少，脉细数。请写出主诉、八纲辨证结论、脏腑辨证结论，并作证候分析。

66. 钟某，男，54岁。耳鸣6年，逐渐加重，现症见耳鸣，有时如蝉鸣，有时如潮声，时作时止，头晕，腰膝酸软疼痛，健忘,潮热盗汗,小便短黄,舌红,苔少,脉细数。请写出主诉、八纲辨证结论、脏腑辨证结论,并作证候分析。

67. 肖某,男,33岁。病人结婚后3年不育,经医院确诊为不育症。现症见腰膝酸软,耳鸣,齿松,健忘,神情衰疲,两足痿软,舌淡,脉弱。请写出主诉、八纲辨证结论、脏腑辨证结论,并作证候分析。

68. 白某,男,54岁。9个月来夜尿频多,甚者每晚小便5次,影响睡眠,常感神疲乏力。现症见夜尿频多,腰膝酸软,神疲乏力,耳鸣,舌淡白,苔白,脉弱。请写出主诉、八纲辨证结论、脏腑辨证结论,并作证候分析。

69. 章某,女,30岁。3年来常感腰膝酸软,神疲乏力,带下清稀量多,舌淡,苔白,脉弱。病人3年间曾多次怀孕,均于妊娠早期无明确原因而流产。请写出主诉、八纲辨证结论、脏腑辨证结论,并作证候分析。

70. 李某,男,35岁。3个月前因饮食不慎,胃脘痞胀不舒,时有发作,间断服药。现感胃脘痞胀,偶有隐痛,食欲缺乏,食后胀甚,神疲倦怠,舌质淡,苔薄白,脉弱。请写出主诉、八纲辨证结论、脏腑辨证结论,并作证候分析。

71. 杨某,女,47岁。2个月前因嗜食生冷,感胃脘冷痛。此后进食稍有不慎,即感胃脘冷痛,喜温喜按,绵绵不已,食欲缺乏,倦怠乏力,畏寒肢冷,舌淡胖嫩,脉沉迟无力。请写出主诉、八纲辨证结论、脏腑辨证结论,并作证候分析。

72. 赵某,男,52岁。素体畏寒,半年前因饮食不慎导致胃脘不适,呕吐清水。半年来反复发作,曾服药物而效果欠佳。目前可见泛吐清水,有时夹有不消化食物,胃脘不适,口淡不渴,倦怠乏力,舌淡胖嫩,苔薄,脉沉迟无力。请写出主诉、八纲辨证结论、脏腑辨证结论,并作证候分析。

73. 尚某,女,41岁。近半个月来,呃逆不止,呃声低弱,精神倦怠,手足不温,口淡不渴,舌淡胖嫩,脉沉迟无力。请写出主诉、八纲辨证结论、脏腑辨证结论,并作证候分析。

74. 李某,女,33岁。平素喜食辛辣,2个月来渐感胃脘嘈杂,隐隐灼痛,饥不欲食,口燥咽干,便干溲黄,舌红少苔,脉细数。请写出主诉、八纲辨证结论、脏腑辨证结论，并作证候分析。

75. 马某，女，36岁。2日前晚上与朋友聚会，第二天即出现牙龈肿痛，色红灼热，口干口渴，小便短黄，大便秘结，舌红苔黄，脉滑数。请写出主诉、八纲辨证结论、脏腑辨证结论，并作证候分析。

76. 赵某，男，37岁。半个月前与同事发生激烈争吵后，渐感到胃脘灼热疼痛，拒按，口臭，小便短赤，大便秘结，舌红苔黄，脉滑数。请写出主诉、八纲辨证结论、脏腑辨证结论，并作证候分析。

77. 孙某，女，42岁。自诉3个月前外出旅游，嗜饮无度，遂感脘腹痞胀，纳食减少，偶有呕吐清水痰涎，口淡不渴，头眩目晕，舌苔白滑，脉沉弦。请写出主诉、八纲辨证结论、脏腑辨证结论，并作证候分析。

78. 王某，女，53岁。今天晨起外出，天气寒冷，衣服单薄，即感脘腹部冷痛，痛势暴急，回家用热水袋热敷后有所减轻。现仍见脘腹部冷痛剧烈，口淡不渴，腹胀肠鸣，面色淡青，恶寒肢冷，舌苔白润，脉弦紧。请写出主诉、八纲辨证结论、脏腑辨证结论，并作证候分析。

79. 周某，男，26岁。3日前与朋友聚会，暴饮暴食，出现脘腹胀满疼痛。现仍感脘腹胀满疼痛、拒按，厌食，嗳腐吞酸，大便酸腐臭秽，泻下不爽，舌苔厚腻，脉滑。请写出主诉、八纲辨证结论、脏腑辨证结论，并作证候分析。

80. 张某，男，43岁。1周前曾因高热、口干口渴，服某医生中药后汗出如水，前症不仅未减，热势反增。3日来高热，体温达39℃，出汗多，口干口渴，大便秘结，腹部胀满硬痛、拒按，小便短赤，舌质红，苔黄厚而燥，脉沉数有力。请写出主诉、八纲辨证结论、脏腑辨证结论，并作证候分析。

81. 周某，女，65岁。素体瘦弱。一次腹部手术后，大便一直偏干，2日一次。5日前食用辛辣之物后，大便燥如羊屎，秘结难下，口干口臭，舌红少苔，苔黄燥，脉细。请写出主诉、八纲辨证结论、脏腑辨证结论，并作证候分析。

82. 徐某，男，48岁。今年入夏以来，常有腹痛腹胀，大便不畅感，已有2个月余。4日前又因进食辛辣，诸症加重。现可见腹痛腹胀，大便不爽，粪质黄稠秽臭，里急后重，肛门灼热，小便短黄，舌质红，苔黄腻，脉滑数。请写出主诉、八纲辨证结论、脏腑辨证结论，并作证候分析。

83. 王某，女，62岁。5日前进食隔夜食物后，即感腹痛不已，里急后重，且见大便中夹有脓血，大便不爽，肛门灼热，小便短黄，舌质红，苔黄腻，脉滑数。请写出主诉、八纲辨证结论、脏腑辨证结论，并作证候分析。

84. 徐某，女，51岁。1周前曾见恶寒、发热等症，服用感冒药后症状消除。昨起小便频数、短赤，排尿灼热、涩痛，兼小腹胀满，发热口渴，舌红，苔黄腻，脉濡数。请写出主诉、八纲辨证结论、脏腑辨证结论，并作证候分析。

85. 赵某，男，25岁。喜食肥甘厚味，5日前发现小便浑浊如米泔水，尿道有灼热感，腰部不适，口渴，舌红，苔黄腻，脉滑数。请写出主诉、八纲辨证结论、脏腑辨证结论，并作证候分析。

86. 谭某，男，51岁。3个月前晚上外出时受到惊吓，此后常惊悸不宁，胆怯易惊，噩梦纷纭，口干口苦，偶有呕恶，舌偏红，苔黄腻，脉弦略数。请写出主诉、八纲辨证结论、脏腑辨证结论，并作证候分析。

87. 李某，女，56岁。1个月前因琐事烦劳，感到腰膝酸软，易于疲劳。5日前又增心烦，难以入眠。目前可见心烦、失眠，头晕，耳鸣，腰膝酸软，口咽干燥，盗汗，便结尿黄，舌红少苔，脉细数。请写出主诉、八纲辨证结论、脏腑辨证结论，并作证候分析。

88. 杨某，男，21岁。近3周来因复习考试，劳神太过，1周前出现失眠，夜寐多梦。目前见有失眠，心悸不宁，腰膝酸软，梦遗，口咽干燥，五心烦热，便结尿黄，舌红少苔，脉细数。请写出主诉、八纲辨证结论、脏腑辨证结论，并作证候分析。

89. 王某，男，46岁。身体素弱。1年前腰膝酸冷，下肢水肿，每遇劳累则症状加重，曾服多种药物，效果欠佳。3个月前又见心悸，气喘。目前症见心悸怔忡，胸闷气喘，腰膝酸冷，下肢水肿，小便不利，神疲乏力，舌淡紫，苔白滑，脉弱。请写出主诉、八纲辨证结论、脏腑辨证结论，并作证候分析。

90. 廖某，女，49岁。8个月前查出有"心脏病"，病人感心悸，气短，精神倦怠，动则加甚，病情反复发作。2个月前因搬家劳累后，上述症状加重，且见下肢水肿。目前病人可见心悸，胸闷气喘，神疲乏力，下肢浮肿，小便不利，畏寒肢冷，唇甲青紫，舌淡紫，苔白滑，脉弱。请写出主诉、八纲辨证结论、脏腑辨证结论，并作证候分析。

91. 赵某，男，76岁。近1年来不耐疲劳，易于感冒。1个月前因劳倦太过，感胸闷，心悸，短而气喘，动则尤甚，神疲乏力，自汗，面色淡白，舌淡苔白，脉弱。请写出主诉、八纲辨证结论、脏腑辨证结论，并作证候分析。

92. 孙某，女，51岁。有慢性咳嗽、气喘病史5年，每遇秋冬季节，咳喘加重。近1周来又见咳嗽，咳痰清稀，气喘，心悸，胸闷，动则尤甚，神疲乏力，声低懒言，唇舌淡紫，脉弱。请写出主诉、八纲辨证结论、脏腑辨证结论，并作证候分析。

93. 张某，女，43岁。病人平素月经量少色淡，曾服药物，效果欠满意。1个月前因公司事务繁多，劳倦太过，出现心悸怔忡，大便溏薄。目前症见心悸怔忡，夜寐多梦，头晕，食欲缺乏，大便溏薄，神疲乏力，月经量少色淡、淋漓不尽，面色无华，舌淡嫩，苔白，脉细弱。请写出主诉、八纲辨证结论、脏腑辨证结论，并作证候分析。

94. 赵某，女，24岁。平素体弱，多愁善感。3个月前因生活琐事所扰，茶饭不思，情绪低落。近2个月来渐觉心悸怔忡，腹胀便溏。目前症见心悸怔忡，多梦，健忘，头晕，食欲缺乏，腹胀便溏，神疲乏力，面色萎黄，舌淡嫩，脉弱。请写出主诉、八纲辨证结论、脏腑辨证结论，并作证候分析。

95. 钱某，女，37岁。半年前因"乳腺癌"行乳房根治手术，术后辅以放射治疗。近1周来感心悸不宁，肢体麻木，伴头晕目眩，两目干涩，面色淡白，舌质淡白，苔白，脉细。请写出主诉、八纲辨证结论、脏腑辨证结论,并作证候分析。

96. 肖某,女,56岁。缘于2个月前外出旅游,劳倦太过,遂感疲乏无力,右侧肢体麻木。近1周来,上述诸症加重,并见心悸,多梦健忘,头晕目眩,视物模糊,面色萎黄,舌质淡白,脉细。请写出主诉、八纲辨证结论、脏腑辨证结论,并作证候分析。

97. 张某,男,5岁。平素体弱,纳食欠馨。3个月前一次感冒后,出现纳呆食少,大便溏薄,曾服药物治疗,病情反复。近2周来出现咳嗽,懒动多卧。目前可见食少腹胀,大便溏薄,咳嗽气短,咳痰清稀,声低懒言,神疲乏力,面色萎黄,舌淡,苔白,脉弱。请写出主诉、八纲辨证结论、脏腑辨证结论,并作证候分析。

98. 朱某,男,74岁。5年来咳喘不已,甚感痛苦。2个月前又因劳累,咳喘尤甚,并见腹部胀满,大便不实,经过治疗,有所好转。目前可见咳嗽气喘,咳痰清稀,腹胀便溏,食欲缺乏,面部虚浮,神疲乏力,面白无华,舌淡,苔白滑,脉弱。请写出主诉、八纲辨证结论、脏腑辨证结论,并作证候分析。

99. 章某,女,41岁。反复咳嗽,痰中带血,曾被诊断为"肺结核"已有2年。1周前又因劳倦,出现骨蒸潮热。目前症见干咳痰少,痰中带有血丝,形体消瘦,口燥咽干,腰膝酸软,骨蒸潮热,盗汗,舌红少苔,脉细数。请写出主诉、八纲辨证结论、脏腑辨证结论,并作证候分析。

100. 邵某,男,53岁。平素形体消瘦,气短息促。近1个月来,出现咳嗽痰少,遗精,并见夜寐盗汗,腰膝酸软,口燥咽干,舌红少苔,脉细数。请写出主诉、八纲辨证结论、脏腑辨证结论,并作证候分析。

101. 高某,女,45岁。有咳嗽病史3年。1个月前因劳累太过,加之情绪不畅,又增胸胁灼痛。目前可见咳嗽阵作,痰黄稠黏,胸胁灼痛,情绪急躁,口苦口干,舌红,苔薄黄,脉弦数。请写出主诉、八纲辨证结论、脏腑辨证结论,并作证候分析。

102. 王某,男,47岁。1周前因工作之事与单位同事发生激烈争吵后,出现胸胁灼痛,咳嗽阵作,并见头胀头晕,烦躁易怒,咳痰黄而稠黏,口苦口干,便干溲黄,舌红,苔薄黄,脉弦数。

请写出主诉、八纲辨证结论、脏腑辨证结论,并作证候分析。

103. 冷某,女,52岁。自诉去年夏天因饮食不慎,呕吐腹泻,经治痊愈。此后常感疲乏少力,腹胀不适。1月前嗜食肥甘之物后,出现两胁胀满疼痛,并见呕恶欲吐,食欲缺乏,口苦口干,大便不爽,小便短赤,舌红,苔黄腻,脉弦滑数。请写出主诉、八纲辨证结论、脏腑辨证结论,并作证候分析。

104. 李某,男,37岁。平素喜食肥甘,1个月前在一次进食海鲜之物后,突然胁肋胀痛,服用药物后,症状有所缓解。2日前又见身目发黄,遂来医院求治。目前可见身目发黄,黄色鲜明,胁肋胀痛,厌食油腻,泛恶欲呕,口苦口干,腹部胀满,大便不调,小便短赤,舌红,苔黄腻,脉弦滑数。请写出主诉、八纲辨证结论、脏腑辨证结论,并作证候分析。

105. 江某,女,36岁。1个月来感到阴部瘙痒,食欲缺乏,口苦口干,身倦乏力,带下黄稠臭秽,舌红,苔黄腻,脉弦滑数。请写出主诉、八纲辨证结论、脏腑辨证结论,并作证候分析。

106. 孙某,女,41岁。半个月前曾因生活琐事与家人发生口角,此后一直感到胁肋胀满疼痛。近1周来又添胃脘胀痛,嗳气不已。目前可见胃脘、胁肋胀满疼痛,走窜不定,嗳气,不思饮食,情绪抑郁,善太息,舌淡红,苔薄黄,脉弦。请写出主诉、八纲辨证结论、脏腑辨证结论,并作证候分析。

107. 汤某,女,21岁。素体瘦弱,食少便溏。3日前因情志不畅,遂见两胁胀满窜痛,善太息,情志抑郁,食少,腹胀,肠鸣矢气,便溏不爽,舌淡,苔白,脉弦缓。

108. 朱某,女,34岁。1周来腹胀肠鸣,腹痛欲便,泻后痛减,情志抑郁,两胁胀闷,善太息,食少纳呆,舌淡红,苔薄黄,脉弦缓。请写出主诉、八纲辨证结论、脏腑辨证结论,并作证候分析。

109. 谢某,男,63岁。2个月前患高热、口渴等症,经过治疗好转。1周来病人感到两目干涩,视物昏花,腰膝酸软,头晕,口燥咽干,盗汗,舌红,少苔,脉细数。请写出主诉、八纲辨证结论、脏腑辨证结论,并作证候分析。

110. 汪某,女,52岁。素体偏瘦。2周前因烦劳太过,出现头晕目眩,耳鸣,两胁不适,腰膝酸软,口燥咽干,五心烦热,舌红,少苔,脉细数。请写出主诉、八纲辨证结论、脏腑辨证结论,并作证候分析。

111. 贺某,男,54 岁。患慢性腹泻 3 年,时作时止。1 周前因劳倦,腹泻又作,便质清冷,且较前有所加重,并见腰腹冷痛,畏冷肢凉,面色㿠白,舌淡胖,苔白滑,脉沉迟无力。

 附:参考答案

一、选择题

(一) A 型题

1. C	2. D	3. C	4. A	5. B
6. E	7. D	8. D	9. B	10. D
11. D	12. B	13. A	14. D	15. D
16. A	17. C	18. A	19. C	20. D
21. D	22. B	23. D	24. E	25. C
26. C	27. A	28. E	29. C	30. A
31. A	32. B	33. D	34. B	35. D
36. E	37. E	38. B	39. A	40. D
41. E	42. A	43. E	44. E	45. C
46. D	47. A	48. E	49. A	50. E
51. B	52. B	53. B	54. B	55. B
56. E	57. A	58. B	59. A	60. A
61. C	62. E	63. D	64. E	65. C
66. B	67. C	68. D	69. A	70. A
71. A	72. A	73. E	74. D	75. D
76. C	77. B	78. C	79. E	80. A
81. C	82. B	83. B	84. C	85. B
86. D	87. E	88. B	89. C	90. B
91. A	92. C	93. D	94. E	95. A
96. E	97. C	98. C	99. B	100. C
101. B	102. D	103. C	104. E	105. C

106. B	107. C	108. C	109. D	110. C
111. C	112. D	113. A	114. D	115. B
116. C	117. E	118. D	119. E	120. D
121. B	122. B	123. C	124. D	125. E
126. D	127. C	128. C	129. B	130. B
131. E	132. B	133. A	134. A	135. D
136. C	137. B	138. C	139. E	140. C
141. D				

(二) B 型题

1. D	2. C	3. A	4. B	5. C
6. D	7. C	8. A	9. A	10. C
11. C	12. B	13. A	14. A	15. D
16. E	17. A	18. C	19. E	20. A
21. D	22. C	23. E	24. A	25. A
26. C	27. B	28. D	29. B	30. D
31. C	32. D	33. E	34. A	35. D
36. E	37. C	38. A	39. B	40. A
41. C	42. D	43. A	44. D	45. E
46. E	47. D	48. A	49. B	50. E
51. C	52. D	53. E	54. A	55. D
56. A	57. C	58. E	59. B	60. A
61. E	62. B	63. A	64. B	65. D
66. E	67. C	68. A	69. D	70. B
71. C	72. B	73. C	74. E	75. E
76. A	77. B	78. D	79. C	80. C
81. A	82. E	83. B	84. C	85. A
86. B	87. C	88. A		

(三) C 型题

1. C	2. A	3. A	4. C	5. C
6. C	7. A	8. A	9. C	10. B
11. C	12. B	13. D	14. A	15. A
16. C	17. C	18. C	19. C	20. D

21. B	22. C	23. C	24. C	25. A
26. B	27. C	28. D	29. B	30. A
31. B	32. C	33. A	34. C	35. C
36. D	37. A	38. C	39. C	40. D
41. C	42. C	43. D	44. A	45. D
46. D	47. C	48. C	49. B	50. D
51. A	52. C	53. C	54. B	55. A
56. A	57. C	58. A	59. C	60. D
61. C	62. D	63. A	64. A	65. C
66. A	67. C	68. C	69. B	70. B
71. C	72. C	73. A		

(四) X 型题

1. ABCD	2. ACD	3. ABCDE	4. ABD
5. ACE	6. ABCD	7. ABD	8. ABCE
9. ABCE	10. ABCD	11. AC	12. ABE
13. ABCE	14. ABCDE	15. ABCE	16. ABCDE
17. ABCDE	18. BCD	19. ABDE	20. ABCD
21. ABCD	22. BD	23. ABCDE	24. ABCDE
25. ABCE	26. ABCE	27. ACDE	28. CD
29. BCDE	30. ABCDE	31. ABE	32. BCDE
33. BD	34. ABDE	35. ABCDE	36. ABCDE
37. ABD	38. ABCDE	39. ABDE	40. ACE
41. BCD	42. ABC	43. ABDE	44. ACDE
45. ABCD	46. ABE	47. ABC	48. ABCD
49. ABDE	50. ABE	51. ABCE	52. ABCE
53. ABD	54. ABCE	55. ABCD	56. ABC
57. CD	58. ADE	59. BCDE	60. ABCE
61. ACDE			

二、填空题

1. 瘀阻心脉证　痰阻心脉证　寒凝心脉证　气滞心脉证
2. 心气虚证
3. 头痛　头晕　瘀血症状

4. 心悸怔忡　心胸憋闷　阳虚症状
5. 心阴虚证
6. 发热　咳喘　痰多黄稠
7. 新病势急　咳喘气粗　鼻翼扇动　火热症状
8. 饮停胸胁证
9. 风水相搏证
10. 慢性出血　气血两虚证
11. 脘腹重坠　内脏下垂　气虚
12. 运化　升清　脾不统血　清阳不升
13. 气虚
14. 身重　便溏
15. 发热　身重
16. 面目发黄色鲜明
17. 肝气郁结证
18. 少腹　前阴　巅顶冷痛
19. 情志抑郁
20. 肝气郁结证
21. 高热　神昏　抽搐
22. 眩晕　手足震颤　蠕动
23. 肝火炽盛证
24. 肝阴虚证
25. 麻木　拘急不利　震颤　眴动
26. 寒滞肝脉证
27. 生长发育迟缓　早衰　生育功能低下
28. 虚　实
29. 小便频急　灼涩疼痛　湿热
30. 心悸　咳嗽气喘
31. 胃脘灼痛　消谷善饥　实火症状
32. 脘腹痞胀疼痛　呕泻酸馊腐臭
33. 发热　大便秘结　腹满硬痛
34. 大便燥结　排便困难　津亏症状
35. 腹痛　暴泻如水　下痢脓血　大便黄稠秽臭　湿热

症状

36. 久泻久痢　水肿　腰腹冷痛　虚寒症状
37. 久病咳喘　呼多吸少　动则尤甚　气虚症状
38. 心悸　水肿　虚寒症状

三、名词解释

1. 指血液亏虚，心神失于濡养，以心悸、失眠、多梦及血虚症状为主要表现的虚弱证候。

2. 指火热痰浊交结，扰闭心神，以狂躁、神昏及痰热症状为主要表现的证候。

3. 指瘀血、痰浊、阴寒、气滞等因素阻痹心脉，以心悸怔忡、胸闷、心痛为主要表现的证候。

4. 指心阳衰极，阳气欲脱，以心悸胸痛、冷汗、肢厥、脉微为主要表现的危重证候。

5. 指火热内炽，扰乱心神，迫血妄行，上扰口舌，热邪下移，以发热、心烦、吐衄、舌赤生疮、尿赤涩灼痛等为主要表现的实热证候。

6. 指风邪外袭，肺卫失宣，水湿泛溢肌肤，以突起头面浮肿及卫表症状为主要表现的证候。

7. 指水饮停于胸腔，阻碍气机，以胸廓饱满、胸胁胀闷或痛等为主要表现的证候。

8. 指火热炽盛，壅积于肺，肺失清肃，以咳喘气粗、鼻翼扇动等为主要表现的实热证候。

9. 指寒饮或痰浊停聚于肺，肺失宣降，以咳喘、痰白量多易咯等为主要表现的证候。

10. 指肺气虚弱，呼吸无力，卫外不固，以咳嗽无力、气短而喘、自汗等为主要表现的虚弱证候。

11. 指脾气不足，运化失职，以食少、腹胀、便溏及气虚症状为主要表现的虚弱证候。

12. 指脾气虚弱，中气下陷，以脘腹重坠、内脏下垂及气虚症状为主要表现的证候。又称脾（中）气下陷证。

13. 指脾阳虚衰，失于温运，阴寒内生，以食少、腹胀腹痛、便溏等为主要表现的虚寒证候。又称脾虚寒证。

14. 指脾气虚弱，不能统摄血行，以各种慢性出血为主要表现的虚弱证候。又称脾（气）不摄血证。

15. 指寒湿内盛，困阻脾阳，脾失温运，以纳呆、腹胀、便溏、身重等为主要表现的寒湿证候。又称湿困脾阳证，寒湿中阻证，太阴寒湿证。

16. 湿热内蕴，脾失健运，以腹胀、纳呆发热、身重、便溏不爽等为主要表现的湿热证候。又称中焦湿热证，脾经湿热证。

17. 指血液亏损，肝失濡养，以眩晕、视力减退、月经量少、肢麻手颤等及血虚症状为主要表现的虚弱证候。

18. 指肝阳亢扰于上，肝肾阴亏于下，以眩晕耳鸣、头目胀痛、面红、烦躁、腰膝酸软等为主要表现的证候。

19. 泛指因风阳、火热、阴血亏虚等所致，以肢体抽搐、眩晕、震颤等为主要表现的证候。

20. 指寒邪侵袭，凝滞肝脉，以肝经部位冷痛为主要表现的证候。

21. 指肝失疏泄，气机郁滞，以情志抑郁、胸胁或少腹胀痛等为主要表现的证候。又名肝气郁结证，简称肝郁证。

22. 指阴液亏损，肝失濡润，虚热内扰，以头晕、目涩、胁痛、烦热等为主要表现的证候。

23. 指肝血亏虚，虚风内动，以眩晕，肢体震颤、麻木瘙痒、关节拘急、肌肉𥆧动等及血虚症状为主要表现的证候。

24. 指肾阳亏虚，机体失却温煦，以腰膝酸冷、性欲减退、夜尿多为主要表现的虚寒证候。

25. 指肾阴亏损，失于滋养，虚热内扰，以腰酸而痛、遗精、经少、头晕耳鸣等为主要表现的虚热证候。

26. 指湿热侵袭，蕴结膀胱，以小便频急、灼涩疼痛及湿热症状为主要表现的证候。

27. 指胃气虚弱，胃失和降，以胃脘隐痛或痞胀、喜按、食少等为主要表现的虚弱证候。

28. 指阳气不足，胃失温煦，以胃脘冷痛、喜温喜按，畏冷肢凉等为主要表现的虚寒证候。

29. 指阴液亏虚，胃失濡润、和降，以胃脘嘈杂，饥不欲食，脘腹痞胀、灼痛等为主要表现的虚热证候。

30. 指寒邪侵袭胃肠，阻滞气机，以胃脘、腹部冷痛，痛势急剧等为主要表现的实寒证候。

31. 指心肺两脏气虚，以咳喘、心悸、胸闷等为主要表现的虚弱证候。

32. 指脾肺两脏气虚，以咳嗽、气喘、咳痰、食少、腹胀、便溏等为主要表现的虚弱证候。

33. 指肺肾气虚，摄纳无权，以久病咳喘、呼多吸少、动则尤甚等为主要表现的虚弱证候。又名肾不纳气证。

34. 指肝火炽盛，上逆犯肺，肺失肃降，以胸胁灼痛、急躁、咳嗽痰黄或咯血等为主要表现的实热证候。

四、简答题

1. 以心悸、失眠、多梦与血虚症状共见为辨证要点。
2. 以心悸、神疲与气虚症状共见为辨证要点。
3. 以神志抑郁、错乱、痴呆、昏迷与痰浊症状共见为辨证要点。
4. 发热，口渴，心烦，失眠，便秘，尿黄，面红，舌尖红绛，苔黄，脉数有力。甚或口舌生疮、溃烂疼痛；或见小便短赤、灼热涩痛；或见吐血、衄血；或见狂躁谵语、神识不清。
5. 咳嗽，痰多、色白、质稠或清稀、易咯，胸闷，气喘，或喉间有哮鸣声，恶寒，肢冷，舌质淡，苔白腻或白滑，脉弦或滑。
6. 本人证以干咳、痰少难咯、潮热、盗汗等为辨证要点。
7. 干咳无痰，或痰少而黏、不易咯出，甚则胸痛，痰中带血，或见鼻衄，口、唇、鼻、咽、皮肤干燥，尿少，大便干结，舌苔薄而干燥少津。或微有发热恶风寒，无汗或少汗，脉浮数或浮紧。以干咳痰少、鼻咽口舌干燥等为辨证要点。
8. 不欲食，纳少，脘腹胀满，食后胀甚，或饥时饱胀，大便溏稀；兼有肢体倦怠，神疲乏力，少气懒言等气虚症状；形体消瘦或肥胖、浮肿，面色淡黄或萎黄，舌淡苔白，脉缓或弱。
9. 脘腹胀闷，纳呆，恶心欲呕，口中黏腻，渴不多饮，便溏不爽，小便短黄，肢体困重，或身热不扬，汗出热不解，或见面目发黄色鲜明，或皮肤发痒，舌质红，苔黄腻，脉濡数或滑数。

10. 本证以食少、腹胀腹痛、便溏与虚寒症状共见为辨证要点。

11. 脾的病变主要以运化、升清功能失职，致使水谷、水液不运，消化功能减退，水湿潴留，化源不足，以及脾不统血，清阳不升为主要病理改变。临床以腹胀腹痛、不欲饮食而纳少、便溏、浮肿、困重、内脏下垂、慢性出血等为脾病的常见症状。

12. 脾病虚证以脾气虚为基本病机，多由于饮食、劳倦、思虑过度所伤，或由于病后失调所致。实证多由于饮食不节，或外感湿热、寒湿之邪，或失治、误治所致。

13. 手足震颤、蠕动，或肢体抽搐，眩晕耳鸣，口燥咽干，形体消瘦，五心烦热，潮热颧红，舌红少津，脉弦细数。

14. 眩晕欲仆，头摇而痛，肢体震颤，言语謇涩，手足麻木，步履不正。或突然昏倒，不省人事，口眼㖞斜，半身不遂，舌强不语，喉中痰鸣。舌红苔腻，脉弦有力或弦细。

15. 以头痛、烦躁、耳鸣、胁痛等与火热症状共见为辨证要点。

16. 情志抑郁，善太息，胸胁、少腹胀满疼痛，走窜不定。或咽部异物感，或颈部瘿瘤、或胁下肿块。妇女可见乳房作胀疼痛，月经不调，痛经。舌苔薄白，脉弦。病情轻重与情绪变化的关系密切。

肝郁气滞证日久可导致以下诸病证：①肝火炽盛证；②肝胃不和证；③肝脾不调证；④痰气郁结证，如梅核气、瘿瘤等；⑤肝郁血瘀证，如癥积等。

17. 高热，抽搐，颈项强直，两目上视，角弓反张，牙关紧闭，躁扰不宁或神志昏迷，舌红绛，苔黄燥，脉弦数或有力。

18. 既可见眩晕耳鸣，头目胀痛，面红目赤，急躁易怒，失眠多梦等"上盛"症状；亦可见头重脚轻，腰膝酸软等"下虚"症状；舌红少津，脉弦有力或弦细数。

19. 肝病实证多由于情志内伤，或寒邪、火邪、湿热等外感之邪侵犯肝及肝经所致。虚证多由于久病失养，或他脏病变所累，或失血，致使肝阴、肝血不足而致病。

20. 肾气亏虚，失于封藏、固摄，可表现为对小便、精液、经带、胎元等失于固摄。如膀胱失约，则小便频数清长，尿后余沥不尽，夜尿频多，遗尿，小便失禁；精关不固，精液外泄，则滑精、早泄；带脉失固，则带下清稀量多；冲任失固，则月经淋漓不尽；胎元不固，则胎动不安、滑胎、小产。

21. 肾精不足证主要表现为生长发育迟缓、早衰、生育功能低下等几个方面。如小儿生长发育迟缓，身体矮小，囟门迟闭，智力低下，骨骼痿软；男子精少不育，女子经闭不孕，性欲减退；成人早衰，腰膝酸软，耳鸣耳聋，发脱齿松，健忘恍惚，神情呆钝，两足痿软，动作迟缓，舌淡，脉弱。

22. 脘腹胀满疼痛、拒按，厌食，嗳腐吞酸，呕吐酸馊食物，吐后胀痛得减，或腹痛，肠鸣，矢气臭如败卵，泻下不爽，大便酸腐臭秽，舌苔厚腻，脉滑或沉实。

23. 胆怯易惊，惊悸不宁，失眠多梦，烦躁不安，胸胁闷胀，善太息，头晕目眩，口苦，呕恶，吐痰涎，舌淡红或红，苔白腻或黄滑，脉弦缓或弦数。

24. 胃脘、腹部冷痛，痛势暴急，遇寒加剧，得温则减，恶心呕吐，吐后痛缓，口淡不渴，或口泛清水，腹泻清稀，或腹胀便秘，面白或青，恶寒肢冷，舌苔白润，脉弦紧或沉紧。

25. 心悸心慌，多梦健忘，头晕目眩，视物模糊，肢体麻木、震颤，女子月经量少色淡，甚则经闭，面白无华，爪甲不荣，舌质淡白，脉细。

26. 身目发黄，胁肋胀痛，或胁下有痞块，纳呆，厌油腻，泛恶欲呕，腹胀，大便不调，小便短赤，发热或寒热往来，口苦口干，舌红，苔黄腻，脉弦滑数。或为阴部潮湿、瘙痒、湿疹，阴器肿痛，带下黄稠臭秽等。

五、问答题

1. 三者均可见心悸、胸闷、气短等心的功能减退的表现。但心气虚证则侧重在疲乏、面色淡白，舌淡苔白，脉虚等气虚方面；心阳虚证则在心气虚证的基础上，有畏冷肢凉之寒象表现，尚可有面唇青紫，舌淡胖或紫暗，苔白滑等寒凝血瘀及水湿不化等表现；心阳虚脱证常在心阳虚证的基础上，突见冷汗淋漓，四肢厥冷，面色苍白，呼吸微弱，或心胸剧痛，神志模糊或昏迷，脉微欲绝等表现。

2. 两者均可见心悸、失眠、多梦等心神失养的表现，但心血虚证常有面色淡白或萎黄，唇、舌色淡，脉细无力等血虚表现，心阴虚证常有心烦，口燥咽干，形体消瘦，或见手足心热，潮热盗汗，两颧潮红，舌红少苔，脉细数等阴虚表现。

3. 心脉痹阻证以心悸怔忡，心胸憋闷疼痛，痛引肩背内臂，时作时止为辨证要点。

若疼痛或以刺痛为主，舌质晦暗或有青紫斑点，脉细、涩、结、代者，为瘀阻心脉证；若以心胸憋闷为主，体胖痰多，身重困倦，舌苔白腻，脉沉滑或沉涩者，为痰阻心脉证；若以遇寒痛剧为主，得温痛减，畏寒肢冷，舌淡苔白，脉沉迟或沉紧者，为寒凝心脉证；若以胀痛为主，与情志变化有关，喜太息，舌淡红，脉弦者，气滞心脉证。

4. 痰蒙心神证与痰火扰神证，均为病位在心，神志异常的病变，临床可见神昏等症。但两证在病因病机和临床表现都不尽相同。

痰蒙心神证是痰浊蒙蔽心神，以神志抑郁、错乱、痴呆、昏迷为主要表现，兼见表情淡漠，喃喃独语，举止失常，喉有痰声，面色晦暗，胸闷，呕恶，舌苔白腻，脉滑，无热证表现。痰火扰神证是痰火扰闭心神，以狂躁、神昏为主要表现，兼见发热，口渴，胸闷，气粗，咯吐黄痰，喉间痰鸣，心烦，失眠，面赤，舌质红，苔黄腻，脉滑数，既有痰浊，又有火热表现。

5. 二者均可见心烦、失眠等症，但心火亢盛证病性属实证，尚可见发热，口渴，便秘，尿黄，面红，舌尖红绛，苔黄，脉数有力；甚或口舌生疮、溃烂疼痛；或见小便短赤、灼热涩痛；或见吐血、衄血；或见狂躁谵语、神识不清等。心阴虚证病性属虚证，可见形体消瘦，或见手足心热，潮热盗汗，两颧潮红，舌红少苔乏津。

6. 风寒犯肺证与风寒束表证均由外感寒邪所致，均可见咳嗽、恶寒、发热等症。但风寒犯肺证以咳嗽及咯稀白痰为主，微有恶寒发热，鼻塞，流清涕，喉痒，或见身痛无汗，舌苔薄白，脉浮紧，表证证候较轻；而风寒束表证则以表证证候为主，咳嗽症状较轻。

7. 三者病位均在肺，可见咳嗽，痰黄，气喘等。但风热犯肺证多因风热外袭，肺卫失宣而成，可见咳嗽，痰少而黄，气喘，鼻塞，流浊涕，咽喉肿痛，发热，微恶风寒，口微渴，舌尖红，苔薄黄，脉浮数，以咳嗽，痰少色黄与风热表证共见为辨证依据；肺热炽盛证多因风热，或风寒之邪入里，热蕴于肺所致，可见发热，口渴，咳嗽，气粗而喘，甚则鼻翼扇动，鼻息灼热，胸痛，或有咽喉红肿疼痛，小便短黄，大便秘结，舌红苔黄，脉洪数，以发热、咳喘气粗、鼻翼扇动，但热无（或少）痰为辨证依据；痰热壅肺证多因肺热灼津成痰，或宿痰化热，痰热互结，壅阻于肺所致，可见咳嗽，咳痰黄稠而量多，胸闷，气喘息粗，甚则鼻翼扇动，喉中痰鸣，或咳吐脓血腥臭痰，胸痛，发热口渴，烦躁不安，小便短黄，大便秘结，舌红苔黄腻，脉滑数，以发热、咳喘、痰多黄稠等痰热俱盛为辨证依据。

8. 燥邪犯肺证与肺阴虚证均有干咳、痰少难咯的表现，但燥邪犯肺证多因时处秋令，或感受燥邪，伤津及肺所致，临床可见干咳无痰，或痰少而黏、不易咯出，甚则胸痛，痰中带血，或见鼻衄，口、唇、鼻、咽、皮肤干燥，尿少，大便干结，舌苔薄而干燥少津。或微有发热恶风寒，无汗或少汗，脉浮数或浮紧等，属外感新病，兼有表证，干燥症状突出，虚热之象不明显；肺阴虚证多因燥热伤肺，或痨虫蚀肺，或久病咳喘等，渐致肺阴亏虚而成，临床可见干咳无痰，或痰少而黏、不易咯出，或痰中带血，声音嘶哑，口燥咽干，形体消瘦，五心烦热，潮热盗汗，两颧潮红，舌红少苔乏津，脉细数等，属内伤久病，无表证，虚热内扰之症明显。

9. 二者均为脾失健运，湿邪内蕴，共见脘痞纳呆，呕恶便溏，头身困重等症。不同的是前者属于湿热，可见渴不多饮，身热起伏，大便不爽，小便短黄，黄色鲜明如橘，苔黄腻，脉濡数；后者属寒湿，口淡不渴，大便溏薄，黄色晦暗如烟熏，苔白腻，脉濡缓。

10. 二者均有纳少、腹胀、便溏等脾病证候以及神疲乏力等气虚证表现。但脾气虚证以运化失常，水谷不化，水湿不运，脏腑功能减退为主。脾阳虚证则常是脾气虚证进一步发展的结果，除能见到脾气虚证的所有表现外，尚可见腹痛绵绵，喜温喜按，畏寒怕冷，四肢不温，面白少华或虚浮，口淡不渴，肢体浮肿，小便短少，或白带清稀量多，舌质淡胖或有齿痕，舌苔白滑，脉沉细无力等"阳虚则寒"的症状。

11. 脾气虚证、脾虚气陷证、脾不统血证三者均以脾气亏虚，运化功能减退为病理基础，故均有纳呆、腹胀、便溏、神疲乏力、舌淡、脉弱等脾气虚的共有症状。脾虚气陷证是由于脾气亏虚而致升举无力，反而下陷所表现的证候，故见脘腹坠胀、肛门重坠、内脏下垂等中气下陷的特征性症状，或见便意频频，久泄不止，甚则脱肛、小便如米泔等症状；脾不统血证是由于脾气亏虚而致统摄无权，故有便血、尿血、吐血、衄血、紫斑，妇女月经过多、崩漏等证候。

12. 寒湿之邪易伤阳气，寒湿困脾日久可使脾阳受损而形成脾阳虚之证；脾阳虚证因其阳虚运化失健，可致寒湿内生，亦可转化或招致寒湿困脾。

寒湿困脾证是寒湿内盛，中阳受困而表现的证候，脾阳虚证是脾阳虚衰，阴寒内盛所表现的证候，二者均可见到腹部胀痛，纳少便溏，或肢体浮肿等症。但寒湿困脾证系寒湿内侵，脾气被遏，运化失司所致，以实寒为主，不仅有寒的表现，而且有湿的表现，临床可见脘腹胀闷或腹痛，但其腹痛必不喜按，口腻纳呆，泛恶欲呕，口淡不渴，便溏，头身困重，或小便短少，肢体肿胀，或身目发黄，面色晦暗不泽，或妇女白带量多，舌体淡胖，舌苔白滑或白腻，脉濡缓；而脾阳虚证是脾脏阳气虚衰，运化失健，阳虚阴盛，寒从中生，导致寒湿内阻，以虚寒为主，不仅有寒的表现，而且有虚的表现，临床可见食少，腹胀，腹痛绵绵，喜温喜按，畏寒怕冷，四肢不温，面白少华或虚浮，口淡不渴，大便稀溏，甚至完谷不化，或肢体浮肿，小便短少，或白带清稀量多，舌质淡胖或有齿痕，舌苔白滑，脉沉迟无力。

13. 共同症状：头晕眼花，两目干涩，视力减退等。

不同症状：肝血虚证属血虚，无热象，常见肢体麻木，关节拘急，手足震颤，肌肉瞤动，爪甲不荣，面白无华，或妇女月经量少、色淡，甚则闭经，舌淡，脉细等症。肝阴虚证属阴虚，虚热表现明显，常见胁肋隐隐灼痛，两颧潮红，或手足蠕动，口咽干燥，五心烦热，潮热盗汗，舌红少苔，脉弦细数等症。

14. 肝风内动证常分为四个证型：肝阳化风、热极生风、血虚生风、阴虚动风。肝风内动四证的成因、病理各异，故临床表现有别。肝阳化风证病人多有肝阳上亢病史，以眩晕、肢麻震颤、头胀头痛为主症，甚至突然昏仆、口眼㖞斜、半身不遂，属阳亢阴虚，为上盛下虚、本虚标实证；热极生风证为火热炽盛所致，病势急而重，表现为壮热、神昏、抽搐，属实证；阴虚动风证多见于热病后期或内伤阴虚，表现为手足震颤蠕动，及潮热颧红、舌红少津等虚热证候，属虚证；血虚生风证多见于慢性久病，血虚失养，表现为眩晕、肢体震颤麻木、肌肉瞤动、皮肤瘙痒与面白舌淡等血虚症状共见，属虚证。

15. 肝火炽盛证纯属火热过剩之实证，多由于火热之邪侵扰或气郁化火所致，以发热口渴、便干尿黄、舌红脉数等实热证为主要表现。肝阳上亢证为肝阳太过，阳亢阴耗，上盛下虚的虚实夹杂证，以眩晕、面赤、烦躁、头重脚轻、腰膝酸软等为辨证依据。肝阴虚证属于虚热证，为肝之阴液亏损，目、筋和经络失去濡养，虚热内扰所表现的虚弱证候，多由五志化火，或温热病后，耗损肝阴，或因肾阴亏虚，水不涵木，或湿热侵犯肝经，久则耗伤肝阴所致，以头晕、目涩、胁痛等与虚热症状共见为辨证依据。

三证在病理上有因果联系。临床上当情志不遂或火热之邪内侵等均可导致肝郁化火，肝火炽盛日久，劫耗伤阴可以导致肝阴虚证，此时病性由实转虚。而肝阴耗伤太过，无以制约肝阳，可进一步导致阳亢于上，气血上逆之上实下虚之证。

16. 肝阳上亢证以肝阳升发太过，血随气逆，亢扰于上，上盛下虚为其基本病理变化，故以眩晕耳鸣、头目胀痛、面红目赤、急躁易怒、腰膝酸软、头重脚轻等为主症；肝阳化风证为肝阳上亢的进一步发展，故除肝阳上亢证的病情进一步加重外，还有动风的表现，如眩晕欲仆、头摇、肢体震颤、手足麻木、步履不正，甚或突然昏倒、不省人事、口眼㖞斜、半身不遂。

17. 肝阴虚证以头晕、目涩、胁痛等头目胁络失养症状与全身阴虚内热表现共见为辨证的主要依据；阴虚动风证可以认为是肝阴虚证的一种特殊表现，以眩晕、手足震颤蠕动等肝筋失于濡养而动风的症状为主，兼见肝阴虚证候。

18. 相同症状：腰膝酸软、头晕耳鸣、发脱齿松等。

不同症状：肾阴虚证有阴虚内热的表现，可见男子阳强易举、遗精、早泄，女子经少或经闭、崩漏，口咽干燥，形体消瘦，五心烦热，潮热盗汗，两颧潮红，小便短黄，舌红少苔，脉细数。肾精不足证主要为生长发育迟缓，早衰，生育功能低下，无虚热表现，可见小儿身体矮小，囟门迟闭，智力低下，骨骼痿软等；男子精少不育，女子经闭不孕，性欲减退；成人早衰，腰膝酸软，耳鸣耳聋，发脱齿松，健忘恍惚，神情呆钝，两足痿软，动作迟缓，舌淡，脉弱。

19. 相同症状：均属胃的热证，可见脘痛，口渴，便秘，脉数等症。

不同症状：胃阴虚证为虚热，临床可见胃脘嘈杂，饥不欲食，或隐隐灼痛，干呕，呃逆，口燥咽干，大便干结，小便短少，舌红少苔，脉细数。胃热炽盛证为实热，临床可见胃脘灼痛、拒按，渴喜冷饮，或消谷善饥，或口臭，牙龈肿痛溃烂，齿衄，小便短黄，大便秘结，舌红苔黄，脉滑数。

20. 二者均可见腹部胀满疼痛，便秘，口干等，但在病因病机、临床表现方面有诸多不同。

肠热腑实证多因邪热炽盛，肠中干燥，燥屎内结而成，属于实热证，临床可见高热，或日晡潮热，口渴，汗多，脐腹胀满硬痛、拒按，大便秘结，或热结旁流，大便恶臭，小便短黄，甚则神昏谵语、狂乱，舌质红，苔黄厚而燥，或焦黑起刺，脉沉数（或迟）有力。

肠燥津亏证多因素体阴亏，或年老体弱，或温热病后期等，阴液耗伤，肠道失濡所致，属于虚证，临床可见大便干燥如羊屎，艰涩难下，数日一行，腹胀作痛，口干，或口臭，或头晕，或可于左少腹触及包块，舌红少津，苔黄燥，脉细涩。

21. 湿热蕴脾证与肠道湿热证均属湿热为病，可见发热、口渴、尿黄、舌红、苔黄腻、脉滑数等症。但前者病在脾胃，除有腹胀，纳呆，呕恶，便溏等胃肠症状外，并有身热不扬，汗出热不解，肢体困重，口腻，或有黄疸、肤痒等症状；后者病位以肠道为主，腹痛腹胀，下痢脓血，里急后重，或暴泻如水，或腹泻不爽、粪质黄稠秽臭，肛门灼热等为突出表现。

22. 心火下移证与膀胱湿热证均可见小便频急，灼热涩痛，色赤等症。但前者系心移热于小肠，灼伤津液所致，常有心烦，失眠，口舌生疮，舌尖红绛，苔黄，脉数有力。后者为湿热蕴结膀胱，气化不利所致，常有腰部、小腹胀痛，发热，口渴，舌红，苔黄腻，脉滑数或濡数。

23. 相同症状：均有肺气虚的表现，如咳嗽，咳痰，气短，气喘，声低懒言，神疲乏力，舌淡苔白，脉弱等。

不同症状：心肺气虚证指心肺两脏气虚，故有胸闷，心悸，动则尤甚，自汗，或唇舌淡紫，脉结代等心气虚表现。脾肺气虚证指脾肺两脏气虚，故有食欲缺乏，食少，腹胀，便溏，下肢微肿，舌苔白滑等脾气虚表现。肺肾气虚证指肺肾气虚，摄纳无权，又名肾不纳气证，则兼有呼多吸少、腰酸耳鸣、尿随咳出等肾失摄纳的证候。

24. 心肾不交证是指因心肾水火既济失调所反映的心肾阴虚阳亢证候。临床可见心烦，心悸，失眠多梦，健忘，头晕，耳鸣，腰酸梦遗，五心烦热，潮热盗汗，颧红，咽干口燥，舌红少苔，脉细数。以惊悸失眠，多梦遗精，腰膝酸软，伴阴虚内热之象为审证要点。

心肾不交证、心阴虚证、肾阴虚证，三者均有咽干口燥，五心烦热，潮热盗汗，颧红，舌红少苔，脉细数等阴虚内热表现，但心肾不交证既有心阴虚表现，又有肾阴虚表现；心阴虚证有心烦，心悸，失眠，多梦等症，而无肾阴虚表现；肾阴虚证有腰膝酸软，耳鸣，齿松，发脱，男子阳强易举、遗精、早泄，女子经少或经闭、崩漏等症，而无心阴虚的表现。

25. 心脾两虚证是指以脾气亏虚，心血不足为特征的虚弱证候。临床可见心悸怔忡，多梦，健忘，头晕，食欲缺乏，腹胀，便溏，神疲乏力，或见皮下紫斑，女子月经量少色淡、淋漓不尽，面色萎黄，舌淡嫩，脉弱。

心脾两虚证与心肝血虚证，均有心血不足，心神失养，而见心悸，失眠多梦等症，但前者兼有脾虚失运，血不归经的表现，常见食少，腹胀，便溏，慢性失血等症；后者兼有肝血不足，失于充养的表现，常见眩晕，肢麻，视力减退，经少等症。

26. 心肾阳虚证与脾肾阳虚证，均有畏冷肢冷，舌淡胖，苔白滑，脉沉弱等虚寒证候，且有腰膝酸冷，小便不利，浮肿等肾阳亏虚，水湿内停的表现。但前者并有心悸怔忡，胸闷，气喘，面唇紫暗等心阳不足，血行不畅的表现；后者则久泄久痢，完谷不化等脾阳亏虚，运化无权的症状比较突出。

27. 肺肾阴虚证与肝肾阴虚证，二者均有腰膝酸软，耳鸣，遗精等肾阴虚表现，又有口燥咽干，五心烦热，颧红，舌红少苔，脉细数等阴虚内热表现。但肺肾阴虚证兼肺阴亏损，肺失清肃，故有干咳、痰少难咯等表现；肝肾阴虚证兼肝阴虚损，失于滋养，常见胁痛，目涩，眩晕等症。

28. 肝胃不和证与肝郁脾虚证，均系情志失调，肝气郁结，横犯中焦所致，均有情志抑郁，胸胁胀满疼痛，善太息等表现。但肝胃不和证兼胃失和降，常有胃脘胀痛，嗳气，呃逆等症；肝郁脾虚证兼脾失健运，常有食少，腹胀，便溏等症。

六、病案分析题

1. 主诉：心悸15日，加重2日。

八纲辨证结果：里证，虚证，阴证。

脏腑辨证结果：心血虚证。

证候分析：血液亏虚，心失濡养，心动失常，故心悸；血虚不能充盈心脉，心失所养，故胸闷；血虚心神失养，神不守舍，则见失眠、多梦；血虚不能上荣于头、面，故见头晕眼花、面色淡白无华，舌淡苔白；血少脉道失充，故脉细无力。

2. 主诉：失眠、多梦10日。

八纲辨证结果：里证，虚证，阴证。

脏腑辨证结果：心血虚证。

证候分析：血液亏虚，心神失养；血虚心神失养，神不守舍，则见失眠、多梦；血虚不能上荣于头、面，故见头晕目眩、面色淡白，舌淡苔白；血少脉道失充，故脉细无力。

3. 主诉：心烦失眠1周。

八纲辨证结果：里证，虚证，热证，阳证。

脏腑辨证结果：心阴虚证。

证候分析：阴液亏损，心神失养，虚火扰神，神不守舍，则见心烦失眠。阴虚失润，不能制阳，故口燥咽干。午后潮热，盗汗，舌红少苔，脉细数等均为阴虚内热之象。

4. 主诉：心烦、心悸、失眠1日。

八纲辨证结果：里证，虚证，热证，阳证。

脏腑辨证结果：心阴虚证。

证候分析：阴液亏少，心失濡养，心动失常，故见心悸；心神失养，虚火扰神，神不守舍，则见心烦不宁、失眠；阴虚津亏则便干溲黄；潮热，颧红，舌红少苔，脉细数等，均为阴虚内热之象。

5. 主诉：心烦、失眠5日。

八纲辨证结果：里证，虚证，热证，阳证。

脏腑辨证结果：心阴虚证。

证候分析：心阴亏损，心神失养，虚火扰神，神不守舍而心烦不宁、失眠；阴虚津亏则便干溲黄；五心烦热，舌红少苔，脉细数等，均为阴虚内热之象。

6. 主诉：心悸、胸闷1个月。

八纲辨证结果：里证，虚证，阴证。

脏腑辨证结果：心气虚证。

证候分析：心气虚弱，鼓动无力，故见心悸、胸闷；功能活动衰减，故气短、神疲；动则气耗，故活动劳累后诸症加剧；气虚运血无力，气血不足，血失充荣，故面色萎黄、舌淡、苔白、脉弱。

7. 主诉：心悸9日。

八纲辨证结果：里证，虚证，阴证。

脏腑辨证结果：心气虚证。

证候分析：心气虚弱，鼓动无力，故见心悸、胸闷；功能活动衰减，故气短、神疲；气虚运血无力，气血不足，不能充养头面、周身，故舌淡、脉虚；动则气耗，故活动劳累后诸症加剧。

8. 主诉：胸闷、心悸半年，胸痛2日。

八纲辨证结果：里证，虚证，寒证，阴证。

脏腑辨证结果：心阳虚证。

证候分析：心阳虚衰，鼓动、温运无力，心动失常，则见心悸；宗气衰少，胸阳不展，故心胸憋闷，气短；气虚则神疲乏力；温运血行无力，心脉痹阻不通，则见心胸疼痛；温运乏力，血脉失充，寒凝而血行不畅，故面唇青紫，舌质淡暗，脉弱。

9. 主诉：胸痛、心悸2个月。

八纲辨证结果：里证，虚证，寒证，阴证。

脏腑辨证结果：心阳虚证。

证候分析：心阳虚衰，鼓动、温运无力，心动失常，故见心悸。温运血行无力，心脉痹阻不通，则见胸痛；心阳虚弱，宗气衰少故气短；阳失温煦而阴寒内生，故见手足发凉；温运乏力，寒凝而血行不畅，故舌色稍暗；阳虚卫外不固，则可见自汗；舌质淡胖，苔白滑，为阳虚寒盛，水湿不化之象。

10. 主诉：心胸剧痛半小时。

八纲辨证结果：里证，虚证，寒证，阴证。

脏腑辨证结果：心阳暴脱证。

证候分析：心阳衰极，阳气欲脱，寒凝血瘀心脉，则心胸剧痛，口唇发青；心阳衰亡，不能外固，则冷汗淋漓，不能温煦四肢，故手足厥冷；宗气外泄，不能助肺司呼吸，故呼吸微弱；阳气外脱，脉道失充，故面色苍白无华；脉微欲绝，为阳气外亡之征。

11. 主诉：心烦、失眠3日。

八纲辨证结果：里证，实证，热证，阳证。

脏腑辨证结果：心火炽盛证。

证候分析：心火内炽，扰乱心神，则心烦，失眠；火邪伤津，故口干口苦，便秘，尿黄；火热炎上，则舌尖红；火热内炽，气血运行加速，则苔薄黄、脉数有力。

12. 主诉：口舌生疮、溃烂疼痛2日。

八纲辨证结果：里证，实证，热证，阳证。

脏腑辨证结果：心火上炎证。

证候分析：心火炽盛，火热炎上，心开窍于口，故口舌生疮、溃烂疼痛；火邪伤津，故口渴，便秘，尿黄；气血运行加速，则脉数有力。

13. 主诉：心烦、失眠7日，小便灼热涩痛2日。

八纲辨证结果：里证，实证，热证，阳证。

脏腑辨证结果：心火下移证。

证候分析：火热内炽，扰乱心神，则见心烦，失眠；心移热于小肠，灼伤津液，以致尿少色赤而排尿灼热涩痛；邪热伤津，则大便偏干，口干口渴；热盛气血运行加速，则脉数有力。

14. 主诉：心胸憋闷疼痛6日，加重1日。

八纲辨证结果：里证，虚实夹杂证，阴证。

脏腑辨证结果：痰阻心脉证。

证候分析：心阳不振，运血无力，痰浊痹阻心脉，故心胸憋闷疼痛；手少阴心经之脉横出腋下，循肩背、内臂后缘，故痛引肩背内臂；体胖痰多，身重困倦，苔白腻，脉沉滑或沉涩等，为痰浊内盛的症状。

15. 主诉：左胸憋闷刺痛半年余。

八纲辨证结果：里证，虚实夹杂证，阴证。

脏腑辨证结果：瘀阻心脉证。

证候分析：心阳不振，失于温运，则瘀血内阻，心脏搏动失常，故见心悸；心脉阻滞不通，故心胸憋闷刺痛；手少阴心经之脉横出腋下，循肩背、内臂后缘，故痛引肩背内臂；舌质紫暗，边有瘀斑，脉结代等，为瘀血内阻的症状。

16. 主诉：胸闷、心悸5年，心胸憋闷疼痛半年。

八纲辨证结果：里证，虚实夹杂证，寒证，阴证。

脏腑辨证结果：心阳虚证，寒凝心脉证。

证候分析：心阳不振，失于温运，心脏搏动失常，故见心悸；阳气不宣，血行无力，心脉阻滞不通，故心胸憋闷疼痛；手少阴心经之脉横出腋下，循肩背、内臂后缘，故痛引肩背内臂；寒凝心脉，故胸痛遇寒加剧，得温痛减；劳则耗气，故劳累加剧，休息缓解；畏寒肢冷，舌淡苔白，脉沉迟等，为寒邪内盛的症状。

17. 主诉：心胸憋闷冷痛1个月。

八纲辨证结果：里证，虚实夹杂证，寒证，阴证。

脏腑辨证结果：寒凝心脉证。

证候分析：正气先虚，心阳不振，运血无力，阴寒邪气痹阻心脉，心脉阻滞不通，故见心悸、心胸憋闷冷痛；手少阴心经之脉横出腋下，循肩背、内臂后缘，故痛引肩背内臂；畏寒肢冷，舌淡苔白，脉沉紧等，为寒邪内盛的症状。

18. 主诉：胸部胀痛10日。

八纲辨证结果：里证，虚实夹杂实证，阴证。

脏腑辨证结果：气滞心脉证。

证候分析：气机郁滞，心脉痹阻，故心悸，心胸憋闷胀痛；手少阴心经之脉横出腋下，循肩背、内臂后缘，故痛引肩背内臂；气机郁滞随情绪变化加重减轻，故胀痛时作时止；胁胀，善太息，脉弦等，为气机郁滞的症状。

19. 主诉：神情呆滞2个月。

八纲辨证结果：里证，实证，阴证。

脏腑辨证结果：痰蒙心神证。

证候分析：痰浊上蒙心神，神明失司，故见神情痴呆；情志不遂，肝失疏泄，气郁痰凝，痰气互结，蒙蔽神明，则见神情抑郁、淡漠痴呆，懒言少动或独语；气机郁滞，胃气失和，故纳食减少；舌淡苔白腻，脉滑，均为痰浊内盛之征。

20. 主诉：狂躁妄动，胡言乱语半年。

八纲辨证结果：里证，实证，热证，阳证。

脏腑辨证结果：痰火扰神证。

证候分析：痰火内盛，闭扰心神，则神志狂乱而见少寐，胡言乱语，哭笑无常，狂躁妄动；里热蒸腾上炎，则见发热，面红；邪热伤津，则口渴；邪热内炽，胃气失和，胆气上溢，则口苦不饥；舌红，苔黄腻，脉滑数，均为痰火内盛之象。

21. 主诉：头痛反复发作30年。

八纲辨证结果：里证，实证，阴证。

脏腑辨证结果：瘀阻脑络证。

证候分析：瘀血阻滞脑络，不通则痛，故头痛持续、痛如针刺、痛处固定；脑络不通，气血不得正常流布，脑失所养，则头晕不已；面色晦暗，舌质紫暗，脉细涩等，为瘀血内阻之征。

22. 主诉：头痛1年。

八纲辨证结果：里证，实证，阴证。

脏腑辨证结果：瘀阻脑络证。

证候分析：外伤严重，脑神受损，则昏不知人；瘀血阻滞脑络，不通则痛，故头痛持续、痛如锥刺、痛处固定；瘀血不祛，新血不生，心神失养，故有健忘、心悸等症；血虚不能充养头面，故面色无华；面色晦暗，舌有瘀斑瘀点，脉细涩等，为瘀血内阻之征。

23. 主诉：咳嗽反复发作3年。

八纲辨证结果：里证，虚证，阴证。

脏腑辨证结果：肺气虚证。

证候分析：肺气亏虚，宣降失常，气逆于上，故咳嗽无力；肺气虚，津液不能布散，聚而为痰，故咳痰清稀；肺气不足，宗气亏少，则声低懒言；肺气亏虚，防御、固摄功能失司，腠理失固，故自汗、畏风、易于感冒；疲乏无力、面色淡白，舌淡苔白，脉弱，均为气虚之象。

24. 主诉：反复咳嗽伴潮热、盗汗3年，加重20日。

八纲辨证结果：里证，虚证，热证，阳证。

脏腑辨证结果：肺阴虚证。

证候分析：肺阴不足，或虚火灼肺，以致肺热叶焦，失于清肃，气逆于上，故痰少而黏、难以咯出；阴虚阳无所制，虚热内炽，故见午后潮热；热扰营阴则盗汗；阴液不足，失于滋养，则口燥咽干；舌红少苔，脉细数，为阴虚内热之象。

25. 主诉：咳嗽伴咳痰2日。

八纲辨证结果：表里同病，实证，寒证。

脏腑辨证结果：风寒犯肺证。

证候分析：风寒袭肺，肺卫失宣，肺气上逆，则为咳嗽；肺津不布，聚成痰饮，随肺气逆于上，故咳痰色白质稀量少；肺气失宣，鼻咽不利，则鼻塞、流清涕；风寒袭表，卫阳被遏，故见恶寒；寒性收引，腠理闭塞，故见无汗；舌苔薄白，脉浮紧，为感受风寒之征。

26. 主诉：咳嗽、咳痰2日。

八纲辨证结果：表里同病，实证，热证。

脏腑辨证结果：风热犯肺证。

证候分析：风热袭肺，肺失清肃，肺气上逆，故咳嗽；风热熏蒸，津气敷布失常，故咯少量黄痰；鼻窍不利，津液为热邪所灼，故鼻塞流浊涕；风热上扰，咽喉不利，故咽喉肿痛；风热袭表，卫气抗邪，阳气浮郁于表，肌表失于温煦，故发热恶寒；舌尖红，苔薄黄，脉浮数，为风热袭表犯肺之征。

27. 主诉：干咳少痰3日。

八纲辨证结果：表证，实证，热证，阳证。

脏腑辨证结果：温燥犯肺证。

证候分析：温燥犯肺，肺津耗损，肺失滋润，清肃失职而干咳、痰黄量少而黏；燥邪犯肺，故咳声响亮；咳甚损伤血络，而见胸痛；燥邪伤津，清窍、皮肤失于滋润，则为鼻、咽干燥；肠道失润，则大便干燥，津伤液亏，则小便短少；温燥之邪首犯肺卫，则脉浮数。

28. 主诉：干咳痰少3日。

八纲辨证结果：表证，实证，寒证。

脏腑辨证结果：凉燥犯肺证。

证候分析：凉燥犯肺，肺津耗损，肺失滋润，清肃失职而干咳、痰少色白而黏；燥邪犯肺，故咳声清脆响亮；燥邪伤津，清窍、皮肤失于滋润，则为口、咽、皮肤干燥，苔薄而干燥少津；肠道失润，则大便干燥，津伤液亏，则小便短少；凉燥之邪首犯卫表，则脉浮紧。

29. 主诉：咳喘伴高热10日。

八纲辨证结果：里证，实证，热证，阳证。

脏腑辨证结果：肺热炽盛证。

证候分析：火热炽盛，壅积于肺，肺失清肃，气逆于上，则咳嗽，气喘；里热蒸腾，向外升散，则发热较甚；里热炽盛，邪热郁于胸中，阻碍气机而胸痛，甚则鼻翼扇动，气粗息灼；肺热上熏于咽喉，气血壅滞，故咽喉红肿疼痛；热盛伤津，大便秘结，小便短黄；舌红苔黄，脉洪数，为邪热内盛之征。

30. 主诉：高热，咳喘伴咳痰 2 日。

八纲辨证结果：里证，实证，热证，阳证。

脏腑辨证结果：痰热壅肺证。

证候分析：肺热炽盛，灼伤肺津，炼液成痰，痰热互结，肺失清肃，气逆上冲，故咳嗽气喘；若痰热阻滞肺络，气滞血壅，肉腐血败，则见咳吐脓血腥臭痰；壅塞肺气，则胸闷胸痛；里热炽盛，蒸达于外，故见高热；热扰心神，灼伤津伤，则烦渴，小便黄赤，大便秘结；舌红苔黄腻，脉滑数，为典型的痰热内盛之征。

31. 主诉：咳嗽、气喘反复发作 4 年，近 5 日加重。

八纲辨证结果：里证，实证，寒证，阴证。

脏腑辨证结果：寒痰阻肺证。

证候分析：寒痰阻肺，肺失宣降，肺气上逆，则咳嗽，呼吸喘促；寒饮停肺，肺气上逆，则痰色白、质黏稠、量多易咯；寒痰湿浊停聚于肺，肺失肃降，故咳声重浊紧闷；痰浊或寒饮凝闭于肺，肺气不利，故胸部满闷；寒性凝滞，阳郁不能外达，四肢失于温煦，故四肢不温；舌淡，苔白腻，脉弦滑，为寒饮痰浊内停之象。

32. 主诉：腹部坠胀 3 年。

八纲辨证结果：里证，虚证，阴证。

脏腑辨证结果：脾虚气陷证。

证候分析：由于产后失于调护，损伤脾气，而致脾气虚衰，中气下陷，内脏失于举托，故脘腹重坠作胀；脾气虚弱，健运失职，故食少，便溏；化源亏乏，气血津液不能输布全身，脏腑功能减退，故见气短懒言，神疲乏力；气血不能上荣于面，则面白无华；劳则气耗，脾气愈虚，故体力活动后诸证加重；舌淡白，脉缓为脾气虚弱之征。

33. 主诉：腹泻 1 个月余。

八纲辨证结果：里证，虚证，阴证。

脏腑辨证结果：脾虚气陷证。

证候分析：脾气虚衰，中气下陷，内脏失于举托，故便意频数，肛门重坠，久泄不止；脾虚清阳不升，头目失养，故头晕目眩；久泻伤津，故消瘦，目眶凹陷；化源亏乏，气血津液不能输布全身，脏腑功能减退，故见气短懒言，神疲乏力，舌淡白，脉弱无力。

34. **主诉**：食少、腹胀2个月。

八纲辨证结果：里证，虚证，阴证。

脏腑辨证结果：脾气虚证。

证候分析：脾气虚弱，健运失职，输精、散精无力，水湿不运，故见食少，脘腹胀满；脾虚化源不足，不能充达肢体、肌肉，故肢体倦怠，形体消瘦；气血不能上荣于面，故面色萎黄；气血化生不足，脏腑功能衰退，故神疲乏力，少气懒言；劳则气耗，脾气愈虚，故活动后诸证加重；舌淡苔白，脉弱，也为脾气虚弱之征。

35. **主诉**：白带清稀量多半年。

八纲辨证结果：里证，虚证，寒证，阴证。

脏腑辨证结果：脾阳虚证。

证候分析：脾气虚弱，健运失职，水湿不运，水湿伤及带脉，带脉失约，则为白带清稀量多；脾阳虚衰，运化失权，则为纳呆腹胀；温煦失职，故畏寒怕冷，四肢不温；水气上泛，故舌质淡胖；神疲乏力，少气懒言，肢体倦怠，脉弱等为脾气虚之症状。

36. **主诉**：腹部胀痛1个月。

八纲辨证结果：里证，虚证，寒证，阴证。

脏腑辨证结果：脾阳虚证。

证候分析：脾阳虚衰，运化失权，则为纳呆腹胀，大便稀溏，甚至完谷不化；阳虚失运，寒从内生，寒凝气滞，故脘腹冷痛，喜温喜按；阳虚温煦失职，故畏寒怕冷；气血不荣，水气上泛，故面白无华；舌质淡胖、边有齿痕，苔白滑；脉沉迟无力，为阳虚失运所致。

37. **主诉**：反复发作下肢浮肿半年。

八纲辨证结果：里证，虚证，寒证，阴证。

脏腑辨证结果：脾阳虚证。

证候分析：脾阳虚衰，运化失权，水湿不化，泛溢肌肤，则为肢体浮肿、按之凹陷不起，皮色正常，小便短少；阳虚运化失权，大便稀溏；阳虚失运，寒从内生，寒凝气滞，故脘腹隐痛、冷痛，喜温喜按；阳虚温煦失职，故畏寒怕冷，四肢不温；阳虚气血不荣，水气上泛，故舌质淡胖、边有齿痕，苔白滑；脉沉迟无力，为阳虚失运所致。

38. 主诉：皮肤紫斑7日。

八纲辨证结果：里证，虚证，阴证。

脏腑辨证结果：脾不统血证。

证候分析：脾气虚衰，统血无权，血溢脉外，血从肌肤外渗所致紫斑；脾弱运化失职，化源亏少，气血不足，故见面色萎黄，神疲乏力；脾气虚弱，运化失职，故食少便溏；舌淡苔白，脉细无力为脾气虚弱，气血两虚之象。

39. 主诉：月经量多半年。

八纲辨证结果：里证，虚证，阴证。

脏腑辨证结果：脾不统血证。

证候分析：脾气虚衰，以致运血乏力，统血无权，冲任不固，则月经量多，周期延长，淋漓不尽；气血不足故色淡，质清稀；运化失职，故食少便溏；化源亏少，气血不足，头面失于滋养，功能衰减，故见面色萎黄，神疲乏力；舌淡苔白，脉细无力，为脾气虚弱，气血两虚之象。

40. 主诉：纳呆、便溏6日。

八纲辨证结果：里证，实证，寒证，阴证。

脏腑辨证结果：寒湿困脾证。

证候分析：寒湿内盛，脾阳受困，运化失职，水湿内停，脾气郁滞，则脘腹痞胀；脾失健运，影响胃失和降，胃气上逆，故时时欲呕；脾失健运，湿滞气机，则口腻，纳呆；水湿泛溢肢体，遏郁清阳，则头昏沉、周身困重；脾阳虚水湿不运，泛溢肌肤，可见肢体肿胀，小便短少；舌体胖大，苔白滑腻，脉濡缓，均为寒湿内盛之象。

41. 主诉：白带量多1个月。

八纲辨证结果：里证，实证，寒证，阴证。

脏腑辨证结果：寒湿困脾证。

证候分析：寒湿内盛，脾阳受困，寒湿下注，损伤带脉，带脉失约，则见白带量多、质稀、腹部下坠感；水湿下渗大肠，则大便稀溏；水湿不运，则见小便短少；口淡不渴，舌体胖，苔白滑腻，脉濡缓，均为寒湿内盛之象。

42. 主诉：目黄、身黄、小便黄半个月。

八纲辨证结果：里证，实证，热证，阳证。

脏腑辨证结果：湿热蕴脾证。

证候分析：本案病人饮食不节，以致酿成湿热，内蕴脾胃，熏蒸肝胆，疏泄失权，胆汁不循常道而泛溢肌肤而致面目发黄、色鲜明；湿热阻滞中焦，纳运失健，升降失常，气机阻滞，则脘腹痞闷，纳呆食少；湿热蕴脾，上蒸于口，则口中黏腻，渴不多饮；湿热下注，阻碍气机，大肠传导失司，则便溏而不爽；湿泛肌肤，阻碍经气，气化不利，则为肢体困重；湿热之邪黏滞缠绵，郁蒸于内，故身热、汗出热不解；舌质红，苔黄腻，脉滑数，均为湿热内蕴之征。

43. 主诉：脘腹胀闷、食欲减退1个月。

八纲辨证结果：里证，实证，热证，阳证。

脏腑辨证结果：湿热蕴脾证。

证候分析：本案病人由于外感湿热之邪，而致湿热中阻，湿郁化热，且纳运失健，升降失常，气机阻滞而见脘腹痞闷，纳呆食少；湿热蕴脾，上蒸于口，则口中黏腻，渴不多饮；湿热交结，热蒸于内，湿泛肌肤，阻碍经气，气化不利，则为肢体困重；舌质红，苔黄腻，脉濡数，均为湿热内蕴之征。

44. 主诉：视力减退半年。

八纲辨证结果：里证，虚证，阴证。

脏腑辨证结果：肝血虚证。

证候分析：肝血不足，头目所养，故头晕目眩、视力减退；肝在体为筋，爪甲为筋之余，筋失血养，则肢体麻木，肌肉𬇙动，爪甲不荣；血虚不能上荣头面，故面白无华；舌淡，脉细弱为血虚之象。

45. 主诉：手足颤动，关节拘急1年。

八纲辨证结果：里证，虚证，阴证。

脏腑辨证结果：血虚动风证。

证候分析：肝在体为筋，爪甲为筋之余，肝血不足，筋失血养，则肢体震颤，关节拘急，爪甲不荣；肝血不足，不能上荣头面，故头晕，目眩，面白无华；舌淡，脉弦细，为血虚动风之象。

46. 主诉：闭经7个月。

八纲辨证结果：里证，虚证，阴证。

脏腑辨证结果：肝血虚证。

证候分析：本案病人由于术后营血亏虚，导致肝血不足，冲任失养，血海空虚而闭经；肝开窍于目，肝血不足，目失所养，故视力减退；肝在体为筋，爪甲为筋之余，筋失血养，则肢体一过性麻木，偶有轻微针刺样痛，肌肉𥆧动，指甲干瘪无光泽；血虚不能上荣头面，故面白无华，头晕；舌淡，脉虚细无力，为血虚之象。

47. 主诉：两目干涩1个月。

八纲辨证结果：里证，虚证，热证，阳证。

脏腑辨证结果：肝阴虚证。

证候分析：肝阴不足，头目失濡，故头晕，两目干涩；肝络失养，虚火内灼，疏泄失职，故胁肋隐隐灼痛；虚火上炎，故面部阵阵烘热，两颧潮红；阴虚不能制阳，虚热内蒸，故烦热；阴液不能上承，则口干咽燥；舌红苔少干燥少津，脉弦细数，为肝阴不足，虚热内炽之征。

48. 主诉：手足蠕动1年。

八纲辨证结果：里证，虚证，热证，阳证。

脏腑辨证结果：阴虚动风证。

证候分析：肝阴不足筋脉失滋，筋膜挛急则见手足蠕动；阴虚不能上滋，头目失濡，故头晕，眼花，两目干涩，视力减退；阴虚不能制阳，虚热内蒸，故五心烦热；阴虚内热，迫津外泄，则为盗汗；舌红少津，脉弦细数，为肝阴不足，虚热内炽之征。

49. 主诉：神情抑郁2年。

八纲辨证结果：里证，实证，阴证。

脏腑辨证结果：肝郁气滞证。

证候分析：本案病人由于情志不遂，使肝气郁结，失于疏泄、条达，气机郁滞，经气不利，故胸胁胀满窜痛，情志抑郁寡欢，善太息，随情绪变化而时轻时重；苔白，脉弦，为肝气郁滞之象。

50. 主诉：月经不调，伴经行腹痛1年。

八纲辨证结果：里证，实证，阴证。

脏腑辨证结果：肝郁气滞证。

证候分析：肝郁气滞，血行不畅，气血失和，冲任失调，故痛经，量少，月经不调；肝气郁滞，经气不利，故胸胁胀满窜痛，情志抑郁寡欢，善太息，随情绪变化而时轻时重；苔白，脉弦，为肝气郁滞之象。

51. 主诉：头晕胀痛8年。

八纲辨证结果：里证，实证，热证，阳证。

脏腑辨证结果：肝火炽盛证。

证候分析：肝火炽盛，循经上攻头目，气血壅滞，故头晕胀痛欲裂；肝藏魂，心藏神，热扰神魂，则心神不宁，魂不守舍，而见急躁易怒，失眠，噩梦纷纭；肝热移胆，循胆经上冲于耳，故见耳鸣如潮；肝火夹胆气上溢，则口苦；火邪灼津，津液不能上乘，故口干；热邪伤津，则大便秘结，小便短黄；舌红苔黄，脉弦数，均为肝经实火内炽之象。

52. 主诉：失眠多梦3年。

八纲辨证结果：里证，实证，热证，阳证。

脏腑辨证结果：肝火炽盛证。

证候分析：肝藏魂，心藏神，肝火内炽，热扰神魂，则见急躁易怒，失眠，噩梦纷纭；肝气郁结，气郁化火，肝火内炽，热灼气阻，则胁肋灼痛；肝火夹胆气上溢，则口苦；火邪灼津，津液不能上乘，故口干；火邪灼津，故口渴，大便秘结，小便短黄；舌红苔黄，脉弦数有力，均为肝经实火内炽之象。

53. 主诉：鼻衄2日。

八纲辨证结果：里证，实证，热证，阳证。

脏腑辨证结果：肝火炽盛证。

证候分析：情志不遂，肝郁化火，热盛迫血妄行，则见鼻衄；肝火炽盛，循经上攻头目，气血壅滞脉络，故头晕胀痛，面红目赤；肝藏魂，心藏神，热扰神魂，而见急躁易怒；火邪灼津，故口渴，小便短黄；舌红苔黄，脉弦数，为肝经实火内炽之象。

54. 主诉：头晕胀痛反复发作5年。

八纲辨证结果：里证，虚实夹杂证，热证，阳证。

脏腑辨证结果：肝阳上亢证。

证候分析：肝阳升发太过，血随气逆，冲扰于头面，则头目胀痛，眩晕耳鸣；肝阳亢于上，则肾阴亏于下，上盛而下虚，阴不制阳，则头重脚轻；肝肾阴亏，筋骨失养，则腰膝酸软无力；舌红苔黄少津，脉弦细数，为肝阳亢盛，肝肾阴亏之征。

55. 主诉：头重脚轻，步履不稳1周。

八纲辨证结果：里证，虚实夹杂证，热证，阳证。

脏腑辨证结果：肝阳上亢证。

证候分析：肝阳亢于上，肾阴亏于下，上盛而下虚，阴不制阳，则头重脚轻，步履不稳；肝阳升发太过，血随气逆，冲扰于头，则头目胀痛，眩晕耳鸣；亢阳扰动神魂，则失眠多梦；肝肾阴亏，筋骨失养，则腰膝酸软；舌红少苔，脉弦细数，为肝阳亢盛，肝肾阴亏之征。

56. 主诉：右侧肢体活动障碍，口眼㖞斜2个月。

八纲辨证结果：里证，虚实夹杂证，热证，阳证。

脏腑辨证结果：肝阳上亢证。

证候分析：肝肾阴亏，阴不制阳，气血逆乱，痰瘀阻滞经络，经气不利，则见口眼㖞斜，半身不遂；肝肾阴虚，腰失所养则腰膝酸软；阳升发太过，血随气逆，冲扰于头，则头目胀痛；气血上冲于面，血络充盈，则面红；舌红，脉弦细有力，为阴虚阳亢之征。

57. 主诉：眩晕，肢麻震颤1个月。

八纲辨证结果：里证，虚实夹杂证，热证，阳证。

脏腑辨证结果：肝阳化风证。

证候分析：肝阳上亢，阴不制阳，阳亢化风，则经常头晕欲仆，步态不稳；气血壅滞络脉，则头胀头痛，面赤；风动筋脉挛急，阴亏筋脉失养，则肢体震颤，手足麻木；舌红苔黄，脉弦细有力，为肝阳亢盛，肝肾阴亏之征。

58. **主诉**：手足蠕动3个月。

八纲辨证结果：里证，虚证，热证，阳证。

脏腑辨证结果：阴虚动风证。

证候分析：肝阴不足，筋脉失养，筋膜挛急，则见手足蠕动；阴虚不能上滋，故头晕，耳鸣；阴虚不能制阳，虚热内蒸，故五心烦热；阴液不能上承，则口干咽燥；舌红少津，脉弦细数，为肝阴不足，虚热内炽之征。

59. **主诉**：四肢震颤1个月。

八纲辨证结果：里证，虚证，阴证。

脏腑辨证结果：血虚生风证。

证候分析：肝在体为筋，爪甲为筋之余，营血亏虚，肝血不足，筋失血养，则爪甲不荣，肢体震颤；肝血不足，不能上荣头面，故头晕，目眩，面白；肢体失养，则见肢体麻木；舌淡，脉细弱，为血虚之象。

60. **主诉**：少腹冷痛12日。

八纲辨证结果：里证，寒证，实证，阴证。

脏腑辨证结果：寒滞肝脉证。

证候分析：足厥阴肝经绕阴器，循少腹，上巅顶，寒凝肝经，阳气被遏，失于温煦，少腹部肝经气血运行不畅，经脉收引挛急，故见少腹牵引阴器收缩痛或坠胀冷痛；寒为阴邪，阻遏阳气而失布，则见恶寒肢冷；寒凝气血，故疼痛遇寒加剧，得热痛减；舌淡，苔白润，脉弦紧，均为寒盛之象。

61. **主诉**：巅顶冷痛2个月。

八纲辨证结果：里证，寒证，实证，阴证。

脏腑辨证结果：寒滞肝脉证。

证候分析：足厥阴肝经绕阴器，循少腹，上巅顶，寒性收引、凝滞，寒袭肝经，阳气被遏，失于温煦，气血运行不畅，经脉收引挛急，故见巅顶、少腹冷痛；寒为阴邪，阻遏阳气而失布，则见四肢不温；寒凝气血，故疼痛遇寒加剧，得热痛减；舌淡，苔白润，脉沉紧，均为寒盛之象。

62. 主诉：不孕3年。

八纲辨证结果：里证，虚证，寒证，阴证。

脏腑辨证结果：肾阳虚证。

证候分析：肾阳虚，命门火衰，温煦失职，故宫寒不孕；腰为肾之府，肾阳虚衰，不能温暖腰膝，故见腰膝酸冷、疼痛；肾居下焦，肾阳失于温煦，故畏冷肢凉，下肢尤甚；阳虚阴盛，气血运行不畅，则面色黧黑无光泽；肾阳虚，气化失职，肾气不固，故小便频数清长，夜尿频多；舌淡苔白，脉沉细无力，为肾阳不足之象。

63. 主诉：双下肢水肿2个月。

八纲辨证结果：里证，虚实夹杂证，寒证，阴证。

脏腑辨证结果：肾（阳）虚水泛证。

证候分析：为肾阳虚，气化无权，水湿泛溢肌肤，故肢体浮肿；肾居下焦，阳虚气化不行，水湿趋下，故腰以下肿甚，按之没指，按之凹陷不起，小便短少；阳虚温煦失职，故畏冷肢凉，腰膝酸冷；舌质淡胖，苔白滑，脉沉迟无力，为肾阳亏虚，水湿内停之征。

64. 主诉：下肢水肿3个月。

八纲辨证结果：里证，虚实夹杂证，寒证，阴证。

脏腑辨证结果：肾（阳）虚水泛证。

证候分析：肾阳不足，不能蒸腾气化，水湿内停，泛溢肌肤，故身体浮肿；肾居下焦，阳虚气化不行，水湿趋下，故下肢明显，按之没指，小便短少；水气凌心，抑遏心阳，则心悸；水寒射肺，肺失宣降，则气短；阳虚温煦失职，故畏冷肢凉，腰膝酸冷；舌质淡胖，苔白滑，脉沉迟无力，为肾阳亏虚，水湿内停之征。

65. 主诉：腰痛1年。

八纲辨证结果：里证，虚证，热证，阳证。

脏腑辨证结果：肾阴虚证。

证候分析：肾阴亏虚，腰脊失养，则腰膝酸软；阴虚精亏髓减，清窍失充，则头晕耳鸣；肾阴不足，失于滋润，则口燥咽干，形体消瘦；肾阴亏虚，女子则月经来源不足，冲任不充，故月经量少，质黏稠；虚火内扰，则五心烦热，潮热盗汗，小便短黄；舌红少苔、脉细数，为阴虚内热之象。

66. 主诉：耳鸣 6 年。

八纲辨证结果：里证，虚证，热证，阳证。

脏腑辨证结果：肾阴虚证。

证候分析：肾阴亏虚，阴虚精亏髓减，清窍失充，则头晕耳鸣，健忘；肾阴亏虚，腰膝失养，则腰膝酸软；虚火内扰，则潮热盗汗；小便短黄，舌红少苔，脉细数，为阴虚内热之象。

67. 主诉：婚后不育 3 年。

八纲辨证结果：里证，虚证，阴证。

脏腑辨证结果：肾精不足证。

证候分析：肾精不足，生殖无源，不能兴动阳事，生育功能低下，男子表现为精少不育；肾精亏损，无以充髓实脑，则健忘，神情衰疲；齿为骨之余，精亏不足，齿松；肾开窍于耳，脑为髓海，精少髓亏，则耳鸣耳聋；肾精不养腰府，则腰膝酸软。精亏骨失充养，则两足痿软，舌淡，脉弱，为虚弱之象。

68. 主诉：夜尿频多 9 个月。

八纲辨证结果：里证，虚证，阴证。

脏腑辨证结果：肾气不固证。

证候分析：肾气亏虚，固摄无权，膀胱失约，则夜尿频多；肾气亏虚，腰膝、脑神、耳窍失养，则腰膝酸软，耳鸣，神疲乏力；舌淡，苔白，脉弱，为肾气亏虚，失于充养所致。

69. 主诉：腰膝酸软 3 年。

八纲辨证结果：里证，虚证，阴证。

脏腑辨证结果：肾气不固证。

证候分析：肾气亏虚，胎气不固，以致胎动不安，滑胎、小产；肾气亏虚，腰膝、脑神失养，则腰膝酸软，神疲乏力；肾气亏虚，带脉失固，则带下清稀量多；舌淡，苔白，脉弱，为肾气亏虚，失于充养所致。

70. 主诉：胃脘痞胀不舒 3 个月。

八纲辨证结果：里证，虚证，阴证。

脏腑辨证结果：胃气虚证。

证候分析：胃气亏虚，受纳、腐熟功能减退，胃气失和，气滞中焦，则胃脘隐痛痞胀，不思饮食；胃气本虚，食后不负其消化之任，故食后胀甚；全身脏腑功能衰减，则气短懒言，神疲倦怠；舌质淡，苔薄白，脉弱，为气虚之象。

71. 主诉：胃脘隐隐冷痛2个月余。

八纲辨证结果：里证，虚证，寒证，阴证。

脏腑辨证结果：胃阳虚证。

证候分析：胃阳不足，虚寒内生，寒凝气机，故胃脘冷痛；性属虚寒，故其痛绵绵不已，得温均可使病情缓解；受纳腐熟功能减退，水谷不化，胃气上逆，则食欲缺乏，呕吐清水或夹不消化食物；阳虚气弱，全身失于温养，功能减退，则畏寒肢冷，体倦乏力；舌淡胖嫩，脉沉迟无力，为虚寒之象。

72. 主诉：反复呕吐半年。

八纲辨证结果：里证，虚证，寒证，阴证。

脏腑辨证结果：胃阳虚证。

证候分析：胃阳不足，虚寒内生，寒凝气机，故胃脘冷痛；性属虚寒，故其痛绵绵不已，时作时止，喜温喜按，食后、按压、得温均可使病情缓解；受纳腐熟功能减退，水谷不化，胃气上逆，则食少，呕吐清水或夹不消化食物；阳虚气弱，全身失于温养，功能减退，则畏寒肢冷，体倦乏力；阳虚内寒，津液未伤，则口淡不渴；舌淡胖嫩，脉沉迟无力，为虚寒之象。

73. 主诉：呃逆半月。

八纲辨证结果：里证，虚证，寒证，阴证。

脏腑辨证结果：胃阳虚证。

证候分析：胃阳虚，胃失和降，胃气上逆，则呃逆，阳虚气弱，则呃声低弱；全身失于温养，功能减退，则畏寒肢冷，体倦乏力；阳虚内寒，津液未伤，则口淡不渴；舌淡胖嫩，脉沉迟无力，为虚寒之象。

74. 主诉：胃脘嘈杂、隐痛2个月。

八纲辨证结果：里证，虚证，热证，阳证。

脏腑辨证结果：胃阴虚证。

证候分析：胃阴不足，虚热内生，热郁于胃，气失和降，则胃脘隐痛而有灼热感，嘈杂不舒；胃中虚热扰动，消食较快，而胃阴失滋，纳化迟滞，则饥不欲食；胃中虚热，浊气上冲，则口臭；胃阴亏虚，阴津不能上滋，则口燥咽干；不能下润肠道，则大便干结；小便短黄，舌红少苔，脉细数，为阴液亏少之征。

75. 主诉：牙龈肿痛2日。

八纲辨证结果：里证，实证，热证，阳证。

脏腑辨证结果：胃热炽盛证。

证候分析：胃火炽盛，胃经经脉络于龈，胃火循经上炎，气血壅滞，则牙龈红肿疼痛，色红灼热；热盛伤津，则口干口渴，小便短黄，大便秘结；舌红苔黄，脉滑数，为火热内盛之象。

76. 主诉：胃脘灼痛半个月。

八纲辨证结果：里证，实证，热证，阳证。

脏腑辨证结果：胃热炽盛证。

证候分析：火热之邪熏灼，壅塞胃气，阻滞不通，则胃脘灼痛而拒按；胃火炽盛，受纳腐熟功能亢进，则消谷善饥；胃火内盛，胃中浊气上冲，则口气秽臭；小便短黄，大便秘结；舌红苔黄，脉滑数，为火热内盛之象。

77. 主诉：脘腹痞胀3个月。

八纲辨证结果：里证，实证，寒证，阴证。

脏腑辨证结果：寒饮停胃证。

证候分析：寒饮停留中焦，气机阻滞，胃失和降，则脘腹痞胀，饮食减少；饮停于胃，胃气上逆，水饮随胃气上泛，则呕吐清水痰涎；饮邪内阻，清阳不升，则头晕目眩；饮为阴邪，津液未伤，则口淡不渴；苔白滑，脉沉弦，为水饮内停之征。

78. 主诉：脘腹部冷痛半日。

八纲辨证结果：里证，实证，寒证，阴证。

脏腑辨证结果：寒滞胃肠证。

证候分析：寒邪侵犯胃肠，凝滞气机，故脘腹冷痛，痛势急剧，腹胀肠鸣；寒邪得温则散，故疼痛得温则减；寒不伤津，故口淡不渴。寒邪阻遏，阳气不能外达，血行不畅，则恶寒肢冷面青；舌苔白润，脉弦紧，为阴寒内盛，凝阻气机之象。

79. 主诉：脘腹胀痛3日。

八纲辨证结果：里证，实证，阴证。

脏腑辨证结果：食滞胃肠证。

证候分析：暴饮暴食，食滞胃肠，气失和降，阻滞不通，则脘腹胀满疼痛而拒按；食积于内，腐熟不及，则拒于受纳，故厌食；胃中未消化之食物夹腐浊之气上逆，则嗳腐吞酸；腐败食物下注，则泻下之物酸腐秽臭；腐败食物阻滞肠道，肠道气机阻滞，故泻下不爽；胃肠秽浊之气上蒸，则舌苔厚腻；脉滑为食积之象。

80. 主诉：发热1周，大便秘结3日。

八纲辨证结果：里证，实证，热证，阳证。

脏腑辨证结果：肠热腑实证。

证候分析：里热炽盛，伤津耗液，肠道失润，邪热与肠中燥屎内结，故脐腹部胀满硬痛而拒按，大便秘结；里热熏蒸，迫津外泄，则高热，汗出口渴，小便短黄；实热内盛，故舌质红，苔黄厚而干燥，脉沉数有力。

81. 主诉：大便秘结5日。

八纲辨证结果：里证，虚证，热证，阳证。

脏腑辨证结果：肠燥津亏证。

证候分析：阴津不足，肠道失濡，大便失润，传导不行，则大便干燥秘结，坚硬如羊屎；腑气不通，秽浊不能下排而上逆，则口中出气秽臭；阴津亏损，不能上润，则口干，舌红少津；阴液不能充盈濡润脉道，则脉细。

82. 主诉：腹痛伴大便不畅2个月，加重4日。

八纲辨证结果：里证，实证，热证，阳证。

脏腑辨证结果：大肠湿热证。

证候分析：湿热之邪侵犯肠道，阻碍气机，气滞不通，则腹痛腹胀；火性急迫而湿性黏滞，肠道气机阻滞，则腹痛阵作而欲泻，却排便不爽，呈里急后重之象；肠道湿热不散，秽浊蕴结不泄，则粪质黄稠、秽臭，排便时肛门有灼热感；湿热蒸达于外，则身热；热邪伤津，泻下耗液，则尿短黄；舌质红，苔黄腻，脉滑数，为湿热内蕴之象。

83. 主诉：腹痛，下痢脓血5日。

八纲辨证结果：里证，实证，热证、阳证，阳证。

脏腑辨证结果：大肠湿热证。

证候分析：湿热之邪侵犯肠道，阻碍气机，气滞不通，则腹痛腹胀；湿热内蕴，损伤肠络，瘀热互结，则下痢脓血；火性急迫而湿性黏滞，肠道气机阻滞，则排便不爽；肠道湿热不散，秽浊蕴结不泄，则排便时肛门有灼热感；湿热蒸达于外，则身热；热邪伤津，泻下耗液，尿短黄。舌质红，苔黄腻，脉滑数，为湿热内蕴之象。

84. 主诉：小便频数短赤、灼热涩痛2日。

八纲辨证结果：里证，实证，热证，阳证。

脏腑辨证结果：膀胱湿热证。

证候分析：湿热郁蒸膀胱，气化不通，下迫尿道，故尿频数、短赤，小便灼热，排尿涩痛；膀胱湿热波及小腹，经气失调，则小腹胀满；发热，口渴，舌红，苔黄腻，脉濡数，为湿热内蕴之征。

85. 主诉：小便浑浊伴尿灼热感5日。

八纲辨证结果：里证，实证，热证，阳证。

脏腑辨证结果：膀胱湿热证。

证候分析：湿热郁蒸膀胱，气化不通，下迫尿道，故尿频数，小便灼热，排尿涩痛；膀胱湿热波及腰部，经气失调，则腰部胀痛；口渴，舌红，苔黄腻，脉滑数，为湿热内蕴之征。

86. 主诉：胆怯易惊、惊悸不宁3个月。

八纲辨证结果：里证，实证，热证，阳证。

脏腑辨证结果：胆郁痰扰证。

证候分析：痰浊内蕴，胆气不宁，失于决断，则胆怯易惊；痰热内扰心神，神不守舍，惊悸不宁，失眠，噩梦纷纭；胆气犯胃，胃失和降，则泛恶欲呕；热迫胆气上溢，则口干口苦；舌红，苔黄滑，脉弦数，则为痰热内蕴之征。

87. 主诉：腰膝酸软1个月，心烦失眠5日。

八纲辨证结果：里证，虚证，热证。

脏腑辨证结果：心肾不交证。

证候分析：肾阴亏损，水不济火，不能上养心阴，心火偏亢，扰动心神，则见心烦，失眠；腰膝失养，则腰膝酸软；肾阴亏虚，骨髓失充，脑髓失养，则头晕，耳鸣，健忘；阴虚阳亢，虚热内生，则口咽干燥，五心烦热，潮热，盗汗；舌红，少苔，脉细数，为阴虚火旺之征。

88. 主诉：失眠1周。

八纲辨证结果：里证，虚证，热证。

脏腑辨证结果：心肾不交证。

证候分析：肾阴亏损，水不济火，不能上养心阴，心火偏亢，扰动心神，则见失眠，心悸；腰膝失养，则腰膝酸软；虚火内炽，相火妄动，扰动精室，则梦遗；虚热内生，则口咽干燥，五心烦热；虚热伤津，则便结尿黄；舌红，少苔，脉细数，为阴虚火旺之征。

89. 主诉：下肢水肿1年，心悸3个月。

八纲辨证结果：里证，虚证，寒证，阴证。

脏腑辨证结果：心肾阳虚证。

证候分析：肾阳不振，蒸腾气化无权，水液内停，泛溢肌肤，则肢体浮肿，小便不利；肾阳虚不能温煦腰膝，则腰膝酸冷，不能温煦心阳，水气上犯凌心，以致心阳不振，心气鼓动乏力，则心悸、气喘；温运无力，血行不畅而瘀滞，则舌质淡紫；心肾阳虚，形体失于温养，则畏寒肢冷，神疲乏力；苔白滑，脉弱，为心肾阳虚，水湿内停之象。

90. 主诉：心悸8个月，下肢水肿2个月。

八纲辨证结果：里证，虚证，寒证，阴证。

脏腑辨证结果：心肾阳虚证。

证候分析：肾阳不振，蒸腾气化无权，水液内停，泛溢肌肤，则肢体浮肿，小便不利；肾阳虚，不能温煦腰膝，则腰膝酸冷，不能温煦心阳，水气上犯凌心，以致心阳不振，心气鼓动乏力，则心悸，胸闷气喘；温运无力，血行不畅而瘀滞，则唇甲青紫，舌质淡紫；心肾阳虚，形体失于温养，脏腑功能衰退，则畏寒肢冷，神疲乏力；苔白滑，脉弱，为心肾阳虚，水湿内停之象。

91. 主诉：气短而喘、心悸1个月。

八纲辨证结果：里证，虚证，阴证。

脏腑辨证结果：心肺气虚证。

证候分析：心气虚弱，鼓动无力，则见心悸；肺气虚弱，呼吸功能减弱，失于宣降，则为咳嗽，气短而喘；宗气亏虚，气滞胸中，则胸闷；肺气虚卫外不固，则自汗；动则耗气，加重气虚程度，故活动后诸症加剧；气虚脏腑功能活动减弱，则见神疲乏力，面色淡白，舌淡，脉弱。

92. 主诉：咳喘5年，心悸1周。

八纲辨证结果：里证，虚证，阴证。

脏腑辨证结果：心肺气虚证。

证候分析：心气虚弱，鼓动无力，则见心悸怔忡；肺气虚弱，呼吸功能减弱，失于宣降，则为咳喘；宗气亏虚，气滞胸中，则胸闷。动则耗气，加重气虚程度，故活动后诸症加剧；心肺气虚，运血无力，则唇舌淡紫；肺气虚，不能输布津液，水液停聚为痰，则痰液清稀；气虚脏腑功能活动减弱，则见神疲乏力，声低懒言，舌淡，脉弱。

93. 主诉：心悸怔忡，大便溏薄1个月。

八纲辨证结果：里证，虚证，阴证。

脏腑辨证结果：心脾两虚证。

证候分析：气血生化不足，心血不足，心失所养，则心悸怔忡，夜寐多梦，头晕；脾虚气弱，运化失职，水谷不化，故食欲缺乏，便溏；脾虚不能摄血，血不归经，则女子月经量少色淡、淋漓不尽；面白无华，神疲乏力，舌质淡嫩，脉细弱，均为气血亏虚之征。

94. 主诉：心悸怔忡，腹胀便溏2个月。

八纲辨证结果：里证，虚证，阴证。

脏腑辨证结果：心脾两虚证。

证候分析：脾虚气弱，运化失职，水谷不化，故食欲缺乏，腹胀，便溏；气血生化不足，心血不足，心失所养，心神不宁，则心悸怔忡，多梦，健忘；面色萎黄，倦怠乏力，舌质淡嫩，脉弱，均为气血亏虚之征。

95. 主诉：心悸不宁，肢体麻木1周。

八纲辨证结果：里证，虚证，阴证。

脏腑辨证结果：心肝血虚证。

证候分析：心血不足，心失所养，心神不宁，故见心悸；肝血不足，目失所养，则两目干涩；筋脉失于濡养，则肢体麻木；血虚头目失养，则头晕目眩，面白无华；舌、脉失充，则舌淡，苔白，脉细。

96. 主诉：右侧肢体麻木2个月，加重伴心悸1周。

八纲辨证结果：里证，虚证，阴证。

脏腑辨证结果：心肝血虚证。

证候分析：心血不足，心失所养，心神不宁，故见心悸，健忘，多梦；肝血不足，目失所养，则视物模糊；爪甲、筋脉失于濡养，则肢体麻木；血虚头目失养，则头晕目眩，面色萎黄；舌、脉失充，则舌淡白，脉细。

97. 主诉：纳呆便溏3个月，咳嗽2周。

八纲辨证结果：里证，虚证，阴证。

脏腑辨证结果：脾肺气虚证。

证候分析：肺气虚损，呼吸功能减弱，宣降失职，气逆于上，则咳嗽气短；肺虚不能输布水津，聚湿生痰，故咳痰清稀；脾气虚，运化失职，则食少、腹胀，便溏；气虚全身脏腑功能活动减退，故声低懒言，神疲乏力；气虚运血无力，周身失养，则面色萎黄；舌淡，苔白，脉弱，为气虚之征。

98. 主诉：咳喘5年，腹胀便溏2个月。

八纲辨证结果：里证，虚证，阴证。

脏腑辨证结果：脾肺气虚证。

证候分析：肺气虚损，呼吸功能减弱，宣降失职，气逆于上，则咳喘；肺气虚，不能输布水津，聚湿生痰，故咳痰清稀；脾气虚，运化失职，则食欲缺乏而食少，腹胀，便溏；脾虚不能运化水液，水气泛溢肌肤，则面部虚浮；气虚全身脏腑功能活动减退，神疲乏力；气虚运血无力，面部失养，则面白无华；舌淡，苔白滑，脉弱，为气虚之征。

99. 主诉：反复咳嗽，痰中带血2年，骨蒸潮热1周。

八纲辨证结果：里证，虚证，热证，阳证。

脏腑辨证结果：肺肾阴虚证。

证候分析：肺阴亏损，虚火扰动，肺失清肃，则干咳痰少，损伤血络，则痰中带血；肾阴不足，腰膝失于滋养，则腰膝酸软；肺肾阴亏，虚热内生，则口燥咽干，形体消瘦，骨蒸潮热，盗汗；舌红少苔，脉细数，为阴虚内热之象。

100. 主诉：咳嗽痰少，遗精1个月。

八纲辨证结果：里证，虚证，热证，阳证。

脏腑辨证结果：肺肾阴虚证。

证候分析：肺阴亏损，失于滋养，虚火扰动，肺失清肃，则咳嗽痰少；肾阴不足，腰膝失于滋养，则腰膝酸软；阴虚火旺，扰动精室，精关不固，则为遗精；肺肾阴亏，失于滋养，虚热内生，则口燥咽干，夜寐盗汗，舌红少苔，脉细数。

101. 主诉：咳嗽3年，胸胁灼痛1个月。

八纲辨证结果：里证，实证，热证，阳证。

脏腑辨证结果：肝火犯肺证。

证候分析：肝火炽盛，上逆犯肺，肺失清肃，肺气上逆，则咳嗽阵作；火热灼津，炼液成痰，则痰黄稠黏；肝火内郁，经气不畅，则胸胁灼痛，急躁易怒；热蒸胆气上逆，则口苦；口干，舌红，苔薄黄，脉弦数，为肝经实火内炽之征。

102. 主诉：胸胁灼痛，咳嗽阵作1周。

八纲辨证结果：里证，实证，热证，阳证。

脏腑辨证结果：肝火犯肺证。

证候分析：肝火炽盛，上逆犯肺，肺失清肃，肺气上逆，则咳嗽阵作；火热灼津，炼液成痰，则痰黄稠黏；肝火内郁，经气不畅，则胸胁灼痛，急躁易怒；肝火上扰，气血上逆，则头晕头胀；热蒸胆气上逆，则口苦，口干；邪热伤津，便干溲黄；舌红，苔薄黄，脉弦数，为肝经实火内炽之征。

103. 主诉：胁肋胀痛1个月。

八纲辨证结果：里证，实证，热证，阳证。

脏腑辨证结果：肝胆湿热证。

证候分析：湿热蕴阻，肝胆疏泄失职，气机不畅，则胁肋胀痛；湿热郁蒸，胆气上溢，则口苦；湿热内阻，脾胃升降、纳运失司，胃气上逆，则厌食恶油，泛呕欲呕，食欲缺乏，大便不爽；小便短赤，舌红，苔黄腻，脉弦滑数，均为湿热内蕴之象。

104. 主诉：胁肋胀痛1个月，伴身目黄染2日。

八纲辨证结果：里证，实证，热证，阳证。

脏腑辨证结果：肝胆湿热证。

证候分析：湿热内阻，胆汁不循常道，泛溢肌肤，则身目发黄、黄色鲜明；湿热郁蒸，胆气上溢，则口苦；湿热蕴阻，肝胆疏泄失职，气机不畅，则胁肋胀痛；湿热内阻，脾胃升降、纳运失司，胃气上逆，则厌食恶油，泛恶欲呕，腹部胀满，大便不调；口干，小便短赤，舌红，苔黄腻，脉弦滑数，均为湿热内蕴之象。

105. 主诉：阴部瘙痒1个月。

八纲辨证结果：里证，实证，热证，阳证。

脏腑辨证结果：肝经湿热证。

证候分析：肝经绕阴器，过少腹，肝经湿热循经下注，则可见阴部瘙痒、带下色黄秽臭；湿邪困阻四肢，故身倦乏力；湿热郁蒸，胆气上溢，则口苦；口干，舌红，苔黄腻，脉弦滑数，均为湿热内蕴之象。

106. 主诉：胁肋胀满疼痛半个月，胃脘胀痛1周。

八纲辨证结果：里证，实证，阴证。

脏腑辨证结果：肝胃不和证。

证候分析：情志不遂，肝失疏泄，肝气横逆犯胃，胃气郁滞，则胃脘、胸胁胀满疼痛，走窜不定；胃气上逆而见嗳气；肝失条达，情志失调，则精神抑郁，善太息；气郁化火，则舌红，苔薄黄，脉弦。

107. 主诉：胁肋胀痛，食少便溏3日。

八纲辨证结果：里证，虚证，阴证。

脏腑辨证结果：肝郁脾虚证。

证候分析：肝失疏泄，经气郁滞，则胸胁胀满窜痛；肝气郁滞，情志不畅，则精神抑郁、太息；肝气横逆犯脾，脾气虚弱，不能运化水谷，则食少腹胀；气滞湿阻，则肠鸣矢气，便溏不爽；舌淡，苔白，脉弦缓，为肝郁脾虚之征：

108. 主诉：腹痛、腹泻1周。

八纲辨证结果：里证，虚证，阴证。

脏腑辨证结果：肝郁脾虚证。

证候分析：肝气犯脾，气机郁滞，运化失常，故腹痛肠鸣则泻；便后气机得以条畅，则泻后腹痛暂得缓解；肝失疏泄，经气郁滞，则胸胁胀满窜痛；太息可引气舒展，气郁得散；肝气郁滞，情志不畅，则精神抑郁；肝气横逆犯脾，脾气虚弱，不能运化水谷，则食少腹胀；苔薄黄为肝郁化热之象。

109. 主诉：两目干涩，伴腰膝酸软1周。

八纲辨证结果：里证，虚证，热证，阳证。

脏腑辨证结果：肝肾阴虚证。

证候分析：肝阴虚，头目失养，则两目干涩，视物昏花；肝肾阴亏，水不涵木，肝阳上扰，则头晕；肝肾阴亏，不能上养清窍，濡养腰膝，则腰膝酸软；阴虚失润，虚热内炽，则口燥咽干，盗汗，舌红，少苔，脉细数。

110. 主诉：头晕目眩伴耳鸣2周。

八纲辨证结果：里证，虚证，热证，阳证。

脏腑辨证结果：肝肾阴虚证。

证候分析：肝肾阴亏，水不涵木，肝阳上扰，则头晕目眩；肝肾阴虚，肝络失滋，肝经经气不利，则胁部隐痛；肝肾阴亏，不能上养清窍，濡养腰膝，则耳鸣，腰膝酸软；阴虚失润，虚热内炽，则口燥咽干，五心烦热，舌红少苔，脉细数。

111. 主诉：反复腹泻3年，加重1周。

八纲辨证结果：里证，虚证，寒证，阴证。

脏腑辨证结果：脾肾阳虚证。

证候分析：脾肾阳虚，运化、吸收水谷精微及排泄二便功能失职，则见泄痢反复；阳虚不能腐熟水谷，则大便清冷；阳虚腰膝，全身失于温养，故腰腹冷痛，畏冷肢凉；阳虚水泛，故面色㿠白，舌淡胖，苔白滑，脉沉迟无力。

第十一章

其他辨证方法概要

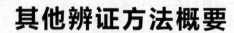

一、选择题

（一）A型题（每题由1个以肯定或否定形式表述的题干和5个备选答案组成，这5个备选答案中只有1个是最佳的或最恰当的答案，其他4个均为干扰答案）

1. 六经辨证是哪位医家创立的（　　）
   A. 朱丹溪　　　　B. 张景岳　　　　C. 张仲景
   D. 王叔和　　　　E. 陶弘景

2. 下列哪项对鉴别太阳中风证与太阳伤寒证最有意义（　　）
   A. 有无恶寒　　　B. 有无恶风　　　C. 有无汗出
   D. 有无头痛　　　E. 有无发热

3. 下列哪项对鉴别太阳蓄水证与蓄血证最有意义（　　）
   A. 小腹胀满或急结　　　　B. 小便自利或不利
   C. 脉浮数或脉沉结　　　　D. 口渴或水入即吐
   E. 善忘或如狂发狂

4. 阳明病证"胃家实"的"胃家"是指（　　）
   A. 大肠　　　　　B. 胃　　　　　　C. 胃与大肠
   D. 脾与胃　　　　E. 脾与大肠

5. 阳明病的基本病机是（　　）
   A. 邪入阳明，化热化燥，弥漫全身
   B. 邪入阳明，胃肠燥热，耗伤津液
   C. 邪入阳明，邪热内盛，燥屎内结
   D. 阳热亢盛，伤津耗液，阴虚阳亢
   E. 胃肠邪热，结滞于内，枢机不运

6. 除下列哪项外,均为阳明经证的表现(   )
   A. 身大热   B. 汗大出   C. 脉洪大
   D. 口大渴   E. 大便溏
7. 下列哪项对鉴别阳明经证与阳明腑证最有意义(   )
   A. 发热的高低   B. 汗出的多少   C. 有无神志改变
   D. 有无燥屎内结 E. 有无腹部胀满
8. 日晡潮热,腹部胀满疼痛,拒按,大便秘结,苔黄厚干燥,脉沉实。宜诊为(   )
   A. 阳明经证   B. 阳明腑证   C. 太阳病证
   D. 少阳病证   E. 太阳蓄血证
9. 口苦,咽干,目眩,寒热往来,胸胁苦满,脉弦。宜诊为(   )
   A. 阳明经证   B. 阳明腑证   C. 太阳病证
   D. 少阳病证   E. 厥阴病证
10. 少阴寒化证中"面赤"的病机是(   )
    A. 阳盛格阴   B. 阴盛格阳   C. 上热下寒
    D. 上寒下热   E. 寒热错杂
11. 少阴病证的主要脉症为(   )
    A. 脉细数,不得眠   B. 脉沉缓,时腹痛
    C. 脉沉细,四肢厥   D. 脉微细,但欲寐
    E. 脉沉弱,口不渴
12. 温病"逆传心包"是指(   )
    A. 发病即表现为营分证   B. 卫分证直接传入营分
    C. 气分证传入营分   D. 气营两燔证
    E. 气血两燔证
13. 下列哪项不是气分证的表现(   )
    A. 恶寒   B. 发热   C. 汗出
    D. 脉数   E. 心烦
14. 下列除哪项外,均为营分证的表现(   )
    A. 身热夜甚   B. 斑疹显露   C. 心烦不寐
    D. 口不甚渴   E. 神昏谵语
15. 下列哪项为血分证的病变部位(   )

A. 心、脾、肾　　B. 肺、肝、肾　　C. 心、肝、肾
D. 胃、肝、肾　　E. 心、肺、肾

16. 下列除哪项外,均为气分证的临床表现(　　)
A. 心烦懊憹　　　B. 便秘尿赤　　　C. 胁痛口苦
D. 谵语狂乱　　　E. 身热夜甚

17. 下列哪项对诊断营分证最有意义(　　)
A. 身热夜甚,躁扰不宁,斑疹显露,色紫黑,吐血,舌质深绛,脉细数。
B. 抽搐,颈项强直,角弓反张,目睛上视,牙关紧闭,脉弦数。
C. 身热夜甚,口不甚渴,心烦不寐,斑疹隐隐,舌绛无苔,脉细数。
D. 暮热早凉,五心烦热,神疲欲寐,耳聋,形瘦,脉虚细。
E. 暮热早凉,五心烦热,神疲欲寐,形瘦,手足蠕动,瘛疭,脉细数。

18. 下列哪项为营分证口渴的特点(　　)
A. 渴喜冷饮　　B. 大渴引饮　　C. 消渴引水
D. 口不甚渴　　E. 烦渴引饮

19. 卫气营血辨证是哪位医家创立的(　　)
A. 吴鞠通　　　B. 叶天士　　　C. 王孟英
D. 王清任　　　E. 刘河间

20. 下列哪项是厥阴病的基本病理变化特点(　　)
A. 表寒化热,寒热错杂　　B. 邪热内传,寒热错杂
C. 寒热交错,上寒下热　　D. 阴阳衰惫,正虚邪陷
E. 邪正交争,阴阳对峙

(二) B型题 [每题由1组备选答案(5个)和1组题干(2~5个)组成。先列出5个备选答案,然后接着提出多个问题。要求应试者为每个问题从备选答案中选择1个最佳答案。每个备选答案可选1次或1次以上,也可不选]

A. 风邪外袭,卫外不固,阴不内守
B. 寒邪外袭,郁遏卫气,损伤营阴

C. 风寒袭表，郁遏卫气，损伤营阴
D. 风寒袭表，营卫失和，正邪抗争
E. 风寒外束，卫阳被遏，营阴郁滞

1. 太阳病的主要病机是（　　　）
2. 太阳中风证的主要病机是（　　　）
3. 太阳伤寒证的主要病机是（　　　）

A. 不经过传变，两经病或三经病同时发生
B. 初起不经三阳经传入，而开始发病即见三阴病证
C. 一经病证已罢，然后出现他经证候
D. 一经病证未罢，又见他经证候
E. 隔一经或两经以上相传

4. 伤寒病的"并病"是指（　　　）
5. 伤寒病的"合病"是指（　　　）
6. 伤寒病的"直中"是指（　　　）

A. 脾与胃　　B. 肺与大肠　　C. 肺与心包
D. 脾胃与大肠　　E. 肝与肾

7. 上焦病证的病位是（　　　）
8. 中焦病证的病位是（　　　）
9. 下焦病证的病位是（　　　）

A. 太阳中风证　　B. 太阳伤寒证　　C. 阳明经证
D. 阳明腑证　　E. 少阳病证

10. 发热，恶风，汗出，脉浮缓。宜诊为（　　　）
11. 发热，恶寒，头项强痛，身体疼痛，无汗，脉浮紧。宜诊为（　　　）
12. 身大热，不恶寒，反恶热，汗大出，大渴引饮，苔黄燥，脉洪大。宜诊为（　　　）

（三）C型题（每题均由4个备选答案和1组题干组成。先列出4个备选答案，其中第3个备选答案为"两者均是"，第4个备选答案为"两者均否"；然后提出2～4个问题。要求应试者从4个答案中选择）

A. 发热恶寒　　　　B. 小便不利
C. 两者均是　　　　D. 两者均否

1. 太阳蓄水证可见（ ）
2. 太阳蓄血证可见（ ）
   A. 身热夜甚　　　　　　B. 斑疹隐隐
   C. 两者均是　　　　　　D. 两者均否
3. 温病营分证可见（ ）
4. 温病血分证可见（ ）
   A. 日晡潮热　　　　　　B. 口渴引饮
   C. 两者均是　　　　　　D. 两者均否
5. 阳明经证可见（ ）
6. 阳明腑证可见（ ）

（四）X型题（每题均由1个题干和5个备选答案组成。5个备选答案中有2个或2个以上的正确答案。要求应试者将正确答案全部选出，多选或少选均为错误）

1. 气分证的病变部位有（ ）
   A. 肺　　　　　B. 胸膈　　　　　C. 胃肠
   D. 心　　　　　E. 胆
2. 下列哪些为少阳病证的临床表现（ ）
   A. 胸胁苦满　　B. 脉弦　　　　　C. 心烦欲呕
   D. 便秘　　　　E. 寒热往来
3. 营分证的病变部位有（ ）
   A. 肝　　　　　B. 心包　　　　　C. 心
   D. 肾　　　　　E. 肠
4. 血分证的病变特点有（ ）
   A. 耗血　　　　B. 伤阴　　　　　C. 伤气
   D. 动血　　　　E. 动风
5. 下列哪些为太阳伤寒证的临床表现（ ）
   A. 恶寒发热　　B. 出汗较少　　　C. 头项强痛
   D. 脉象浮紧　　E. 身体疼痛
6. 下列哪些为太阴病证的临床表现（ ）
   A. 四肢欠温　　B. 时腹自痛　　　C. 腹满而吐
   D. 脉微细　　　E. 口不渴
7. 下列哪些为卫分证的临床表现（ ）

A. 口微渴　　　B. 发热，微恶风寒
C. 脉浮数　　　D. 无汗
E. 咳嗽

二、填空题

1. 太阳中风证以_____、_____、_____为辨证依据。
2. 太阳伤寒证以_____、_____、_____、_____为辨证依据。
3. 太阳腑证又分为_____、_____。
4. 阳明经证以_____、_____、_____、_____为辨证要点。
5. 少阴寒化证以_____、_____、_____为辨证依据。
6. 少阴病证的临床以_____、_____为主要脉症。
7. 卫分证病位在_____与_____。
8. 卫气营血证候的传变，有_____和_____两种形式。
9. 三焦病证中的顺传是指_____、_____、_____；逆传是指_____。

三、名词解释

1. 循经传　　2. 越经传　　3. 表里传
4. 六经辨证　　5. 卫气营血辨证　　6. 三焦辨证

四、简答题

1. 何谓"逆传心包"？其证候表现如何？
2. 少阴寒化证的发病机制与临床表现如何？
3. 六经病证的传变规律是什么？
4. 卫气营血病证的传变规律是什么？
5. 营分证的发病机制与临床表现如何？

五、问答题

1. 阳明经证与阳明腑证的发病机制与临床表现有何不同？
2. 太阳中风证与太阳伤寒证的发病机制与临床表现有何

不同?

3. 太阳蓄水证与太阳蓄血证的发病机制与临床表现有何不同?

附:参考答案

一、选择题

(一) A 型题

1. C	2. C	3. B	4. C	5. A
6. E	7. D	8. B	9. D	10. B
11. D	12. B	13. A	14. B	15. C
16. E	17. C	18. D	19. B	20. C

(二) B 型题

1. D	2. A	3. E	4. D	5. A
6. B	7. C	8. D	9. E	10. A
11. B	12. C			

(三) C 型题

| 1. C | 2. A | 3. A | 4. C | 5. B |
| 6. C | | | | |

(四) X 型题

| 1. ABCE | 2. ABCE | 3. BC | 4. ABDE |
| 5. ACDE | 6. ABCE | 7. ABCE | |

二、填空题

1. 恶风　汗出　脉浮缓
2. 恶寒　无汗　头身痛　脉浮紧
3. 太阳蓄水证　太阳蓄血证
4. 大热　大汗　大渴　脉洪大
5. 畏寒肢厥　下利清谷　脉微细
6. 脉微细　但欲寐
7. 肺　皮毛
8. 顺传　逆传
9. 上焦手太阴肺经开始　传入中焦　进而传入下焦　病

邪从肺卫而传入心包者

三、名词解释

1. 按伤寒六经的顺序相传者。

2. 若隔一经或两经以上相传者。

3. 若相互表里的两经相传者。

4. 六经辨证是以六经所系经络、脏腑的生理病理为基础，将外感病过程中所出现的各种证候，综合归纳为太阳病证、阳明病证、少阳病证、太阴病证、少阴病证和厥阴病证等六类证候，用来阐述外感病不同阶段的病理特点，并指导临床治疗的一种辨证方法。

5. 卫气营血辨证，是清代叶天士在《外感温热篇》中所创立的一种适用于外感温热病的辨证方法。即将外感温热病发展过程中，不同病理阶段所反映的证候，分为卫分证、气分证、营分证、血分证四类，用以说明病位的浅深、病情的轻重和传变的规律，并指导临床治疗。

6. 三焦辨证，是清代吴鞠通在《温病条辨》中，对外感温热病进行辨证归纳的一种方法。即将外感温热病的证候归纳为上焦病证、中焦病证、下焦病证，用以阐明三焦所属脏腑在温热病发展过程中不同阶段的病理变化、证候表现及其传变规律。

四、简答题

1. 温热病邪由卫分证直接传入营分者，称为"逆传心包"。临床可见神昏谵语，高热肢厥，舌謇，舌质红绛等。

2. 少阴寒化证的发病机制为心肾阳气虚衰，阴寒独盛，病性从阴化寒。临床表现有无热恶寒，但欲寐，四肢厥冷，下利清谷，呕不能食，或食入即吐，或身热反不恶寒，甚至面赤，脉微细。

3. 六经病证可以相互传变，有传经、直中、合病、并病等形式。一般传变为：太阳病证→阳明病证→少阳病证→太阴病证→少阴病证→厥阴病证。

4. 卫气营血证候的传变，一般有顺传和逆传两种形式。顺传是指病变多从卫分开始，依次传入气分、营分、血分，反映了温热病发展演变的一般规律。逆传是指邪入卫分后，不经过气分阶段而直接深入营、血分。

5. 营分证的发病机制为温热病邪内陷，营阴受损，心神被扰。临床表现为身热夜甚，口不甚渴或不渴，心烦不寐，甚或神昏谵语，斑疹隐隐，舌质红绛无苔，脉细数。

五、问答题

1. 阳明经证是邪热亢盛，充斥阳明之经，弥漫全身，肠中尚无燥屎内结。临床表现为身大热，不恶寒，反恶热，汗大出，大渴引饮，心烦躁扰，面赤，气粗，苔黄燥，脉洪大。

阳明腑证是邪热内盛，与肠中糟粕相搏，燥屎内结。临床表现为日晡潮热，手足汗出，脐腹胀满疼痛，拒按，大便秘结，甚则神昏谵语，狂躁不得眠，舌苔黄厚干燥，或起芒刺，甚至苔焦黑燥裂，脉沉实或滑数。

2. 太阳中风证是风邪为主的风寒之邪侵袭太阳经脉，卫强营弱。临床表现为发热，恶风，汗出，脉浮缓，或见鼻鸣，干呕。

太阳伤寒证是寒邪为主的风寒之邪侵犯太阳经脉，卫阳被遏，营阴郁滞。临床表现为恶寒，发热，头项强痛，身体疼痛，无汗，脉浮紧，或见气喘。

3. 太阳蓄水证是太阳经证不解，邪与水结，膀胱气化不利，水液停蓄。临床表现为发热恶寒，小便不利，小腹满，口渴，或水入即吐，脉浮或浮数。

太阳蓄血证是太阳经证不解，邪热传里，与血相结于少腹。临床表现为少腹急结或硬满，小便自利，如狂或发狂，善忘，大便色黑如漆，脉沉涩或沉结。

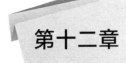

第十二章 诊断思路与方法

一、选择题

（一）A 型题（每题由 1 个以肯定或否定形式表述的题干和 5 个备选答案组成，这 5 个备选答案中只有 1 个是最佳的或最恰当的答案，其他 4 个均为干扰答案）

1. 主症在病情资料属性分类中一般属于（　　）
   A. 偶见性资料　　B. 必要性资料　　C. 一般性资料
   D. 特征性资料　　E. 否定性资料

2. 盗汗在阴虚证的诊断中属于（　　）
   A. 偶见性资料　　B. 必要性资料　　C. 一般性资料
   D. 特征性资料　　E. 否定性资料

3. 大热，大汗，大烦渴，脉洪大之"四大症"对于阳明经证的诊断属于（　　）
   A. 偶见性资料　　B. 必要性资料　　C. 一般性资料
   D. 特征性资料　　E. 否定性资料

4. 发热，恶风，汗出，脉浮缓，与太阳中风证进行比较，两者相符而确诊者，称（　　）
   A. 反证法　　　　B. 归纳法　　　　C. 类比法
   D. 演绎法　　　　E. 模糊判断法

5. 心悸，胸闷，气短，自汗，神疲乏力，因无畏寒肢冷，而排除心阳虚证，此辨证方法属于（　　）
   A. 归纳法　　　　B. 反证法　　　　C. 演绎法
   D. 类比法　　　　E. 模糊判断法

6. 凡规范的证名，必有（　　）

A. 病位　　　B. 病性　　　C. 病因
D. 病势　　　E. 病机
7. 凡规范的证名，一般应有（　　）
A. 病性　　　B. 病机　　　C. 病位
D. 病因　　　E. 病势
8. 下列哪项一般为内伤杂病的主要辨证方法（　　）
A. 六经辨证　　B. 气血津液辨证　　C. 卫气营血辨证
D. 脏腑辨证　　E. 三焦辨证
9. 下列除哪项外，均属于空间性病位概念（　　）
A. 肺　　　　B. 小肠　　　C. 少阴
D. 口唇　　　E. 膀胱
10. 下列除哪项外，均为辨证的基本内容（　　）
A. 探求病因　　B. 落实病位　　C. 分辨病性
D. 阐释病机　　E. 确定病名
11. 下列除哪项外，均属于常用的疾病分类方法（　　）
A. 病状分类法　　B. 病性分类法　　C. 病势分类法
D. 按科分类法　　E. 病位分类法
12. 下列除哪项外，均属于本质属性式的病名（　　）
A. 麻疹　　　B. 中暑　　　C. 感冒
D. 乳蛾　　　E. 耳胀

（二）B型题 [每题由1组备选答案（5个）和1组题干（2～5个）组成。先列出5个备选答案，然后接着提出多个问题。要求应试者为每个问题从备选答案中选择1个最佳答案。每个备选答案可选1次或1次以上，也可不选]
A. 必要性资料　　B. 偶见性资料　　C. 否定性资料
D. 一般性资料　　E. 特征性资料
1. 对某些病或证的诊断为必有的资料（　　）
2. 提示诊断的可能性的资料（　　）
3. 对病或证的确诊具有特征性意义的资料（　　）
A. 归纳法　　　B. 演绎法　　　C. 反证法
D. 类比法　　　E. 模糊判断法
4. 对复杂病情通过归类分析而达到明确诊断的思维方法

( )

5. 对病情进行由浅入深、由粗到精的层层深入分析,直至明确诊断的思维方法（　　）

6. 通过已知与未知间的对比而达到明确诊断的思维方法（　　）

　　A. 干咳无痰　　　B. 五心烦热　　　C. 口燥咽干
　　D. 便干尿黄　　　E. 舌淡苔白

7. 肺阴虚证的必要性资料是（　　）

8. 肺阴虚证的否定性资料（　　）

9. 肺阴虚证的特征性资料（　　）

（三）C型题（每题均由4个备选答案和1组题干组成。先列出4个备选答案,其中第3个备选答案为"两者均是",第4个备选答案为"两者均否";然后提出2~4个问题。要求应试者从4个答案中选择）

　　A. 卫气营血辨证　　　　B. 六经辨证
　　C. 两者均是　　　　　　D. 两者均否

1. 外感时病一般选用（　　）

2. 内伤杂病一般选用（　　）

　　A. 肺痈　　　　　　　　B. 感冒
　　C. 两者均是　　　　　　D. 两者均否

3. 本质属性式病名为（　　）

4. 特征组合式病名为（　　）

　　A. 空间性病位　　　　　B. 时间性病位
　　C. 两者均是　　　　　　D. 两者均否

5. 卫分、气分属于（　　）

6. 大肠、三焦属于（　　）

（四）X型题（每题均由1个题干和5个备选答案组成。5个备选答案中有2个或2个以上的正确答案。要求应试者将正确答案全部选出,多选或少选均为错误）

1. 下列哪些反映了病、证、症之间的关系（　　）

　　A. 症是辨病辨证的主要依据

B. 证反映了病的阶段性特点
C. 证反映了病的全过程特点
D. 同一证可见于不同的病中
E. 病的全过程可为不同的证

2. 以下哪些为空间性病位（　　）
A. 心包　　　　B. 胞宫　　　　C. 筋骨
D. 阳明　　　　E. 胸膈

3. 当发热为主症时，诊断疾病还需要了解下列哪些内容（　　）
A. 有无恶寒　　B. 有无汗出　　C. 口渴与否
D. 有无咳嗽　　E. 作相关检查

4. 中医对证名诊断的具体要求是（　　）
A. 证名要精炼规范　　　　B. 证候变则证名亦变
C. 内容要准确全面　　　　D. 一般应有病位
E. 必须受证型的拘泥

5. 肝胆湿热证，包含下列哪些因素（　　）
A. 病性　　　　B. 病势　　　　C. 病位
D. 病因　　　　E. 病理连词

二、填空题

1. 中医诊断思维的线索，一般可以从_____开始。
2. _____和_____是诊断病或证的主要依据。
3. 忽视病情资料的_____，若有遗漏或过于简单，往往导致漏诊、误诊。
4. 决定病情资料准确、客观的因素，包括_____和_____两个方面。
5. 确定主症的方法，包括_____、_____、_____。
6. 中医临床诊断，应包括_____和_____两个方面。
7. 辨证过程中的基本思维方式，主要有_____、_____、_____、_____。

8. 辨证的七项基本内容是_____、_____、_____、_____、_____、_____、_____。

9. 病名诊断的意义，一是_____；一是_____。

三、名词解释

1. 必要性资料　　2. 特征性资料　　3. 类比法
4. 演绎法　　　　5. 证名　　　　　6. 病名

四、简答题

1. 以主症为中心的思维线索在诊断中有何意义？
2. 导致病情资料不一致的常见原因有哪些？

五、问答题

1. 试述各种辨证方法的特点与相互关系。
2. 临床上应如何选用各种不同的辨证方法？
3. 辨证的基本内容包括哪些？
4. 中医诊断病证的思维线索是什么？
5. 疾病诊断的一般途径是什么？

附：参考答案

一、选择题

（一）A型题

1. B	2. D	3. D	4. C	5. B
6. B	7. C	8. D	9. C	10. E
11. C	12. D			

（二）B型题

1. A	2. B	3. E	4. A	5. B
6. D	7. A	8. E	9. B	

（三）C型题

1. C	2. D	3. B	4. A	5. B
6. A				

(四) X 型题

1. ABDE 2. ABCE 3. ABCDE 4. ABCD 5. ACD

二、填空题

1. 主症
2. 必要性资料　　特征性资料
3. 完整性
4. 主观因素　　客观因素
5. 正确确定主症　　明确鉴别主症　　详审主症特征
6. 病名　　证名
7. 分析　　综合　　推理　　判断
8. 探求病因　落实病位　分辨病性　判断病情　审度病势　阐释病机　确定证名
9. 把握病变规律　　针对疾病治疗

三、名词解释

1. 指这种资料对某些疾病或证候的诊断是必然要见到的资料，缺少了就不能诊断为这种病或证。

2. 指对病或证的确诊具有特征性意义的资料。这种病情资料仅见于该种病或证，而不见于其他的病或证。

3. 指通过已知与未知间的对比而达到明确诊断的思维方法。

4. 指对病情进行由浅入深、由粗到精的层层深入分析，直至明确诊断的思维方法。

5. 是对疾病当前阶段的特点与规律所作的病理性概括。

6. 是对疾病全过程的特点与规律所作的病理性概括。

四、简答题

1. 通过主症可以理出诊察和诊断的线索。以主症为中心的思维线索，在四诊阶段，有利于诊察思路的条理清楚，病情资料重点突出，主次分明；在诊断阶段，有利于确定病变位置和疾病性质，提示诊断的大致方向。

2. 病情资料之所以不一致，可有多方面的原因。一是病情本来就很复杂，有多种病机存在，寒热夹杂、虚实相兼、多病同存等，不同的病情资料反映着不同的病理本质。二是病情发展的特殊性，因果交替、标本相错，有的症状、体征已经发生了变化，而有的尚停留在原有状态，或舌脉等未引起明显变化等。三是可能受到治疗措施等的影响，如癌症患者经过放疗、化疗后会出现发热、恶心欲呕、脱发等，通过仔细诊察分析，亦可发现其机制所在。

五、问答题

1. 八纲辨证是辨证的基本纲领，表里、寒热、虚实、阴阳可以从总体上分别反映证候的部位、性质和类别。脏腑辨证、经络辨证、六经辨证、卫气营血辨证、三焦辨证，是八纲中辨表里病位的具体深化，即以辨别疾病现阶段的病位（含层次）为纲，而以辨病因、病性为具体内容。其中脏腑辨证、经络辨证的重点是从"空间"位置上辨别病变所在的脏腑、经络，主要适用于"内伤杂病"的辨证；六经辨证、卫气营血辨证、三焦辨证则主要是从"层次"上区分病情所处的不同病理阶段，主要适用于"外感病"的辨证。

辨病因、病性则是八纲中寒热虚实辨证的具体深化，即以辨别病变现阶段的具体病因和病性为主要目的，自然也不能脱离脏腑、经络等病位。其中病因辨证主要是讨论六淫、疫疠、虫毒、痰食等邪气的侵袭停聚为病，与六经辨证、卫气营血辨证、三焦辨证等的关系较为密切；病性辨证主要是分析气、血、津液等失常所表现的变化，与脏腑辨证的关系尤为密切。

总之，八纲是辨证的纲领；病因、病性是辨证的基础与关键；脏腑、六经、卫气营血、三焦等辨证，是辨证方法在内伤杂病、外感病中的具体运用。

2. 一般可首先分析一下是属于外感病还是内伤杂病，再用八纲进行分析，以初步明确基本病因、病性与病位。如果是内伤杂病，一般以脏腑辨证为主，结合病因辨证与气血津液辨证等进行。如果是外感病，一般选用卫气营血辨证及六经辨证的三阳病证，并注意结合六淫、疫病等内容进行辨证。六经辨证中的三阴病证实际上是脏腑辨证的内容。三焦辨证的实质是将三焦所属部位的常见证按三焦进行归类，临床很少单独运用。经络辨证主要是针灸、推拿诊疗时运用较多，经络循行部位的证候明显时，亦应根据经络理论进行辨证。

3. ①落实病位：明确病变所在的表里上下、脏腑经络、官窍形体等；②探求病因：询问病史找病因，通过审症求病因；③分辨病性：区分寒热虚实病性及具体的痰、湿、瘀、滞、虫、食，气血津液及精髓的亏虚等；④判断病情：辨别病情的轻重、标本、缓急，以及阻、积、扰、闭、虚、衰、亡、脱等；⑤审度病势：把握病变发展演变的趋势，推测病证的转归与预后；⑥阐释病机：根据中医学理论，将证候的病因、病性、病位、病情、病势综合起来进行分析，作出全面而统一的机制解释；⑦确定证名：通过对病因、病性、病位、病机的高度概括，提出完整而规范的证名诊断。

4. ① 以主症为中心的思维线索：在诊法阶段，以主症为中心进行临床资料的收集，有利于诊法思路条理清楚，病情资料重点突出、主次分明。到了诊断阶段，仍应抓住主症，因为通过主症的辨析，常可确定病变位置，提示诊断的大致方向。

② 全面分析以保证诊断正确：临床上每一个症状对于疾病或证候的诊断来说都是有益的，即使某些阴性症状，如口不渴、大便正常、手足温、脉缓等，也常能起到鉴别作用。尤其是病性的寒、热、痰、湿、瘀、滞、气虚、阴虚等，一般都不是凭一二个症状便可确定，而是要收集全部资料进行综合判断。

③ 特征性症状常是诊断的关键：某些症状对疾病诊断具有特殊价值，是疾病诊断的特征性指标。如小儿阵发呛咳不止，咳后有鸡鸣样回声，为百日咳的特征。有时个别关键症状的发现与正确认识，可能成为分析鉴别的重要依据。如外感新病的有汗无汗是辨别表疏与表实的依据。

5. 疾病诊断的一般途径，大体来说是根据病因或发病特点、病史、主症或特征性症状、特发人群、流行情况等进行分析思考。

① 主要据发病特点辨病：病人年龄、性别、发病特点等的不同，常可提示或缩小诊病的范围。如新生儿出现黄疸称胎黄，属"血疸"范畴；中年人患黄疸，无发热等症者，女性以胆石症为多，男性应考虑肝积、肝癌。

② 主要据病因病史辨病：若能确定导致疾病发生的特殊原

因，对疾病诊断极为有益。如因食生蚕豆后出现腹痛、黄疸者，为蚕豆黄等。

了解既往患病情况，根据其病情演变趋势而推测当前疾病，也是临床诊病的思路之一。如原有严重心脏病史，心悸、心痛，出现昏迷，面色苍白或青紫，肢厥，冷汗淋漓，脉微者，多为心厥、真心痛。

③ 主要据主症或特征症辨病：主症及特征症是许多疾病诊断的主要线索和根据。如百日咳（顿咳），必有阵发呛咳的主要表现；痄腮以腮部肿胀、疼痛为主要表现。

④ 主要据特发人群辨病：如妇女有经、带、胎、产、杂病，故育龄妇女就诊，应考虑此类疾病；若以月经异常作为主诉，则总不离月经的期、色、量、质异常。

第十三章

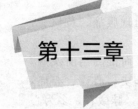

病历书写与要求

一、选择题

（一）A型题（每题由1个以肯定或否定形式表述的题干和5个备选答案组成，这5个备选答案中只有1个是最佳的或最恰当的答案，其他4个均为干扰答案）

1. 我国第一部医案专著是（　　）
A. 《史记·扁鹊仓公列传》　B. 《肘后备急方》
C. 《名医类案》　　　　　D. 《伤寒九十论》
E. 《寓意草》

2. 下列何书中的"议病式"可谓中医病历书写的雏形（　　）
A. 《名医类案》　　　B. 《古今医案按》
C. 《寓意草》　　　　D. 《临证指南医案》
E. 《全国名医验案类编》

3. 住院病历书写应当使用下列哪种墨水或笔（　　）
A. 蓝色油水圆珠笔　　B. 黑色油水圆珠笔
C. 铅笔　　　　　　　D. 红色墨水
E. 蓝黑墨水

4. 因抢救急危患者，未能及时书写病历的，据实补记的时间要求是（　　）
A. 3小时内　　B. 6小时内　　C. 24小时内
D. 48小时内　E. 1天之内

5. 住院病历"首次病程记录"完成时间是病人入院后（　　）
A. 4小时内　　B. 6小时内　　C. 8小时内

D. 24 小时内　　E. 48 小时内

6. 入院记录的完成时间是病人入院后（　　）

A. 6 小时内　　B. 8 小时内　　C. 24 小时内

D. 48 小时内　　E. 3 天之内

7. 2002 年国家将中医记载病人一般资料、诊治资料等的案卷定名为（　　）

A. 诊籍　　B. 医籍　　C. 病案

D. 病历　　E. 医案

（二）B 型题（每题由 1 组备选答案（5 个）和 1 组题干（2～5 个）组成。先列出 5 个备选答案，然后接着提出多个问题。要求应试者为每个问题从备选答案中选择 1 个最佳答案。每个备选答案可选 1 次或 1 次以上，也可不选）

A. 病人就诊当时　　B. 入院 12 小时内

C. 入院 24 小时内　　D. 入院 48 小时内

E. 入院 3 天之内

1. 急诊病历的完成时间是（　　）

2. 门诊病历的完成时间是（　　）

3. 住院病历的完成时间是（　　）

A. 现病史　　B. 既往史　　C. 个人史

D. 家族史　　E. 手术史

4. 记录病人过去药物过敏史的是（　　）

5. 记录病人目前睡眠饮食情况的是（　　）

6. 记录病人直系亲属健康情况的是（　　）

（三）C 型题（每题均由 4 个备选答案和 1 组题干组成。先列出 4 个备选答案，其中第 3 个备选答案为"两者均是"，第 4 个备选答案为"两者均否"；然后提出 2～4 个问题。要求应试者从 4 个答案中选择）

A. 生活饮食习惯　　B. 配偶健康情况

C. 两者均是　　D. 两者均非

1. 个人史包括（　　）

2. 家族史包括（　　）

A. 蓝黑墨水　　　　　　B. 红色墨水
C. 两者均是　　　　　　D. 两者均非
3. 书写过敏药物应该使用（　　）
4. 上级医师阅改处应该使用（　　）

（四）X 型题（每题均由 1 个题干和 5 个备选答案组成。5 个备选答案中有 2 个或 2 个以上的正确答案。要求应试者将正确答案全部选出，多选或少选均为错误）

1. 中医病历书写的重点内容是（　　）
A. 主诉　　　　B. 现病史　　　　C. 家族史
D. 个人史　　　E. 中医病、证诊断
2. 病历书写要求在 24 小时内完成的有（　　）
A. 接班记录　　B. 入院记录　　　C. 手术记录
D. 抢救记录　　E. 死亡记录
3. 中医病历中"诊断"项目的内容包括（　　）
A. 中医病名　　B. 西医病名　　　C. 中医证名
D. 实验室检查　E. 医嘱要求

二、填空题

1. 书写病历过程中如出现错字时，应当用_____划在错字上，不得采用刮、粘、涂等方法掩盖或去除原来的字迹。
2. 《伤寒九十论》的作者是_____代_____。
3. 中医病历规定，与本次疾病虽无紧密关系、但仍需治疗的其他疾病情况，可在_____后另起一段予以记录。
4. 进行手术前，必须填写_____。
5. 医嘱需要取消时，应当使用_____标注"取消"字样并签名。
6. 中医病历书写的重点内容是_____、_____、_____。

三、名词解释

1. 病历　2. 病程记录

四、简答题

1. 病历的意义是什么?
2. 何谓住院志?包括哪些内容?
3. 个人史包括哪些内容?

五、问答题

1. 主诉的书写有哪些要求?
2. 现病史的书写有哪些要求?

附：参考答案

一、选择题

(一) A 型题

1. D　　2. C　　3. E　　4. B　　5. C
6. C　　7. D

(二) B 型题

1. A　　2. A　　3. C　　4. B　　5. A
6. D

(三) C 型题

1. C　　2. D　　3. B　　4. B

(四) X 型题

1. ABE　　2. ABCE　　3. ABC

二、填空题

1. 双线
2. 宋　许叔微
3. 现病史
4. 手术同意书
5. 红色墨水

6. 主诉　现病史　中医病、证诊断

三、名词解释

1. 病历是指医务人员在医疗活动过程中形成的文字、符号、图表、影像、切片等资料的总和，包括门（急）诊病历和住院病历。

2. 病程记录是指继住院志之后，对病人病情和诊疗过程所进行的连续性记录。

四、简答题

1. 病历是记载病人疾病发生发展、演变预后、诊断治疗、防护调摄及其结果的原始档案，也是复诊、转诊、会诊及解决医疗纠纷、判定法律责任、医疗保险等事项的重要资料和依据，对医疗、保健、教学、科研、医院管理等均起着重要的作用。

2. 住院志是指病人入院后，由经治医师通过问诊、查体、辅助检查获得有关资料，并对这些资料归纳分析书写而成的记录。住院志的书写形式分为入院记录、再次或多次入院记录、24小时内入出院记录、24小时内入院死亡记录。

3. 个人史包括：①病人的出生地及经历地区。②居住环境和条件。③生活及饮食习惯、烟酒嗜好程度，性格特点。④过去、目前的职业及其工作情况，粉尘、毒物、放射性物质、传染病接触史等。⑤其他重要个人史。⑥婚育史。

五、问答题

1. 主诉的书写，要求重点突出，高度概括，简明扼要。①主诉只能写症状或体征，而不能用病名、证名代替症状、体征。②主诉为主要症状或体征，一般只允许有1~3个。③主诉的时间要书写清楚，每一主诉都必须有明确的时间，对于2个以上复合主诉应按主诉出现的时间先后排列。④主诉症状的确切部位、性质、程度等尽可能将其描述清楚。⑤主诉应是精炼的医学术语。

2. 现病史的书写要求是系统、完整、准确、详实。具体要求如下：①发病原因、发病诱因、发病缓急等，要记录确切，确实弄清与主要疾病有关的方方面面。②入院前在其他医院的检查、诊断和治疗要详细记录（描述时宜加引号），尤其是检查内容及结果，治疗的药物、方法、时间及效果要写具体就诊医院，以便于判定和评估检查其治疗水平及可信性。③现在症状应书写清楚。中医辨证主要是根据现在表现的症状、体征，故现在症应作为现病史中的1个专项内容，可围绕主症、伴随症及结合"十问"的内容进行书写。

第十四章 模拟试卷

模拟试卷一

一、选择题

（一）A 型题（每题由 1 个以肯定或否定形式表述的题干和 5 个备选答案组成，这 5 个备选答案中只有 1 个是最佳的或最恰当的答案，其他 4 个均为干扰答案）。（每题 1 分，共 20 分）

1. 神识不清，语言重复，时断时续，语声低弱，称为（ ）
   A. 谵语   B. 郑声   C. 独语
   D. 错语   E. 狂言

2. 痰湿困脾所致嗜睡的特点是（ ）
   A. 困倦嗜睡，头目昏沉   B. 饭后困倦，纳呆腹胀
   C. 极度疲惫，神志朦胧   D. 嗜睡伴轻度意识障碍
   E. 神志不清，意识障碍

3. 病人咳嗽痰黄稠，口干咽痛，身热，微恶风寒，舌尖红苔薄黄，脉浮数，应诊为（ ）
   A. 痰湿阻肺证   B. 燥热伤肺证   C. 风热犯肺证
   D. 热邪壅肺证   E. 肺阴亏虚证

4. 表情淡漠，神志痴呆，喃喃自语，哭笑无常，悲观失望，常见于（ ）
   A. 癫病   B. 痫病   C. 狂病
   D. 中风   E. 脏躁

5. 面色淡白无华，唇舌色淡，最常见于（ ）

A. 阳虚　　　　B. 气虚　　　　C. 血虚
D. 亡阳　　　　E. 亡阴
6. 阳虚与气虚的主要区别是（　　）
A. 有无少气懒言　　　B. 脉象是否无力
C. 有无神疲乏力　　　D. 寒象是否明显
E. 舌色是否淡白
7. 下列哪项不是阳脏人的临床表现（　　）
A. 体型瘦长　　B. 头长颈细　　C. 肩宽胸厚
D. 身体前屈　　E. 喜凉恶热
8. 痰白滑量多，易于咯出，属（　　）
A. 寒痰　　　　B. 热痰　　　　C. 湿痰
D. 燥痰　　　　E. 肺痈
9. 小儿解颅，多属（　　）
A. 火邪上攻　　B. 吐泻伤津　　C. 气血不足
D. 肾气不足　　E. 颅内水液停聚
10. 下列哪项不属剥苔的主病（　　）
A. 胃气不足　　B. 胃阴枯竭　　C. 气虚两虚
D. 痰浊未化　　E. 血液亏虚
11. 头晕胀痛，面红目赤，口干口苦，急躁易怒，便秘，舌红苔黄，脉弦数，应辨为（　　）
A. 肝胆湿热证　B. 肝火上炎证　C. 肝阳上亢证
D. 大肠湿热证　E. 肝阴虚证
12. 下列哪种脉象脉位较沉（　　）
A. 革脉　　　　B. 散脉　　　　C. 牢脉
D. 濡脉　　　　E. 芤脉
13. 病人自觉发热，下肢厥冷，面色浮红如妆，口渴不欲咽，尿少浮肿，脉浮大无力，为（　　）
A. 真寒假热　　B. 真热假寒　　C. 阴虚阳亢
D. 表热里寒　　E. 表寒里热
14. 身热夜甚，口渴，心烦，斑疹显露，舌绛，脉数疾，为（　　）
A. 血寒证　　　B. 血热证　　　C. 血瘀证

D. 气滞证　　　　E. 气逆证

15. 心悸胸痛，冷汗淋漓，四肢厥冷，唇舌青紫，脉微欲绝，应辨为（　　）
    A. 心气虚证　　B. 心阳虚证　　C. 心脉痹阻证
    D. 心阳暴脱证　E. 心肾不交证

16. 发热咳嗽，气粗而喘，胸痛，咽痛，舌红苔黄，脉洪数，辨证属（　　）
    A. 肺阴虚证　　B. 肺热炽盛证　　C. 痰热壅肺证
    D. 风热犯肺证　E. 肝火犯肺证

17. 脘腹痞胀，呕吐清水痰涎，口淡不渴，苔白滑，脉沉弦，属（　　）
    A. 胃阳虚证　　B. 寒饮停胃证　　C. 寒滞胃肠证
    D. 胃肠气滞证　E. 脾阳虚证

18. 腹痛腹胀，便泻不爽，肛门灼热，舌红苔黄腻，脉滑数，属（　　）
    A. 肝胆湿热证　B. 湿热蕴脾证　　C. 肠道湿热证
    D. 膀胱湿热证　E. 寒湿困脾证

19. 急躁易怒，食少腹胀，腹痛欲泻，泻后痛减，应辨证为（　　）
    A. 肝胃不和证　B. 肝郁脾虚证　　C. 肝火上炎证
    D. 脾肾阳虚证　E. 肝阳上亢证

20. 阳明病的主要病机"胃家实"中"胃家"指（　　）
    A. 胃与大肠　　B. 胃　　　　　　C. 脾与胃
    D. 大肠　　　　E. 胃与小肠

（二）B 型题 [每题由 1 组备选答案（5 个）和 1 组题干（2～5 个）组成。先列出 5 个备选答案，然后接着提出多个问题，要求应试者为每个问题从备选答案中选择 1 个最佳答案。每个备选答案可选 1 次或 1 次以上，也可不选]。（每题 1 分，共 6 分）

A. 外感风寒　　B. 里热炽盛　　C. 营卫不和
D. 阴虚内热　　E. 外感风热

1. 盗汗的病机多为（　　）

2. 仅身体一侧汗出，多为（　　）
A. 正气渐复病好转　　　B. 热势加重津液伤
C. 正不胜盛胃气绝　　　D. 邪气逐渐转盛
E. 表邪入里而化热
3. 病人舌苔厚腻骤然消退，且无新生薄苔，为（　　）
4. 病人舌苔厚腻逐渐消退，为（　　）
A. 完谷不化　　B. 溏结不调　　C. 里急后重
D. 肛门气坠　　E. 大便干结
5. 脾肾阳虚者，可见（　　）
6. 湿热内阻，肠道气滞者，多见（　　）

（三）C型题（每题均由4个备选答案和1组题干组成。先列出4个备选答案，第3个为前两者，即"两者均是"；第4个为"两者均否"；然后提出2~4个问题，要求应试者从4个答案中选择）。（每题1分，共4分）

A. 阴虚火旺　　　　　B. 瘀血积久，郁而化热
C. 两者均是　　　　　D. 两者均否
1. 午后或夜间发热，多因（　　）
2. 下午3:00~5:00热势较高者，多因（　　）
A. 齿衄　　　　　　　B. 脱肛
C. 两者均是　　　　　D. 两者均否
3. 脾不统血证可见（　　）
4. 脾虚下陷证可见（　　）

（四）X型题（每题均由1个题干和5个备选答案组成。5个备选答案中有2个或2个以上的正确答案。要求应试者将正确答案准确全部选出，多选或少选均为错误）。（每题1.5分，共8分）

1. 气血两虚的舌象有（　　）
A. 淡白舌　　B. 胖嫩舌　　C. 瘦薄舌
D. 痿软舌　　E. 强硬舌
2. 导致癃闭的原因有（　　）
A. 湿热蕴结　　B. 瘀血阻塞　　C. 结石阻塞

D. 肾阳衰微　　　E. 中气下陷
3. 脉有胃气的表现有（　　）
A. 不浮不沉　　B. 来去从容　　C. 节律一致
D. 沉取不绝　　E. 尺脉有力
4. 下列与气逆证有关脏腑是（　　）
A. 肝　　　　　B. 胃　　　　　C. 肾
D. 肺　　　　　E. 大肠
5. 下列哪些是肝血虚证与肝阴虚证的共同见症（　　）
A. 两目干涩　　B. 五心烦热　　C. 头晕目眩
D. 两胁隐痛　　E. 肌肉𥆧动
6. 下列关于肺肾阴虚证和肝火犯肺证的说法中，正确的是（　　）
A. 二者均可有大量咯血　　B. 二者均有热证
C. 前者为虚证，后者为实证　　D. 二者均可见面红目赤
E. 二者均见舌红脉数之象

二、填空题（每空 0.5 分，共 10 分）

1. 舌尖生点刺，多为＿＿＿＿＿；舌中生点刺，多为＿＿＿＿＿。
2. 肾精不足证的表现以＿＿＿＿＿、早衰、＿＿＿＿＿三方面为主。
3. 醒时经常汗出，活动尤甚者，称＿＿＿＿，多见于＿＿＿＿和＿＿＿＿。
4. 《素问·通评虚实论篇》说："邪气盛则＿＿＿＿，精气夺则＿＿＿＿。"虚与实是辨别＿＿＿＿的纲领。
5. 血瘀证是以＿＿＿＿、＿＿＿＿、出血和瘀血色脉征为主要表现。
6. 气血亏虚所致的疼痛性质多为＿＿＿＿，湿邪困阻而致疼痛性质多为＿＿＿＿。
7. 肋间饱满，咳唾引痛，胸闷息促，可为＿＿＿＿饮；胸闷心悸，气短不得卧，为＿＿＿＿饮。

8. 芤脉的脉象特征是_____，_____。
9. 细脉的脉象特征是_____，_____。

三、名词解释（每题 2 分，共 10 分）

1. 假神   2. 瘿瘤   3. 亡阴证
4. 心肾不交证   5. 金破不鸣

四、简答题（本题共 10 分）

1. 何为耳鸣？试述耳鸣的病机。（6 分）
2. 举例说明如何通过望舌判断病邪性质？（4 分）

五、问答题（本题共 22 分）

1. 试述肾阳虚证与肾（阳）虚水泛证在临床表现方面有何异同。（10 分）
2. 肝郁气滞证的临床表现有哪些？日久可导致哪些病证？（12 分）

六、病案分析题（本题共 10 分）

刘某，男，58 岁。3 日前淋雨后发热，咳嗽。现发热未退，且近半天来喘咳不能平卧，痰黄质稠，渴不多饮，溲赤便秘，舌红，苔黄腻，脉滑带数。

要求写出：主诉、八纲辨证结果、脏腑辨证结果及辨证分析。

附：参考答案

一、选择题

（一）A 型题

1. B	2. A	3. C	4. A	5. C
6. D	7. C	8. C	9. D	10. D
11. B	12. C	13. A	14. B	15. D
16. B	17. B	18. C	19. B	20. A

（二）B 型题

1. D 2. C 3. C 4. A 5. A
6. C
（三）C 型题
1. C 2. D 3. A 4. B
（四）X 型题
1. ACD 2. ABCDE 3. ABC 4. ABD 5. ACD
6. BCE

二、填空题
1. 心肺热盛　脾胃热盛
2. 生长发育迟缓　生育功能低下
3. 自汗　气虚　阳虚
4. 实　虚　邪正盛衰
5. 固定刺痛　肿块
6. 隐痛　重痛
7. 悬　支
8. 浮大中空　如按葱管
9. 脉细如线　应指明显

三、名词解释
1. 久病、重病之人，精气本已极度衰竭，而突然一时间出现某些神气暂时"好转"的虚假表现者是为假神。这是正气将脱，阴不敛阳，虚阳外越，阴阳即将离决的表现。

2. 指颈部结喉处有肿块突起，或大或小，或单侧或双侧，可随吞咽而上下移动。多因肝郁气结痰凝所致，或因水土不服，痰气搏结所致。

3. 是体内阴液严重耗损而欲竭，以身灼烦渴、面赤唇焦、脉数疾、汗出如油为主要表现。

4. 指心与肾的阴液亏虚，阳气偏亢，以心烦、失眠、梦遗、耳鸣、腰酸等为主要表现的虚热证候。

5. 指久病重病导致音哑或失音，多因阴虚火旺，肺肾精气内伤所致。

四、简答题
1. 耳鸣是指病人自觉耳内鸣响的症状。（2 分）

突发耳鸣,声大如雷,按之尤甚,多属实证。可因肝胆火扰、肝阳上亢或痰火壅结、气血瘀阻、风邪上袭或药毒损伤耳窍等所致。(2分)

渐起耳鸣,声细如蝉,按之可减者,多属虚证。可因肾精亏虚,或脾气虚弱,清阳不升,或肝阴、肝血不足,耳窍失养所致。(2分)

2. 不同的病邪致病,在舌象上可反映出不同的变化。

白厚腻苔为痰饮,食积(1分),薄黄苔为表热证(1分),黄腻苔为湿热(1分),灰黑而润为阳虚寒湿(1分)。

五、问答题

1. 两者都是肾的虚寒证候,都有腰膝酸软,畏冷肢凉,舌淡苔白,脉沉迟无力等表现。(5分)

肾阳虚证侧重于脏腑功能衰退,性功能减弱等表现。(2.5分)

肾虚水泛证偏重于气化无权,而以水肿、尿少为主症。(2.5分)

2. 肝郁气滞证的临床表现有:情志抑郁,善太息,胸胁、少腹胀满疼痛,走窜不定。(2分)或咽部异物感,或颈部瘿瘤,或胁下肿块。(2分)妇女可见乳房作胀疼痛,月经不调,痛经。(2分)舌苔薄白,脉弦。病情轻重与情绪变化的关系密切。(2分)

肝郁气滞证日久可导致肝火炽盛证、肝胃不和证、肝脾不调证、痰气郁结证如梅核气、瘿瘤等及肝郁血瘀证如癥积等。(4分)

六、病案分析题(10分)

主诉:发热咳嗽3日,喘咳不能平卧半天。(2分)

八纲辨证:里实热证(1分)

脏腑辨证:痰热壅肺证(1分)

辨证分析(要点):痰壅热蒸,肺失清肃,则发热,喘咳;(2分)

痰热互结,故痰黄质稠,舌红苔黄腻,脉滑数;(2分)

热灼津伤,故口渴,溲赤便秘。(2分)

模拟试卷二

一、选择题

(一) A型题(每题由1个以肯定或否定形式表述的题干和5个备选答案组成,这5个备选答案中只有1个是最佳的或最恰当的答案,其他4个均为干扰答案)(每题1分,共20分)

1. 下列哪部著作是我国现存最早的脉学专著( )
A. 《诊家枢要》 B. 《濒湖脉学》
C. 《脉经》 D. 《洄溪脉学》
E. 《察病指南》

2. 病人时时恐惧,焦虑不安,心悸气促,不敢独处一室,常见于( )
A. 卑㤪 B. 狂病 C. 癫病
D. 痫病 E. 痴呆

3. 病人面黄虚浮,属( )
A. 脾胃气虚 B. 脾虚湿蕴 C. 阴寒内盛
D. 阳气暴脱 E. 阴虚火旺

4. 肢体软弱,行动不便,多属( )
A. 中风 B. 痹病 C. 痿病
D. 惊风 E. 鹤膝风

5. 头发干枯,稀疏易落,多属( )
A. 精血不足 B. 血虚受风 C. 血热化燥
D. 肝胆湿热 E. 阴虚火旺

6. 两目白睛发红,多属( )
A. 肺热内蕴 B. 心火上炎 C. 肝经风热
D. 阴虚火旺 E. 肝胆湿热

7. 牙龈红肿热痛,多为( )
A. 肝经火盛 B. 胃火亢盛 C. 胃阴不足
D. 外感疫疠之邪 E. 肾阴不足

8. 咳声不扬,痰稠色黄,不易咯出,多属( )

A. 寒痰阻肺　　B. 肺气虚损　　C. 燥邪犯肺
D. 热邪犯肺　　E. 风寒犯肺

9. 口中时吐黏涎，多属（　　）
A. 脾胃虚寒　　B. 脾胃湿热　　C. 胃热虫积
D. 宿食内停　　E. 脾胃气虚

10. 舌红绛而有裂纹，舌苔焦黄干燥，多主（　　）
A. 痰热内蕴　　B. 宿食内停　　C. 热极伤津
D. 阴虚火旺　　E. 胃阴不足

11. 表证恶寒发热较重，常常提示（　　）
A. 邪正俱盛　　B. 邪轻正衰　　C. 邪盛正衰
D. 正胜邪却　　E. 邪正俱衰

12. 饭后困倦嗜睡，纳呆腹胀，少气懒言者，多属（　　）
A. 痰湿困脾　　B. 脾气亏虚　　C. 心肾阳虚
D. 邪闭心神　　E. 心胆气虚

13. 肝郁脾虚的病人可见（　　）
A. 面黑干焦　　B. 面色青黄　　C. 面黑暗淡
D. 面色青灰　　E. 面色淡青

14. 脉来沉而细软，应指无力，是（　　）
A. 牢脉　　B. 虚脉　　C. 弱脉
D. 微脉　　E. 濡脉

15. 下列对于里证的认识，不正确的是（　　）
A. 无新起恶寒发热同见　　B. 以脏腑症状为主
C. 不会见于外感疾病中　　D. 一般病情较重
E. 不同的里证，可表现为不同的证候

16. 头晕目眩，耳鸣，胁痛，腰膝酸软，低热，颧红，舌红少苔，脉细数，应辨证为（　　）
A. 肝火上炎证　　B. 肝阴不足证　　C. 肾阴虚证
D. 肝肾阴虚证　　E. 心肾不交证

17. 胆怯易惊，惊悸不宁，失眠多梦，烦躁不安，头晕目眩，呕恶，应辨证为（　　）
A. 胆郁痰扰证　　B. 心阴虚证　　C. 肝火上炎证
D. 肝胆湿热证　　E. 痰蒙心神证

18. 畏寒肢冷，心悸怔忡，肢体浮肿，小便不利，腰膝酸冷，舌淡紫，脉弱，应辨证为（　　）
   A. 心阳虚衰证　　B. 肾阳虚证证　　C. 心肾阳虚证
   D. 肾虚水泛证　　E. 脾肾阳虚证

19. 咳嗽，痰多色白，胸闷气喘，恶寒，肢冷，舌淡苔白腻，脉滑，为（　　）
   A. 肺肾气虚证　　B. 肺气虚证　　C. 风寒犯肺证
   D. 寒痰阻肺证　　E. 脾肺气虚证

20. 厥阴病的基本病理变化为（　　）
   A. 表热里寒　　B. 上热下寒　　C. 里虚证
   D. 表寒里热　　E. 上寒下热

（二）B 型题 ［每题由 1 组备选答案（5 个）和 1 组题干（2～5 个）组成。先列出 5 个备选答案，然后接着提出多个问题，要求应试者为每个问题从备选答案中选择 1 个最佳答案。每个备选答案可选 1 次或 1 次以上，也可不选］（每题 1 分，共 6 分）

   A. 濡脉　　　B. 弱脉　　　C. 微脉
   D. 短脉　　　E. 滑脉

1. 湿困脾胃，阻遏阳气，可见（　　）
2. 气血大虚，阳气衰微，可见（　　）

   A. 心血虚证　　B. 心阴虚证　　C. 心火亢盛证
   D. 痰火扰神证　　E. 心脉瘀阻证

3. 心烦失眠，胸闷气粗，咯吐黄痰，面赤，舌红苔黄腻，脉滑数，属（　　）
4. 心烦失眠，心悸，多梦，两颧潮红，舌红少苔，脉细数，属（　　）

   A. 痰热壅肺证　　B. 寒痰阻肺证　　C. 饮停胸胁证
   D. 风水相搏证　　E. 风热犯肺证

5. 咳嗽，气喘，胸胁部胀痛，呼吸牵引胁痛，苔白滑，脉沉弦，属（　　）
6. 咳嗽，痰稠色黄，胸闷，气粗，舌红苔黄腻，脉滑数。宜诊断为（　　）

(三) C 型题（每题均由 4 个备选答案和 1 组题干组成。先列出 4 个备选答案，第 3 个为前两者，即"两者均是"；第 4 个为"两者均否"；然后提出 2~4 个问题，要求应试者从 4 个答案中选择）（每题 1 分，共 4 分）

A. 大便时干时稀　　　　　B. 大便先干后稀
C. 两者均是　　　　　　　D. 两者均否
1. 肝郁脾虚，肝脾不调者，多见（　　）
2. 脾气虚弱，脾失健运者，多见（　　）

A. 小便频急，灼涩疼痛　　B. 舌苔黄腻，脉象滑数
C. 两者均是　　　　　　　D. 两者均否
3. 心火下移证可见（　　）
4. 膀胱湿热证可见（　　）

(四) X 型题（每题均由 1 个题干和 5 个备选答案组成。5 个备选答案中有 2 个或 2 个以上的正确答案。要求应试者将正确答案准确全部选出，多选或少选均为错误）（每题 1.5 分，共 8 分）

1. 阴虚火旺可见下列哪些舌象（　　）
　A. 痿软舌　　B. 红绛舌　　C. 裂纹舌
　D. 点刺舌　　E. 瘦薄舌
2. 肾阳虚衰所致的小便异常有（　　）
　A. 夜尿频数　　B. 小便清长　　C. 余溺不尽
　D. 尿道涩痛　　E. 癃闭
3. 应指有力的脉象有（　　）
　A. 滑脉　　B. 弦脉　　C. 濡脉　　D. 长脉　　E. 紧脉
4. 形成阳虚证的原因有（　　）
　A. 久病损伤阳气　　　　　B. 气虚进一步发展
　C. 久居寒凉　　　　　　　D. 过服温燥
　E. 情志过极
5. 脾阳虚证与寒湿困脾证均有的表现有（　　）
　A. 纳呆食少　　B. 腹胀便溏　　C. 身目发黄
　D. 舌淡胖　　　E. 脉沉迟无力

6. 脾肾阳虚证可见的临床表现有（　　）
A. 五更泻泄　　B. 小便不利　　C. 面唇紫暗
D. 全身水肿　　E. 脉沉迟无力

二、填空题（每空 0.5 分，共 10 分）

1. 中医诊断的基本原则有 _____、_____ 和病证结合。
2. 眼眶周围发黑，临床多主 _____ 或 _____。
3. 新病音哑或失音者，多因 _____ 或风热袭肺，或 _____，称为 _____。
4. 正常脉象的特征是 _____、_____、有根。
5. 肾气不固证以腰膝酸软，_____、_____、_____、胎气等不固与气虚症状共见为辨证的主要依据。
6. 真心痛的病人面色可见 _____，肾阴亏虚的病人面色可见 _____。
7. 气血亏虚病人舌色可见 _____，热盛伤津的舌苔可见 _____。
8. 渴不多饮可见于 _____，_____，_____，_____。

三、名词解释（每题 2 分，共 10 分）

1. 瘰疬　　2. 消谷善饥　　3. 肝阳上亢证
4. 癃闭　　5. 郑声

四、简答题（本题共 10 分）

1. 湿热蕴脾证与肠道湿热证在临床表现方面有何异同？（6 分）
2. 简述假神与病情好转的区别？（4 分）

五、问答题（本题共 22 分）

1. 何谓潮热？临床常见的潮热有哪几种？各有何临床表现？

(10分)

2. 心脉痹阻证有何证候特点？因其成因不同，临床又有何种表现？（12分）

六、病案分析题（本题共10分）

张某，男，43岁。3日前因事与邻居发生争执后头痛暴作，现头晕胀痛加重，伴面红目赤，口苦口干，失眠，小便短黄，大便3日未行，舌红苔黄，脉弦数。

要求写出：主诉、八纲辨证结果、脏腑辨证结果及证候分析。

附：参考答案

一、选择题

（一）A型题
1. C　　　2. A　　　3. B　　　4. C　　　5. A
6. A　　　7. B　　　8. D　　　9. B　　　10. C
11. A　　12. B　　13. B　　14. C　　15. C
16. D　　17. A　　18. C　　19. D　　20. B

（二）B型题
1. A　　　2. C　　　3. D　　　4. B　　　5. C
6. A

（三）C型题
1. A　　　2. B　　　3. A　　　4. C

（四）X型题
1. ABCE　2. ABCE　3. ABDE　4. ABC　5. ABD
6. ABDE

二、填空题

1. 整体审察　四诊合参
2. 肾虚水饮　寒湿带下
3. 外感风寒　痰湿壅肺　金实不鸣
4. 有胃　有神

5. 小便　精液　经带
6. 面色青灰　面黑干焦
7. 舌色淡白　舌苔黄燥
8. 湿热证　温病营分证　痰饮内停　瘀血证

三、名词解释

1. 瘰疬是指颈侧颌下有肿块如豆，累累如串珠。多由肺肾阴虚，虚火内灼，炼液为痰，结于颈部，或因外感风火时毒，夹痰结于颈部所致。

2. 消谷善饥是指病人食欲过于旺盛，进食量多，但食后不久即感饥饿的症状。

3. 肝阳上亢证指肝阳亢扰于上，肝肾阴亏于下，以眩晕耳鸣、头目胀痛、面红、烦躁、腰膝酸软等为主要表现的证候。

4. 癃闭是以尿量减少，排尿困难，甚至小便闭塞不通为主要特征的病证。其中小便不畅，点滴而出为癃，小便不通，点滴不出为闭。

5. 郑声是指神识不清，语言重复，时断时续，语音低弱模糊的症状，属虚证。

四、简答题

1. 均属湿热为病，可见发热、口渴、尿黄、舌红、苔黄腻、脉滑数等症状。（2分）

湿热蕴脾证病势较缓，除有腹胀、纳呆、呕恶、便溏等胃肠症状外，并有身热不扬、汗出热不解、肢体困重、口腻、渴不多饮，或有黄疸、肤痒等症状。（2分）

肠道湿热证病势较急，病位以肠道为主，腹痛，暴泻如水、下利脓血、大便黄稠秽臭等为突出表现。（2分）

2. 一般假神见于垂危病人，病人局部症状的突然"好转"，与整体病情的恶化不相符合，且为时短暂，病情很快恶化。（2分）

重病好转时，其精神好转是逐渐的，并与整体状况好转相一致，如饮食渐增，面色渐润，身体功能渐复等。（2分）

五、问答题

1. 潮热指按时发热，或按时热势加重，如潮汐之有定时的症状。(2分)

潮热有日晡潮热、夜间潮热、身热夜甚三种。(2分)

日晡潮热是下午3：00～5：00热势较高，因胃肠燥热内结所致。(2分)

午后或夜间有低热者，称为午后或夜间潮热，属阴虚火旺。(2分)

发热以夜间为甚者，称身热夜甚，可见于温热病热入营分。(2分)

2. 心脉痹阻证多因正气先虚，心阳不振，运血无力，而致气滞、血瘀、痰浊、阴寒等邪气痹阻，心脉瘀阻，故其性质多属本虚标实。(2分)

心悸怔忡，心胸憋闷疼痛，痛引肩背内臂，时作时止为心脉痹阻的共同表现。(2分)

瘀阻心脉的疼痛，以刺痛为特点，伴见舌暗，或有青紫色斑点，脉细涩或结或代等瘀血内阻的症状。(2分)

痰阻心脉的疼痛，以闷痛为特点，多伴体胖痰多，身重困倦，苔白腻，脉沉滑或沉涩等痰浊内盛的症状。(2分)

寒凝心脉的疼痛，以痛势剧烈，突然发作，遇寒加剧，得温痛减为特点，伴见畏寒肢冷，舌淡苔白，脉沉迟或沉紧等寒邪内盛的症状。(2分)

气滞心脉的疼痛，以胀痛为特点，其发作往往与精神因素有关，常伴见胁胀，善太息，脉弦等气机郁滞的症状。(2分)

六、病案分析题

主诉：头痛3日。(2分)

八纲辨证：里证，实证，热证。(1分)

脏腑辨证：肝火炽盛证。(1分)

证候分析(要点)：肝气郁结，气郁化火，肝火炽盛，上攻头目，则头晕胀痛，面红目赤；(2分) 热扰心神则失眠；肝火夹胆气上溢则口苦；(2分) 小便短黄，大便秘结，舌红苔黄，脉弦数，均为肝经实火内炽之象。(2分)

模拟试卷三

一、选择题

(一) A 型题（每题由 1 个以肯定或否定形式表述的题干和 5 个备选答案组成，这 5 个备选答案中只有 1 个是最佳的或最恰当的答案，其他 4 个均为干扰答案）（每题 1 分，共 20 分）

1. 下列哪项不是失神的表现（   ）
   A. 面色无华   B. 呼吸气微   C. 精神萎靡
   D. 动作艰难   E. 浮光外露
2. 阴虚证病人多见（   ）
   A. 满面通红   B. 两颧潮红   C. 泛红如妆
   D. 面青颊赤   E. 面黄青黑
3. 小儿惊风多见（   ）
   A. 面色淡青   B. 面色与口唇青紫
   C. 眉间、鼻柱、唇周发青   D. 面色青黄无华
   E. 面色青黑
4. 面色黧黑，肌肤甲错多属（   ）
   A. 肾精久耗   B. 肾阳亏虚   C. 水饮内停
   D. 瘀血日久   E. 肾阴虚
5. 体胖少食，神疲乏力者属（   ）
   A. 形气有余   B. 形盛气虚   C. 胃火亢盛
   D. 阴虚火旺   E. 阳热亢盛
6. 病人坐而喜俯，多属（   ）
   A. 咳喘肺胀   B. 水饮内停   C. 肺虚少气
   D. 肺实气逆   E. 瘀血内停
7. 根据目部分属五脏理论，瞳仁属（   ）
   A. 心   B. 肺   C. 肝
   D. 脾   E. 肾
8. 颈侧颌下肿块如豆，累累如串珠者，称为（   ）
   A. 瘿瘤   B. 瘰疬   C. 痰核

D. 梅核气　　　　　E. 癥积
9. 下列不属斑表现的是（　　）
A. 色深红或青紫　　B. 片状斑块　　　C. 平铺于肌肤
D. 抚之碍手　　　　E. 压之不褪色
10. 湿痰的特点是（　　）
A. 痰白量多易咯　　B. 痰黄黏稠有块　　C. 痰少而黏难咯
D. 痰白清稀量多　　E. 痰色白多泡沫
11. 呕吐物秽浊有酸臭味者，多属（　　）
A. 感寒　　　　　　B. 胃热　　　　　　C. 伤食
D. 痰饮　　　　　　E. 肝胆郁热
12. 舌边所候的脏腑一般是（　　）
A. 心肺　　　　　　B. 肝胆　　　　　　C. 三焦
D. 脾胃　　　　　　E. 肾
13. 舌色淡白，常见于（　　）
A. 湿热内蕴　　　　B. 阴液不足　　　　C. 心火上炎
D. 外感表热　　　　E. 气血两虚
14. 病人心脾热盛，舌象可见（　　）
A. 吐弄　　　　　　B. 短缩　　　　　　C. 强硬
D. 颤动　　　　　　E. 歪斜
15. 提示邪气渐盛的舌苔的变化是（　　）
A. 苔由厚变薄　　　B. 苔由薄变厚　　　C. 苔由多变少
D. 苔由润变燥　　　E. 苔由白变黄
16. 病人自言自语，喃喃不休，见人语止，首尾不续，属于（　　）
A. 谵语　　　　　　B. 郑声　　　　　　C. 独语
D. 错语　　　　　　E. 狂语
17. 咳声短促，咳后有鸡鸣样回声者属（　　）
A. 顿咳　　　　　　B. 白喉　　　　　　C. 肺痨
D. 肺痈　　　　　　E. 肺胀
18. 浮脉的脉象特征是（　　）
A. 轻取即得，细弱无力　　　B. 轻取即得，中空外软
C. 轻取即得，中空外坚　　　D. 举之有余，按之不足

E. 轻取即得，洪大有力
19. 脉有胃气最主要的表现是（　　）
A. 脉位居中，不浮不沉　　　B. 脉率调匀，不快不慢
C. 脉势从容和缓，柔和有力　D. 脉力充盈，不强不弱
E. 脉体宽大
20. 巅顶痛属于（　　）
A. 太阳经　　　　B. 阳明经　　　　C. 少阳经
D. 厥阴经　　　　E. 太阴经

（二）B型题［每题由1组备选答案（5个）和1组题干（2～5个）组成。先列出5个备选答案，然后接着提出多个问题。要求应试者为每个问题从备选答案中选择1个最佳答案。每个备选答案可选1次或1次以上，也可不选］（每题1分，共6分）

A. 缓而时止，止无定数　　B. 数而时止，止无定数
C. 缓而时止，止有定数　　D. 数而时止，止有定数
E. 脉来迟缓，脉势不匀
1. 代脉的脉象是（　　）
2. 结脉的脉象是（　　）

A. 表热证　　　B. 实热证　　　C. 虚热证
D. 亡阴证　　　E. 真热假寒证
3. 发热烦渴，热汗淋漓，脉疾无力，多见于（　　）
4. 发热烦渴，大汗出，脉洪数有力，多见于（　　）

A. 风热犯肺证　　B. 燥邪犯肺证　　C. 热邪壅肺证
D. 肺阴虚证　　　E. 肝火犯肺证
5. 干咳少痰，甚则咯血，伴发热微恶风寒，证属（　　）
6. 干咳少痰，甚则咯血，伴胸胁灼痛，头晕目赤，证属
（　　）

（三）C型题（每题均由4个备选答案和1组题干组成。先列出4个备选答案，其中第3个备选答案为"两者均是"，第4个备选答案为"两者均否"；然后提出2～4个问题。要求应试者从4个答案中选择）（每题1分，共6分）

A. 少阳证 B. 疟疾
C. 两者均是 D. 两者均否
1. 寒热往来,发有定时见于( )
2. 寒热往来,发无定时见于( )

A. 神疲乏力 B. 畏寒肢冷
C. 两者均是 D. 两者均否
3. 阳虚证的临床表现有( )
4. 气虚证的临床表现有( )

A. 肌肤面目俱黄,黄色鲜明 B. 胁肋胀痛,寒热往来
C. 两者均是 D. 两者均否
5. 湿热蕴脾证可见( )
6. 肝胆湿热证可见( )

(四) X 型题(每题均由 1 个题干和 5 个备选答案组成。5 个备选答案中有 2 个或 2 个以上的正确答案。要求应试者将正确答案全部选出,多选或少选均为错误)(每题 1.5 分,共 8 分)

1. 望神主要的观察病人的( )
A. 两目 B. 五官 C. 神情
D. 气色 E. 体态
2. 面色白主病( )
A. 气虚 B. 血虚 C. 气血两虚
D. 阴虚 E. 阳虚
3. 假神的病人暂时好转的假象可表现为( )
A. 精神萎靡 B. 目光浮光露外
C. 两颧泛红如妆 D. 动作艰难
E. 突然食欲增进
4. 属于表证和里证鉴别要点的是( )
A. 表证一般脉浮,里证一般脉沉
B. 表证病程较短,里证病程较长
C. 表证病情较轻,里证病情较重
D. 表证恶寒为主,里证发热为主
E. 表证病位浅,里证病位深
5. 属于实证疼痛性质的是( )

A. 隐痛　　B. 重痛　　C. 刺痛　　D. 绞痛　　E. 胀痛
6. 肝胃不和证的临床表现有（　　）
A. 腹胀便溏　　B. 嗳气呃逆　　C. 胃脘胀痛
D. 烦躁易怒　　E. 嘈杂吞酸

二、填空题（每空 0.5 分，共 10 分）

1. 常色的特点是_____，_____。病色的特点是_____，_____。
2. 痰少而黏，难于咯出者，多属_____。
3. 小儿发结如穗，枯黄无泽，可见于_____。
4. 临床常见的寒热类型有_____、_____、_____、_____。
5. 滑脉的脉象特征是_____、_____、_____。
6. 临床常见的肝风内动证有_____、_____、_____、_____四种类型。
7. 表里是辨别_____的纲领，寒热是辨别_____的纲领。

三、名词解释（每题 2 分，共 10 分）

1. 嗳气　2. 畏寒　3. 谵语　4. 盗汗　5. 真脏脉

四、简答题（本题共 12 分）

1. 细脉、微脉、弱脉、濡脉四种脉象有何不同？（4分）
2. 如何鉴别"虚实真假"？（4分）
3. 气滞证的临床表现有哪些？（4分）

五、问答题（本题共 18 分）

1. 试述肝风内动证的原因、临床分型及各自特点。（10分）
2. 如何区别亡阳证和亡阴证？（8分）

六、病案分析题（本题共 10 分）

患者，男，46 岁。慢性咳喘 5 年余，经常反复发作，近一周，因气候转冷，咳嗽气喘明显加重，症见：咳痰稀白，气短而喘，呼多吸少，动则尤甚，自汗，神疲乏力，声低，腰膝酸软，耳鸣，舌淡，脉弱。

要求写出：主诉、八纲辨证结论、脏腑辨证结论、并作证候分析。

 附：参考答案

一、选择题
（一）A 型题
1. E　　2. B　　3. C　　4. D　　5. B
6. C　　7. E　　8. B　　9. D　　10. A
11. B　　12. B　　13. E　　14. A　　15. B
16. C　　17. A　　18. D　　19. C　　20. D

（二）B 型题
1. C　　2. A　　3. D　　4. B　　5. B
6. E

（三）C 型题
1. B　　2. A　　3. C　　4. A　　5. A
6. C

（四）X 型题
1. ACDE　　2. ABCE　　3. BCE　　4. ABCE　　5. BCDE
6. BCDE

二、填空题
1. 明润　含蓄　晦暗　枯槁
2. 燥痰
3. 疳积
4. 恶寒发热　但寒不热　但热不寒　寒热往来
5. 往来流利　应指圆滑　如盘走珠
6. 肝阳化风　热极生风　阴虚动风　血虚生风
7. 病位浅深　疾病性质

三、名词解释
1. 指胃中气体上出咽喉，所发出的一种声长而缓的症状。

是胃气上逆的一种表现。

2. 病人自觉怕冷，多加衣被或近火取暖而能够缓解者，谓之畏寒。

3. 指神识不清，语无伦次，声高有力的症状。多属邪热内扰神明所致，属实证。

4. 指睡则汗出，醒则汗止的症状。多见于阴虚证。

5. 是指在疾病危重期出现的无胃、无神、无根的脉象。是病邪深重，元气衰竭，胃气已败的征象，故又称"败脉""绝脉""死脉""怪脉"。

四、简答题

1. 四种脉象都是脉形细小且脉势软弱无力。

细脉形小而应指明显，主要从脉搏的形态而言；微脉则极软极细，按之欲绝，若有若无，起落模糊，不仅从脉形言，而且主要指脉搏的力量弱。（2分）弱脉为沉细而无力；濡脉为浮细而无力，即脉位与弱脉相反，轻取即得，重按反不明显。（2分）

2. 辨别虚实真假，关键在于脉象的有力无力、有神无神，其中尤以沉取之象为真谛；（2分）其次是舌质的嫩胖与苍老，言语呼吸的高亢粗壮与低怯微弱；病人体质状况、病之新久、治疗经过等，也是辨析的依据。（2分）

3. 胸胁、脘腹等处或损伤部位的胀闷或疼痛，疼痛性质可为胀痛、窜痛、攻痛，（2分）症状时轻时重，部位不固定，按之一般无形，痛胀常随嗳气、肠鸣、矢气等而减轻，或症状随情绪变化而增减，脉象多弦，舌象可无明显变化（2分）

五、问答题

1. 肝风内动的原因有风阳、火热、阴血亏虚。根据病因病性、临床表现的不同，常可分为肝阳化风证、热极生风证、阴虚动风证和血虚生风证等。（2分）

肝阳化风证为阳亢阴虚，上盛下虚，表现为眩晕欲仆，头胀痛，头摇，肢麻震颤，步履不稳等。（2分）

热极生风证为火热炽盛所致，病势急而重，还可表现为高热，神昏，抽搐。（2分）

阴虚动风证多见于热病后期，阴液亏损，表现为眩晕，手足

震颤、蠕动及虚热证候。（2分）

血虚生风证多见于慢性久病，血虚失养，表现为眩晕、肢麻、震颤、拘急、面白舌淡等。（2分）

2. 亡阳证和亡阴证均出现于疾病的危重阶段，故必须及时、准确地辨识。根据汗出及全身的情况可以辨别。（2分）

亡阳证表现为冷汗淋漓、汗质稀淡，神情淡漠，肌肤不温，手足厥冷，呼吸气弱，面色苍白，舌淡而润，脉微欲绝等。（3分）

亡阴证表现为汗热味咸而黏、如珠如油，身灼肢温，虚烦躁扰，恶热，口渴饮冷，皮肤皱瘪，小便极少，面赤颧红，呼吸急促，唇舌干燥，脉细数疾等。（3分）

六、病案分析题

主诉：咳喘反复发作5年余，加重1周。（2分）

八纲辨证：里证，虚证（1分）

脏腑辨证：肺肾气虚证（1分）

证候分析：本证因久病咳喘，耗伤肺气，病久及肾。肺为气之主，肾为气之根，肺司呼吸，肾主纳气。肺气虚，呼吸功能减弱，则咳嗽无力，气短而喘，吐痰清稀；动则耗气，肺肾更虚，故喘息加剧；（2分）宗气不足，卫表不固，则声低，自汗，乏力；肾气虚，不主摄纳，气不归元，则呼多吸少；（2分）耳窍失充，则耳鸣；腰膝失养，则腰膝酸软；舌淡，脉弱，为气虚之征。（2分）

模拟试卷四

一、选择题

（一）A型题（每题由1个以肯定或否定形式表述的题干和5个备选答案组成，这5个备选答案中只有1个是最佳的或最恰当的答案，其他4个均为干扰答案）（每题1分，共20分）

1. 重危病人面色苍白，但时而泛红如妆，嫩红带白，属于（　　）

A. 阴虚　　　B. 血虚　　　C. 气血两虚
D. 戴阳证　　E. 气虚

2. 胃火炽盛的疼痛性质是（　　）
A. 重痛　B. 胀痛　C. 刺痛　D. 灼痛　E. 冷痛

3. 潮热入夜尤甚，伴五心烦热，骨蒸潮热等特点，属（　　）
A. 日晡潮热　　B. 气虚发热　　C. 湿温潮热
D. 阳明潮热　　E. 阴虚潮热

4. 完谷不化多见于（　　）
A. 肝脾不调　　B. 食滞胃肠　　C. 痢疾
D. 湿热下注　　E. 胃肠积热

5. 前额痛连及眉棱骨痛为何经头痛（　　）
A. 厥阴经　　B. 阳明经　　C. 少阳经
D. 太阳经　　E. 太阴经

6. 饭后神疲困倦易睡，兼纳呆乏力，多属（　　）
A. 心肾阳虚　　B. 痰湿困脾　　C. 脾气虚
D. 素有食积　　E. 肝肾阴虚

7. 咳声不扬，痰稠色黄不易咯出属于（　　）
A. 燥咳　B. 肺热　C. 湿咳　D. 顿咳　E. 寒咳

8. 以下哪一项不属于狂证的表现（　　）
A. 自言自语　　B. 弃衣而走　　C. 哭笑怒骂
D. 声高有力　　E. 登高而歌

9. 白喉咳嗽的特征是（　　）
A. 咳声轻清低微　B. 咳声重浊痰多　C. 咳声如犬吠
D. 咳声不扬　　E. 咳声清脆

10. 表证寒热表现的特点是（　　）
A. 恶寒发热　　B. 但寒不热　　C. 但热不寒
D. 寒热往来　　E. 恶寒腹痛

11. 阳明潮热的发热特点（　　）
A. 午后热甚，五心烦热　　B. 午后热甚，身热不扬
C. 入夜热甚　　D. 日晡发热
E. 壮热

12. 察舌苔有根与无根，主要在于了解（   ）
A. 邪气盛衰   B. 脏腑虚实   C. 胃气有无
D. 津液存亡   E. 寒热性质
13. 病人朝食暮吐，暮食朝吐，最宜诊断为（   ）
A. 霍乱   B. 反胃   C. 水逆   D. 呃逆   E. 嘈杂
14. 下列属于症状的是（   ）
A. 脉浮   B. 舌淡红   C. 头痛
D. 目眦淡白   E. 面赤
15. 刺痛的病机是（   ）
A. 气滞   B. 食积   C. 寒邪   D. 湿盛   E. 血瘀
16. 得神的表现提示（   ）
A. 精充气足神旺，属无病或病轻
B. 正气不足，神气不旺
C. 正气大伤，精气亏虚
D. 邪气亢盛，功能障碍
E. 精气衰竭，虚阳外越
17. 随气候生活条件而改变的面色称（   ）
A. 常色   B. 主色   C. 客色   D. 病色   E. 善色
18. 脏腑在舌面上的分属，一般认为舌尖属（   ）
A. 脾胃   B. 心肺   C. 肝胆   D. 肾   E. 三焦
19. 脉象浮大而软，按之中空者为（   ）
A. 浮脉   B. 结脉   C. 芤脉   D. 缓脉   E. 浮脉
20. 腹部肿块按之坚硬，推之不移，痛有定处可见于（   ）
A. 肠痈   B. 虫积   C. 宿粪   D. 癥积   E. 瘕聚

（二）B型题［每题由1组备选答案（5个）和1组题干（2～5个）组成。先列出5个备选答案，然后接着提出多个问题。要求应试者为每个问题从备选答案中选择1个最佳答案。每个备选答案可选1次或1次以上，也可不选］（每题1分，共6分）

A. 脉位的变化   B. 脉宽的变化   C. 脉力的变化
D. 紧张度的变化 E. 节律的变化
1. 细脉主要是（   ）

2. 弦脉主要是（　　）
A. 上热下寒　　B. 上寒下热　　C. 表寒里热
D. 表热里寒　　E. 真寒假热
3. 胸中烦热，频欲呕吐，腹痛喜暖，大便稀薄，证属（　　）
4. 身热面赤，口渴喜热饮，但欲盖衣被，脉大无力，证属（　　）

A. 气滞　B. 阴虚　　C. 血虚　　D. 血瘀　　E. 寒凝
5. 妇女经前或经期小腹冷痛者多属于（　　）
6. 妇女经前或经期后小腹隐痛者多属于（　　）

（三）C型题（每题均由4个备选答案和1组题干组成。先列出4个备选答案，其中第3个备选答案为"两者均是"，第4个备选答案为"两者均否"；然后提出2～4个问题。要求应试者从4个答案中选择）（每题1分，共4分）

A. 邪气亢盛　　　　　　B. 正气不虚
C. 两者均是　　　　　　D. 两者均否
1. 八纲辨证中的"实证"是指（　　）
2. 八纲辨证中的"虚证"是指（　　）

A. 心悸心烦　　　　　　B. 失眠多梦
C. 两者均是　　　　　　D. 两者均否
3. 心血虚证可见（　　）
4. 心阴虚证可见（　　）

（四）X型题（每题均由1个题干和5个备选答案组成。5个备选答案中有2个或2个以上的正确答案。要求应试者将正确答案全部选出，多选或少选均为错误）（每题1.5分，共8分）

1. 面色黑主病是（　　）
A. 肝经有热　　B. 脾经有火　　C. 肾虚
D. 水饮　　　　E. 瘀血
2. 下列属于望舌态内容的有（　　）
A. 点刺　　　　B. 痿软　　　　C. 颤动

D. 胖大　　　　E. 吐弄

3. 临床常见寒热分类有哪些（　　）

A. 发热恶寒　　B. 但寒不热　　C. 但热不寒

D. 寒热往来　　E. 阴明潮热

4. 口渴多饮可见于（　　）

A. 湿热证　　　B. 实热证　　　C. 津伤证

D. 消渴证　　　E. 瘀血证

5. 滑脉主病有（　　）

A. 痰饮　　　　B. 实热　　　　C. 瘀血

D. 食滞　　　　E. 痛证

6. 食滞胃肠证的临床表现有（　　）

A. 口中酸腐　　B. 胃脘胀痛　　C. 大便酸腐

D. 嗳气酸腐　　E. 舌苔厚腻

二、填空题（每空 0.5 分，共 10 分）

1. 正常舌象是_____，_____。

2. 五轮学说中，眼胞属_____，称为_____轮；黑珠属_____，称为_____轮；白珠属_____，称为_____轮。

3. 小儿耳背有红络，耳根发凉，多为_____。

4. 八纲是指_____、_____、_____、_____四对辨证纲领。

5. 八纲中表里寒热虚实的错杂关系，可以表现为_____、_____、_____，临床辨证应对其进行综合分析。

6. 黄疸中，色黄鲜明如橘皮属_____；色黄晦暗如烟熏属_____。

7. 舌质红苔黄腻主_____证；舌质淡白，舌体瘦小多见_____证。

三、名词解释（每题 2 分，共 10 分）

1. 壮热　　2. 呃逆　　3. 自汗　　4. 郑声　　5. 腻苔

四、简答题（本题共 12 分）

1. 洪脉与细脉、迟脉与缓脉脉象特征的区别。（6 分）
2. 肾阴虚证与肾精不足证的区别。（6 分）

五、问答题（本题共 20 分）

1. 心脉瘀阻证的常见病因及临床表现如何？（12 分）
2. 如何区别音哑、失音的病性虚实？（8 分）

六、病案分析题（本题共 10 分）

病人，女，21 岁，学生。3 年来反复咳嗽，痰中带血，诊断为"肺结核"。就诊时见咳嗽阵作，胸痛，痰中带血，血色鲜红，声音嘶哑，形体消瘦，两颧红赤，口燥咽干，盗汗，舌红无苔，脉细数。

要求写出：主诉、脏腑辨证结论、证候分析。

附：参考答案

一、选择题

（一）A 型题

1. D	2. D	3. E	4. B	5. B
6. C	7. B	8. A	9. C	10. A
11. D	12. C	13. B	14. C	15. E
16. A	17. C	18. B	19. C	20. D

（二）B 型题

1. B	2. D	3. A	4. E	5. E
6. C				

（三）C 型题

1. C	2. D	3. B	4. C

（四）X 型题

1. CDE	2. BCE	3. ABCD	4. BCD	5. ABD

6. ABCDE

二、填空题

1. 淡红舌　薄白苔
2. 脾　肉　肝　风　肺　气
3. 麻疹先兆
4. 表里　寒热　虚实　阴阳
5. 表里同病　寒热错杂　虚实夹杂
6. 阳黄　阴黄
7. 湿热　气血两虚

三、名词解释

1. 指高热（体温在39℃以上）持续不退，不恶寒只恶热的症状。

2. 指从咽喉发出的一种不由自主的冲击声，声短而频，呃呃作响的症状。

3. 指醒时经常汗出，活动后尤甚的症状。

4. 指神识不清，语言重复，时断时续，语声低弱模糊的症状。

5. 苔质颗粒细小致密，融合成片，如涂有油腻之状，中间厚边周薄，紧贴于舌面，揩之不去，刮之不脱。

四、简答题

1. 洪脉与细脉是脉体大小和气势强弱相反的两种脉象。洪脉脉体宽大，充实有力，来盛去衰；细脉脉体细小如线，其势软弱无力，但应指明显。（3分）迟脉与缓脉均是脉率少于一息五至。但迟脉一息不足四至；缓脉虽一息四至，但脉来怠缓。（3分）

2. 二者皆属肾的虚证，均可见腰膝酸软、头晕耳鸣、齿松发脱等症。（2分）肾阴虚证有阴虚内热的表现，性欲偏亢，梦遗、经少；（2分）肾精不足证主要为生长发育迟缓，早衰，生育功能低下，无虚热表现。（2分）

五、问答题

1. 心脉痹阻证是因瘀血、痰浊、阴寒、气滞等因素阻痹心脉而致。（2分）主要表现为心悸怔忡，心胸憋闷疼痛，痛引肩背内臂，时作时止（2分）。又因病因不同可见如下表现。

瘀阻心脉的疼痛，以刺痛为特点，伴见舌暗，或有青紫色斑点，脉细涩或结或代等瘀血内阻的症状。（2分）

痰阻心脉的疼痛，以闷痛为特点，多伴体胖痰多，身重困倦，苔白腻，脉沉滑或沉涩等痰浊内盛的症状。（2分）

寒凝心脉的疼痛，以痛势剧烈，突然发作，遇寒加剧，得温痛减为特点，伴见畏寒肢冷，舌淡苔白，脉沉迟或沉紧等寒邪内盛的症状。（2分）

气滞心脉的疼痛，以胀痛为特点，其发作往往与精神因素有关，常伴见胁胀，善太息，脉弦等气机郁滞的症状。（2分）

2. 语声嘶哑者为音哑，语而无声者为失音。（1分）

新病音哑或失音者，多属实证，多因外感风寒或风热袭肺，或痰湿壅肺，肺失清肃，邪闭清窍所致，即所谓"金实不鸣"。（2分）

久病音哑或失音者，多属虚证，多因各种原因导致阴虚火旺，肺肾精气内伤所致，即所谓"金破不鸣"。（2分）

暴怒喊叫或持续高声宣讲，伤及喉咙所致音哑或失音者，亦属气阴耗伤之类。（2分）

若久病重病，突见语声嘶哑，多是脏气将绝之危象。（1分）

六、病案分析题

主诉：咳嗽，痰中带血反复发作3年。（2分）

脏腑辨证为：肺阴虚证。（1分）

证候分析：病人久病，伤及肺阴。肺居胸中，肺阴不足，失于滋润，肺中乏津，或虚火灼肺，以致肺热叶焦，失于清肃，气逆于上，故咳嗽阵作，胸痛。虚火灼伤肺络，络伤血溢，则痰中带血，血色鲜红。（2分）肺阴不足，咽喉失润，且为虚火所蒸，以致声音嘶哑。（1分）阴虚阳无所制，虚热内炽，故见午后潮热，五心烦热；热扰营阴则盗汗；虚火上炎，故两颧发红；（2分）阴液不足，失于滋养，则口燥咽干，形体消瘦；舌红少苔乏津，脉细数，为阴虚内热之象。（2分）

模拟试卷五

一、选择题

(一) A 型题 (每题由 1 个以肯定或否定形式表述的题干和 5 个备选答案组成,这 5 个备选答案中只有 1 个是最佳的或最恰当的答案,其他 4 个均为干扰答案) (每题 1 分,共 20 分)

1. 望神最主要的可以判断 ( )
A. 气血的盛衰   B. 津液的盈亏   C. 病性的寒热
D. 精气的盛衰   E. 邪正的盛衰

2. 瘀血、砂石等邪实阻塞所致"气闭证"的最突出表现是 ( )
A. 肢厥脉弦   B. 绞痛阵作   C. 胀闷不舒
D. 神识不清   E. 胀痛不已

3. 察舌苔的有无,主要在于了解 ( )
A. 邪气盛衰   B. 脏腑虚实   C. 胃气有无
D. 津液存亡   E. 寒热性质

4. 不属于"但热不寒"表现的是 ( )
A. 身热不扬   B. 壮热不退   C. 五心烦热
D. 日晡潮热   E. 往来寒热

5. 肝气郁结最常引起 ( )
A. 头痛   B. 胁痛   C. 脘痛   D. 腰痛   E. 胸痛

6. 下列症状中,与肾阳虚证最有关的是 ( )
A. 食少便溏   B. 大便不调   C. 神疲倦怠
D. 呼多吸少   E. 腰膝酸冷

7. 女子带下清稀,胎动易滑,辨证当属 ( )
A. 脾虚气陷证   B. 肾气不固证   C. 肾阳虚证
D. 脾阳虚证   E. 寒湿困脾证

8. 肾阳虚衰的主要症状有 ( )
A. 男子阳痿,妇女经闭   B. 脘腹胀满,全身肿胀
C. 五更泄泻,完谷不化   D. 小便频数,余沥不尽

E. 久病咳喘，动则尤甚
9. 下列除哪项外，脉位均沉（　　）
A. 沉脉　B. 牢脉　　C. 伏脉　　D. 弱脉　　E. 濡脉
10. 表证的特有症状为（　　）
A. 头痛项强　　B. 咽痛咳嗽　　　C. 鼻塞流清涕
D. 恶寒发热　　E. 苔白脉浮
11. 寒热辨证最主要的意义是（　　）
A. 为辨病因的纲领　　　　B. 是辨病性的纲领
C. 为辨标本的纲领　　　　D. 是辨邪正的纲领
E. 是辨病位的纲领
12. 渴喜热饮，但饮量不多，或水入即吐，多见于（　　）
A. 痰饮内停　B. 瘀血证　　C. 消渴
D. 湿热证　　E. 实热证
13. 食欲过旺多属于（　　）
A. 肝脾不调　B. 胃阴不足　　C. 脾气虚
D. 胃火炽盛　E. 湿热蕴脾
14. 痢疾的大便常见于（　　）
A. 大便秘结　　B. 大便稀薄　　C. 大便如黄糜
D. 大便赤白脓血　E. 大便完谷不化
15. 尿失禁、遗尿、尿后余沥多属（　　）
A. 脾约证　　B. 淋证　　C. 肾气不固
D. 肾精不固　E. 水湿内停
16. 脉来缓而时一止，止无定数的脉象是（　　）
A. 代脉　　B. 促脉　　C. 涩脉　　D. 动脉　　E. 结脉
17. 沉细而软的脉象是（　　）
A. 虚脉　　B. 弱脉　　C. 微脉　　D. 濡脉　　E. 散脉
18. 亡阳证的汗出特点是（　　）
A. 汗热味咸　　B. 冷汗淋漓　　C. 战栗汗出
D. 但头汗出　　E. 以上均非
19. 日晡潮热可见于（　　）
A. 阳明经证　　B. 阴虚火旺　　C. 阳明腑证
D. 湿热蕴结　　E. 瘀血内停

20. 咳嗽阵发，连声不绝，咳嗽终止时如鹭鸶叫是（   ）
A. 白喉　　　B. 百日咳　　　C. 燥咳
D. 寒咳　　　E. 痰饮

（二）B 型题［每题由 1 组备选答案（5 个）和 1 组题干（2~5 个）组成。先列出 5 个备选答案，然后接着提出多个问题。要求应试者为每个问题从备选答案中选择 1 个最佳答案。每个备选答案可选 1 次或 1 次以上，也可不选］（每题 1 分，共 6 分）

A. 滑脉与沉脉　　B. 洪脉与实脉　　C. 濡脉与浮脉
D. 洪脉与细脉　　E. 弦脉与紧脉
1. 属于相反脉的是（   ）
2. 属于浮脉类的是（   ）
A.《脉经》　　B.《望诊遵经》　　C.《伤寒金镜录》
D.《湿热条辨》　　E.《中藏经》
3. 我国现存最早的脉学专著是（   ）
4. 论舌的第一部专著是（   ）
A. 舌色红苔黄　　　　　　B. 舌色稍红苔薄黄
C. 舌红苔黄腻　　　　　　D. 舌绛有苔
E. 舌色鲜红少苔
5. 外感风热表证初起可见（   ）
6. 虚热内扰可见（   ）

（三）C 型题（每题均由 4 个备选答案和 1 组题干组成。先列出 4 个备选答案，其中第 3 个备选答案为"两者均是"，第 4 个备选答案为"两者均否"；然后提出 2~4 个问题。要求应试者从 4 个答案中选择）（每题 1 分，共 4 分）

A. 气血亏虚　　　　　　B. 阴液亏损
C. 两者均是　　　　　　D. 两者均否
1. 痿软舌的成因是（   ）
2. 强硬舌的成因是（   ）
A. 畏寒肢冷，腰膝酸软　　B. 久泄久痢

C. 两者均是 　　　　　　 D. 两者均否
3. 脾肾阳虚证的临床表现有（　　）
4. 心肾阳虚证的临床表现有（　　）

（四）X型题（每题均由1个题干和5个备选答案组成。5个备选答案中有2个或2个以上的正确答案。要求应试者将正确答案全部选出，多选或少选均为错误）（每题1.5分，共8分）

1. 病人眼眶周围发黑者，多属（　　）
A. 肾虚水饮　　 B. 肾阳虚衰　　 C. 肾精内耗
D. 寒湿带下　　 E. 瘀血内阻
2. 属于正常面色表现的是（　　）
A. 红黄隐隐　　 B. 荣润光泽　　 C. 两颧潮红
D. 明润含蓄　　 E. 色黄鲜明
3. 病人卧时常面向外，身轻自能转侧，属于（　　）
A. 阴证　 B. 阳证　 C. 寒证　 D. 热证　 E. 实证
4. 斑疹的主要区别在于（　　）
A. 形态大小　　 B. 色泽明暗　　 C. 分布情况
D. 是否高出皮肤　E. 压之是否褪色
5. 里证的寒热特点为（　　）
A. 但寒不热　　 B. 但热不寒　　 C. 寒热并见
D. 寒热往来　　 E. 寒热间作
6. 脾气虚证进一步发展，形成的证候有（　　）
A. 湿热蕴脾证　 B. 脾不统血证　 C. 脾虚气陷证
D. 脾阳虚证　　 E. 寒湿困脾证

二、填空题（每空0.5分，共10分）

1. 望面色，主要观察病人面部＿＿＿＿＿与＿＿＿＿＿。
2. 面色黄主＿＿＿＿＿、＿＿＿＿＿。面色黧黑，肌肤甲错见＿＿＿＿＿证。
3. 颈前结喉处生长肿物如瘤，可随吞咽活动，称为＿＿＿＿＿。

4. 舌红苔黄燥主证为_____。舌淡胖大，苔白滑主证为_____。

5. 呕吐物酸腐伴不消化食物多为_____。

6. 寒热往来常见_____和_____。

7. 弦脉的特征_____，_____；紧脉的特征_____，_____；涩脉的特征_____，_____。

8. 胃阴虚证的食欲特点为_____。消渴病的口渴饮水特点是_____。

9. 黎明前腹痛作泄，泄后则安，形寒肢冷，腰膝酸软者称_____。

三、名词解释（每题 2 分，共 12 分）

1. 癃闭　　　2. 腻苔　　　3. 谵语
4. 吐弄舌　　5. 解颅　　　6. 直中

四、简答题（本题共 11 分）

1. 阴黄与阳黄的临床特点与病机有何不同？（4 分）
2. 火热证的成因有哪些？（3 分）
3. 试述血瘀证出血的病机及特点。（4 分）

五、问答题（本题共 19 分）

1. 肝阳上亢证与肝火炽盛证的临床表现有何异同？（7 分）
2. 如何理解"虚证转实，实际上是因虚而致实"？（12 分）

六、病案分析题（本题共 10 分）

病人，女，58 岁。半年前反复发作胸闷，心悸怔忡，心痛短气，畏寒肢冷。近日因烦劳太过，症状加重。10 分钟前突然左侧心前憋闷，大汗出，送入医院急救。症见心胸憋闷、绞痛，大汗淋漓，四肢厥冷，呼吸微弱，心悸不宁，面色苍白，口唇青紫，舌质瘀斑，脉微欲绝。试问病人入院时诊为何证？写出主诉，并对入院时症状进行分析。

附：**参考答案**

一、选择题

（一）A 型题

1. D 2. B 3. C 4. E 5. B
6. E 7. B 8. C 9. E 10. D
11. B 12. A 13. D 14. D 15. C
16. E 17. B 18. B 19. C 20. B

（二）B 型题

1. D 2. C 3. A 4. C 5. B
6. E

（三）C 型题

1. C 2. D 3. C 4. A

（四）X 型题

1. AD 2. ABD 3. BDE 4. ABDE 5. AB
6. BCD

二、填空题

1. 颜色　　光泽
2. 脾虚　　湿证　　瘀血日久
3. 瘿瘤
4. 实热证　　虚寒证（阳虚证）
5. 宿食内停
6. 少阳证　　疟疾
7. 端直以长　　如按琴弦　　绷急弹指　　状如牵绳转索　　艰涩不畅　　如轻刀刮竹
8. 饥不欲食　　多饮多尿
9. 五更泄

三、名词解释

1. 小便不畅，点滴而出为癃；小便不通，点滴不出为闭，合称癃闭。

2. 苔质致密，颗粒细小，融合成片，如涂有油腻之状，中间厚边周薄，紧贴舌面，揩之不去，刮之不脱，称为腻苔。

3. 指神识不清，语无伦次，声高有力的症状。多属邪热内扰神明所致。

4. 舌伸于口外，不即回缩者，称为吐舌；舌反复吐而即回，或舌舐口唇四周，掉动不宁者，称为弄舌。属心脾有热。

5. 小儿囟门迟闭，多由肾气不足，发育不良所致。

6. 是指外邪直接入里，侵犯脏腑等部位，即所谓"直中"为病。

四、简答题

1. 阳黄的特点是肌肤面目俱黄，黄色鲜明如橘皮。多由湿热内蕴所致。（2分）阴黄的特点是肌肤面目俱黄，黄色晦暗如烟熏。多由寒湿内阻所致。（2分）

2. 外界阳热之邪侵袭，过食辛辣燥热之品，（1分）寒湿等邪气郁久化热，情志过极而化火，脏腑气机过旺等。（2分）

3. 病机是由于瘀血内停，血不归经所致。（1分）其出血特点为血色紫暗或夹血块，反复出血不止，同时伴有刺痛、痛处固定、面色黧黑，肌肤甲错，唇甲青紫，舌紫暗有瘀斑瘀点，脉沉涩等。（3分）

五、问答题

1. 肝火炽盛证与肝阳上亢证的鉴别，二者都有火热循经上扰的表现。（1分）

但前者纯属火热过盛的实证，多因火热之邪侵扰，或气郁化火所致，以发热口渴、便干尿黄、舌红脉数等热证为主要表现；（3分）后者为用阳太过，阳亢耗阴，上盛下虚的虚实夹杂证，以眩晕、面赤、烦躁、头重脚轻、腰膝酸软等为主要表现。（3分）

2. 虚证转化为实证，并不是指正气来复，病邪转为亢盛，邪盛而正不虚的实证，而是在虚证基础上转化为以实证为主要矛盾的证候。（3分）虚证转实并非是病势向好的方向转变，而是提示病情发展。（1分）如心阳气虚日久，温煦无能，推运无力，则可血行迟缓而成瘀，在原有心悸、气短、脉弱等心气虚证的基础上，尔后出现心胸绞痛、唇舌紫暗、脉涩等瘀血之症，是心血瘀阻证，血瘀之实已超过心气之虚，可视作虚证转实。(4分) 又如脾肾阳虚，不能温运气化水液，以致水湿泛滥，形成水肿；失血之后，面白、舌淡、脉细，为血虚之候，由于血虚不能润肠，以致腑气不畅，而见大便燥结难下、腹胀、口臭等症。(3分) 这些一般都是因虚而致实，并不是真正的虚证转化为实证。(1分)

六、病案分析题

主诉：心胸憋闷半年，绞痛10分钟。(2分)

辨证结果：心阳暴脱证。(1分)

证候分析：病人前胸闷，心悸怔忡，心痛短气，畏寒肢冷半年余，为心阳虚表现。后因劳累太过，而出现心阳暴脱证（1分）。心阳衰亡，不能外固，则冷汗淋漓；不能温煦四肢，故手足厥冷 (2分)；宗气外泄，不能助肺司呼吸，故呼吸微弱；阳气外脱，脉道失充，故面色苍白无华；阳衰寒凝，血运不畅，瘀阻心脉，则见心胸剧痛，口唇青紫 (2分)；心神涣散，则见神志模糊，甚则昏迷；脉微欲绝，为阳气外亡之征。(2分)